医学影像学
读片诊断图谱
——骨肌分册

总 主 编　丁建平　王霄英

主　　编　丁建平　刘斯润　龚向阳

审　　阅　孟悛非　徐文坚　袁慧书

副 主 编　陈勇　郝大鹏　张泽坤　许茂盛　沈钧康

人民卫生出版社

图书在版编目（CIP）数据

医学影像学读片诊断图谱. 骨肌分册/丁建平、刘斯润、龚向阳主编. —北京：人民卫生出版社，2017

ISBN 978-7-117-24093-2

Ⅰ. ①医⋯ Ⅱ. ①丁⋯②刘⋯③龚⋯ Ⅲ. ①影象诊断-图谱②骨疾病-影象诊断-图谱③肌肉疾病-影象诊断-图谱

Ⅳ. ①R445-64②R680. 4-64

中国版本图书馆 CIP 数据核字（2017）第 027429 号

人卫智网	www. ipmph. com	医学教育、学术、考试、健康，
		购书智慧智能综合服务平台
人卫官网	www. pmph. com	人卫官方资讯发布平台

医学影像学读片诊断图谱——骨肌分册

主　　编：丁建平　刘斯润　龚向阳
出版发行：人民卫生出版社（中继线 010-59780011）
地　　址：北京市朝阳区潘家园南里 19 号
邮　　编：100021
E - mail：pmph @ pmph. com
购书热线：010-59787592　010-59787584　010-65264830
印　　刷：北京汇林印务有限公司
经　　销：新华书店
开　　本：787×1092　1/16　　印张：22
字　　数：535 千字
版　　次：2017 年 4 月第 1 版　2024 年 4 月第 1 版第 7 次印刷
标准书号：ISBN 978-7-117-24093-2/R・24094
定　　价：98. 00 元

打击盗版举报电话：010-59787491　E -mail：WQ @ pmph. com
　　（凡属印装质量问题请与本社市场营销中心联系退换）

编委名单（按姓氏笔画排序）

丁建平　王　伟　王　鹤　王冬梅　王纪鹏　刘　杰　刘斯润　刘承宏
许茂盛　李玉清　杨　毅　邱　麟　汪　飞　沈钧康　张　平　张　景
张泽坤　陈　勇　陈明立　郑园园　赵静品　郝大鹏　龚向阳　喻迎星

作者单位

杭州师范大学（医学院）附属医院
暨南大学附属第一医院
浙江省人民医院
青岛大学附属医院
河北医科大学第三医院
浙江中医药大学附属第一医院
苏州大学附属第二医院
聊城市人民医院
北京大学第一医院

序

伦琴 1895 年发现 X 线后,X 线技术很快被应用于临床诊断,形成了 X 线诊断学。二十世纪七八十年代,由于核素、B 超、CT 等成像技术,特别是 MRI 的相继加入,使 X 线诊断学迈入到医学影像学的新时代。近年来,科学技术日新月异,尤其电子技术、计算机技术的飞速发展更是推动了医学影像学的进步和完善。

现代医学影像学已经成为重要的临床学科。不同的成像技术,几乎覆盖到所有的疾病、涉及临床的各个学科,更是服务到所有的住院患者和越来越多的门诊患者。"治疗靠临床,诊断靠影像",这一流传的戏言,细想的确也不无道理,至少说明影像学在疾病诊治中的重要性已不可忽视。

为了用好"影像"这一工具为患者服务,医学生、住院医师掌握一定的影像知识,越来越重要。医学影像学是以解剖、病理为基础的直观形态学。典型病例的学习,使我们学会如何分析病变,教我们养成正确的读片方法,是学会影像诊断的捷径。作者依此思路组织材料,以医学影像学的本科生、研究生教材大纲要求为基础,结合相关参考书进行适当扩编和补充。典型的病例图片、精练的诊断要点归纳、简洁的鉴别和提示,给读者带来了一套内容全面、简洁方便的图书,一定会有助于医学生、住院医师的影像诊断能力的提高。

丁建平教授早年留学日本,后又在北京大学医学部接受了省级学科带头人培训和医学影像学的博士研究生培养,在骨关节影像诊断领域有了一定的成绩。王霄英教授更是北京大学第一医院医学影像科新世纪脱颖而出的杰出学科带头人,也是国内外学术界知名青年专家。他们一起合作召集国内众多医院的优秀专家、学者共同完成这件有意义的事情,彰显了北京大学医学部的凝聚力,加强了同行学者间互相交流、达到了共同提高。有理由相信,这项工作的完成,不但会为医学生、临床医生提供一套优质的图书,同时也会推动学科间合作的良性互动,为此欣然作序,并鼎力向大家推荐。

北京大学第一医院医学影像科
蒋学祥

(蒋学祥教授曾任北京大学第一医院党委书记兼医学影像科主任、中华医学会放射分会常委、《中国医学影像技术》等多本杂志主编)

前　言

2009 年我作为引进人才从河北医科大学到了杭州师范大学临床医学院,从本科生及研究生的医学影像学教学工作的参与者转变为负责者,对医学影像学教学的关注和思考也多了起来。尽管医学影像学的本科及 7 年制、8 年制的教材都编写的很好,并配备了相应的图片光盘,但由于受到教学大纲的课时限制,教材中病例图片较少。学生们通过光盘学习的频率很低,甚至相当多的学生直到课程结束,那张配套的图片光盘也从来没有打开过,这种现象在非临床医学专业的学生中更是普遍存在。通过纸质教材学习仍是大多数学生的首选,与同学们交流过程中也体会到同学们对相关教学辅导用书的渴望。为了对教学工作尽一点微薄之力,产生了编写一本配套教材的想法。

这种想法得到了北京大学第一医院影像科王霄英主任的支持,在 2010 年济南的全国放射年会期间,王霄英主任将此想法与中华放射学会青年委员们探讨,得到了宋彬主任及多数委员的赞同。于是此项工作出乎意料地变成了全国青年放射委员的一个集体活动,委员们根据自己的专业特长自选内容,经过整合和微调后开始编写。当时的设想是以本科教材及7、8 年制教材的目录为基础,对教材中涉及的疾病按照每个病种一套典型图片的体量,以典型图片、简要病史、图片说明、诊断要点和相近的鉴别诊断进行组织材料,力求简洁明了,便于学习和使用。

编写工作得到了人民卫生出版社的支持,并列入出版计划。姚冰编审认真细致地审阅了编写的各项事宜,对编写做了非常重要的建议和重大的编写调整,将原来的《医学影像学诊断图谱》变成了《医学影像学读片诊断图谱——头颈分册》《医学影像学读片诊断图谱——胸部分册》《医学影像学读片诊断图谱——腹部分册》《医学影像学读片诊断图谱——骨肌分册》四本一套的丛书,并将读者范围从医学生扩展到住院医师和相关专业的临床医师,提升了图书的使用价值。编写内容也相应做了适当的扩充。

在编写过程中,由于人员众多,编写工作的协调变得十分困难,出版的周期较长,为此对及时完成书稿而不能见书的专家表示深深的歉意。

在统稿和修稿过程中,陈勇、张泽坤等医师付出了艰辛的劳动;编写工作得到了杭州师范大学的出版资助和各级领导的关心和支持,在此一并感谢。由于水平有限,加上作者众多,缺点和差错在所难免,恳请读者批评指正。

丁建平

2017 年 1 月

目　录

第 一 章

骨关节正常影像表现与变异

第一节　骨关节正常 X 线表现

一、正常管状骨 X 线平片

胫腓骨正侧位见图 1-1-1。

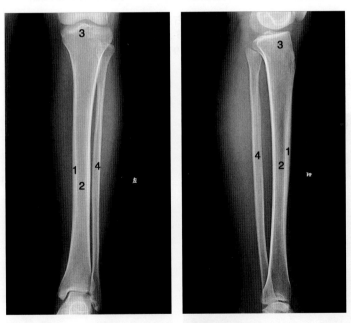

图 1-1-1　左侧胫腓骨正侧位
1:骨皮质,2:骨髓腔,3:松质骨,4:腓骨

二、滑膜关节 X 线平片

1. 肩关节正位(图 1-1-2)

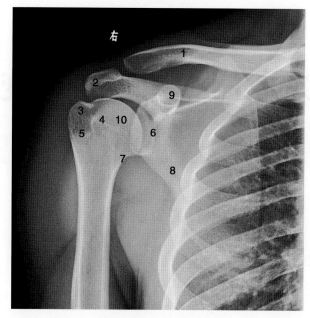

图1-1-2   右肩关节正位
1:锁骨,2:肩峰,3:肱骨大结节,4:肱骨小结节,5:结节间沟,
6:关节盂,7:外科颈,8:肩胛骨,9:喙突,10:肱骨头

2. 肘关节正侧位(图1-1-3)

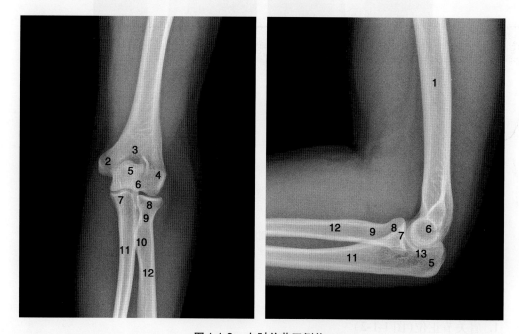

图1-1-3   左肘关节正侧位
1:肱骨,2:肱骨内上髁,3:肱骨鹰嘴窝,4:肱骨外髁,5:尺骨鹰嘴,6:肱骨滑车,7:尺骨冠突,8:桡
骨小头,9:桡骨颈,10:桡骨粗隆,11:尺骨,12:桡骨,13:尺骨滑车切迹

3. 腕关节正侧位（图 1-1-4）

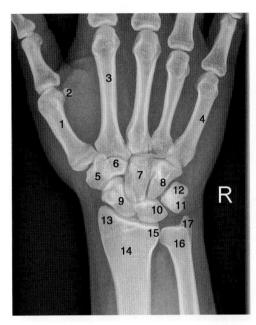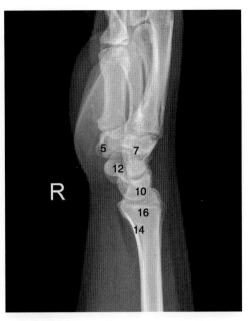

图 1-1-4　右腕关节正侧位

1：第一掌骨，2：籽骨，3：第二掌骨，4：第五掌骨，5：大多角骨，6：小多角骨，7：头状骨，8：钩骨，9：舟骨，10：月骨，11：三角骨，12：豌豆骨，13：桡骨茎突，14：桡骨，15：尺切迹，16：尺骨，17：尺骨茎突

4. 髋关节正位（图 1-1-5）

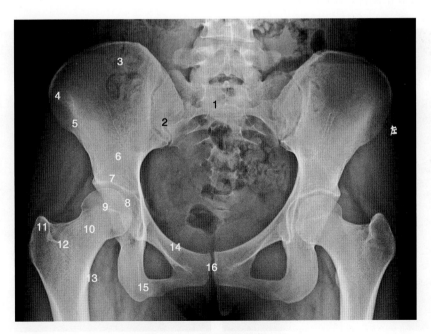

图 1-1-5　骨盆及髋关节正位

1：骶骨，2：骶髂关节，3：髂窝，4：髂前上棘，5：髂前下棘，6：髂骨，7：髋臼，8：股骨头凹，9：股骨头，10：股骨颈，11：股骨大转子，12：转子间线，13：股骨小转子，14：耻骨，15：坐骨结节，16：耻骨联合

5. 膝关节正侧位（图 1-1-6）

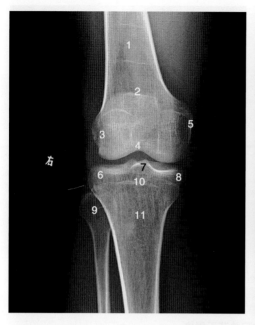
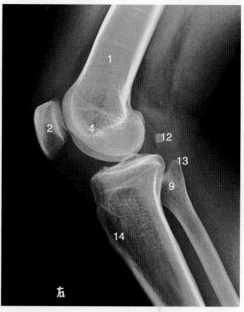

图 1-1-6　右膝关节正侧位

1：股骨，2：髌骨，3：股骨外侧髁，4：髁间窝，5：股骨内侧髁，6：胫骨外侧髁，7：髁间隆起，8：胫骨内侧髁，9：腓骨头，10：骺线，11：胫骨，12：腓肠豆（籽骨），13：腓骨尖，14：胫骨结节

6. 踝关节正侧位（图 1-1-7）

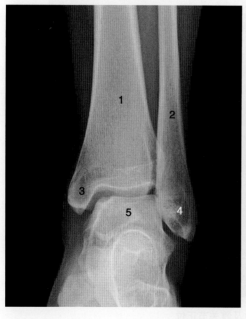
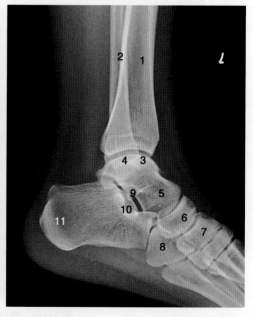

图 1-1-7　左踝关节正侧位

1：胫骨，2：腓骨，3：内踝，4：外踝，5：距骨，6：足舟骨，7：外侧楔骨，8：骰骨，9：距骨外突，10：跟骨载距突，11：跟骨结节

三、正常脊柱 X 线平片

1. 颈椎侧位及张口位（图 1-1-8）

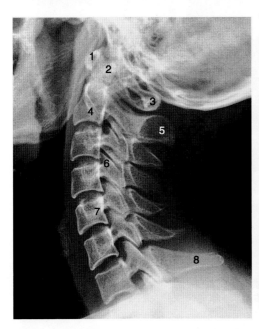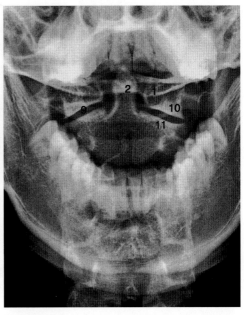

图 1-1-8　颈椎侧位及张口位

1：寰椎前弓,2：枢椎齿状突,3：寰椎后弓,4：枢椎椎体,5：枢椎棘突,6：第 4 颈椎上关节突,7：第 5 颈椎横突后结节,8：第 7 颈椎棘突,9：寰枢关节,10：寰椎侧块下关节面,11：枢椎上关节面

2. 胸椎正侧位（图 1-1-9）

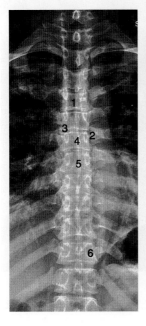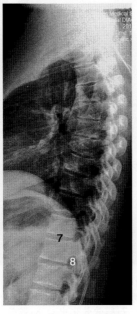

图 1-1-9　胸椎正侧位

1：气管,2：左主支气管,3：右主支气管,4：第 6 胸椎,5：第 7 胸椎棘突,6：椎弓根,7：椎间隙,8：椎间孔

3. 腰椎正侧位(图 1-1-10)

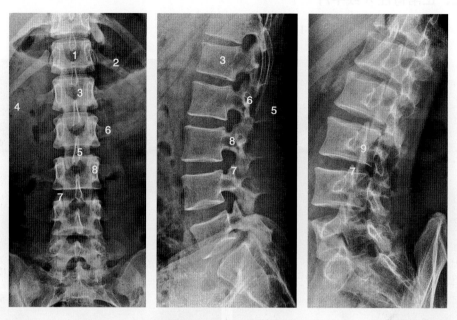

图 1-1-10 腰椎正侧斜位
1:第 12 胸椎,2:第 12 肋骨,3:第 1 腰椎,4:右肾,5:棘突,6:横突,7:第 4 腰椎上关节突,8:椎弓根,9:椎弓峡部

四、儿童时期关节的 X 线特点

儿童时期关节的 X 线特点见图 1-1-11。

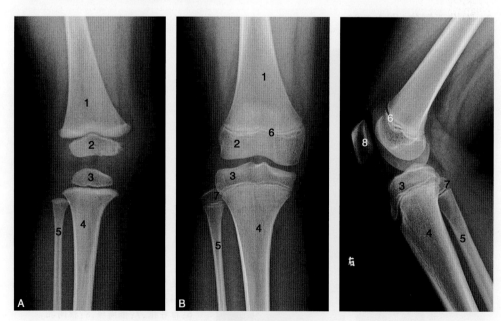

图 1-1-11 儿童膝关节
A. 1 岁男孩膝关节正位片;B、C. 10 岁男孩膝关节正位片。1:股骨,2:远端股骨骨化中心,3:近端胫骨骨化中心,4:胫骨,5:腓骨,6:骺线,7:腓骨骨化中心,8:髌骨

第二节 骨关节正常 CT 表现

1. 骨（图 1-2-1）

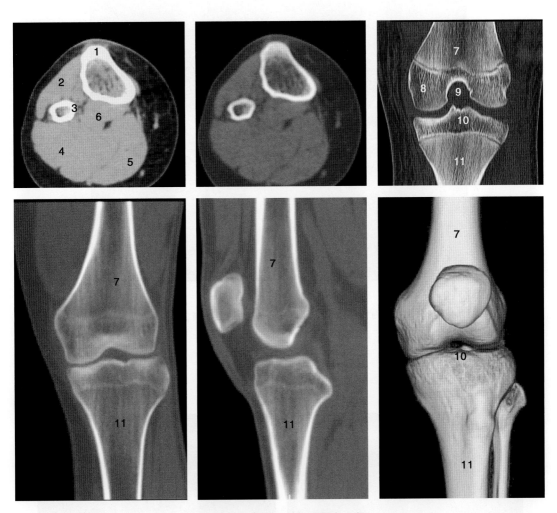

图 1-2-1 膝关节及胫腓骨中上段

1:胫骨结节,2:胫骨前肌群,3:腓骨,4:腓肠肌外侧头,5:腓肠肌内侧头,6:腘肌,7:股骨,8:远端股骨骨化中心,9:髁间窝,10:髁间隆起,11:胫骨

2. 关节(图 1-2-2)

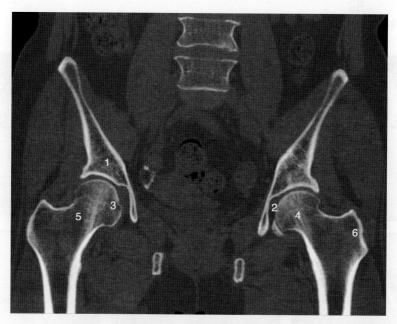

图 1-2-2　髋关节冠状位重组

1:髋臼,2:髋臼窝,3:股骨头凹,4:股骨头,5:股骨颈,6:股骨大转子

3. 脊椎(图 1-2-3)

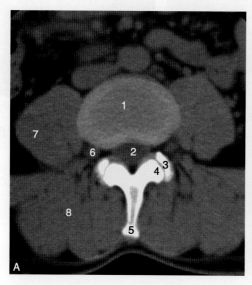
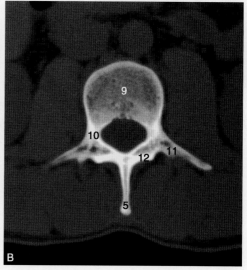

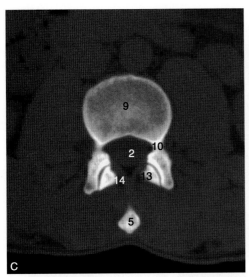
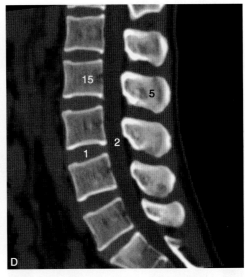

图 1-2-3　腰椎平扫+重组

A. 经椎间盘层面；B. 经椎体层面；C. 经椎间盘上下层面；D. 矢状位重组。1:椎间盘,2:椎管,3:第4腰椎上关节突,4:第3腰椎下关节突,5:棘突,6:神经根,7:腰大肌,8:竖脊肌,9:椎体,10:椎弓根,11:横突,12:椎板,13:下关节突,14:黄韧带,15:椎体静脉

第三节　骨关节正常 MRI 表现

1. 骨骼(图 1-3-1)

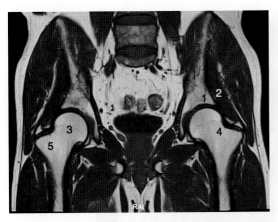
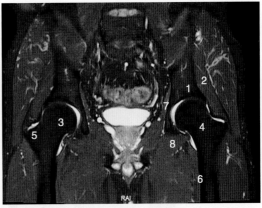

图 1-3-1　髋关节及肌肉

1:髋臼,2:臀小肌,3:股骨头,4:股骨颈,5:股骨大转子,6:股骨骨皮质,7:闭孔内肌,8:闭孔外肌

2. 关节（图 1-3-2）

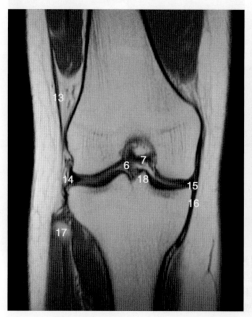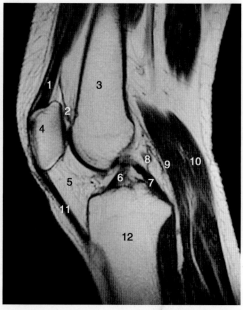

图 1-3-2　膝关节

1:股四头肌腱,2:髌上囊,3:股骨,4:髌骨,5:髌下脂肪,6:前交叉韧带,7:后交叉韧带,8:板股韧带,9:腘静脉,10:腓肠肌外侧头,11:髌腱,12:胫骨,13:髂胫束,14:外侧半月板,15:内侧半月板,16:胫侧副韧带,17:腓骨头,18:髁间隆起

3. 脊柱（图 1-3-3）

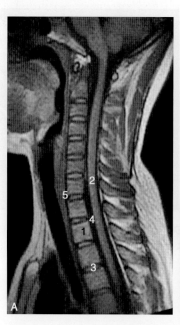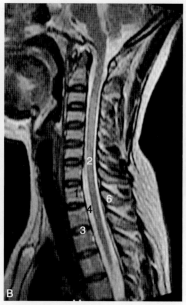

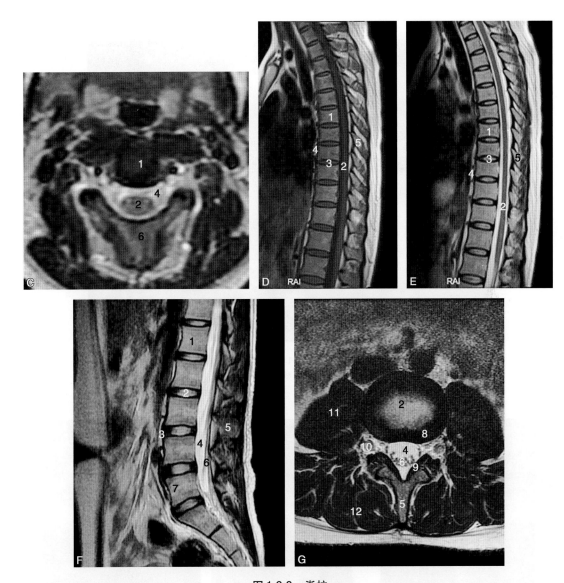

图 1-3-3　脊柱

A～C. 颈椎正中矢状位 T_1WI、T_2WI 及颈$_{2/3}$椎间盘 T_2WI 横轴位,1:椎体,2:脊髓,3:椎间盘,4:脑脊液,5:前纵韧带,6:棘突;D、E. 胸椎矢状位 T_1WI 及 T_2WI,1:胸椎椎体,2:脊髓,3:椎间盘,4:前纵韧带,5:棘突;F、G. 腰椎正中矢状位腰椎正中矢状位,1:第 1 腰椎,2:椎间盘(髓核),3:前纵韧带,4:蛛网膜腔,5:棘突,6:马尾神经,7:第 5 腰椎,8:椎间盘(纤维环),9:黄韧带,10:神经根,11:腰大肌,12:竖脊肌

第四节　骨关节常见变异

常见的骨关节变异有骨岛(又称内生骨瘤 WHO 2013)(图 1-4-1)、软骨岛(图 1-4-2)、椎体永存骨骺、游离棘突(图 1-4-3)、生长障碍线(图 1-4-4)、移行椎(图 1-4-5)、椎弓不愈合、籽骨、副骨等(图 1-4-6、图 1-4-7)。

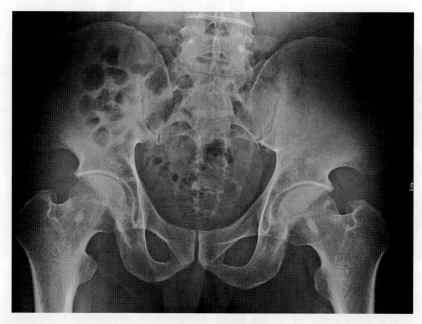

图 1-4-1　骨岛

双侧股骨颈的卵圆形致密影,边界清楚,密度均匀,密度高于周围的松质骨

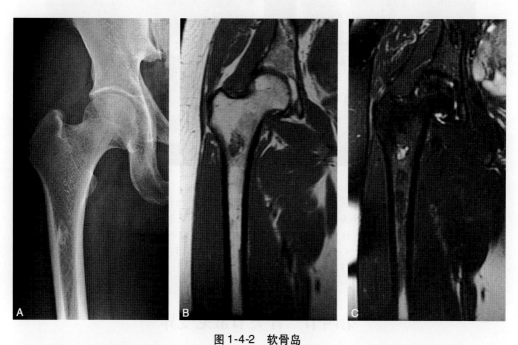

图 1-4-2　软骨岛

A. 股骨上段的骨髓腔内边界清楚的类圆形透光区,边缘有硬化边;B、C. MRI 上呈混杂长 T_1 长 T_2 信号影,周围可见低信号硬化边

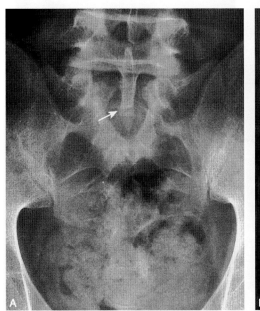
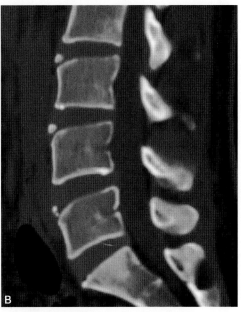

图 1-4-3 游离棘突及椎体永存骨骺

A. 腰₅椎体棘突过长与骶₁椎弓不愈合,形成杵状棘突;B. 椎体前上缘独立的小骨块

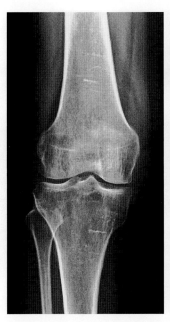
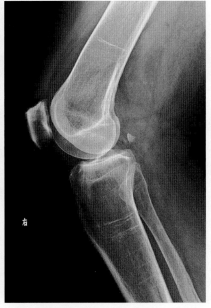

图 1-4-4 生长障碍线

又称为发育障碍线,位于干骺端的一条或数条横行致密线

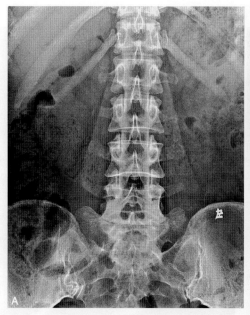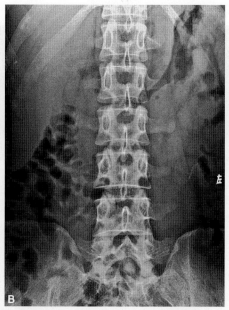

图 1-4-5 移行椎

整个脊柱的椎体总数目不变,表现在颈、胸、腰、骶、尾椎交界处的椎体变异,出现相邻节段脊柱的特点。A. 腰椎骶化,第 5 腰椎两侧横突宽而过长,以髂骨骨性融合形成假关节;B. 骶椎腰化,骶椎出现骶翼分离,骶$_{1,2}$之间出现椎间隙

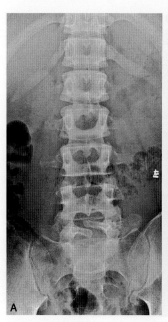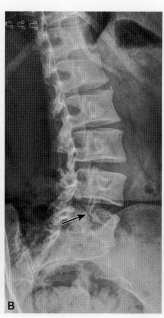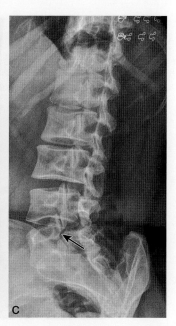

图 1-4-6 隐形脊椎裂和椎弓峡部不连

A. 第 5 腰椎隐形脊柱裂;B. 左后斜位显示左侧第 5 腰椎峡部不连;C. 右后斜位显示右侧第 5 腰椎峡部不连。在斜位片上,正常的附件投影形似"猎狗",狗嘴为被检侧横突投影,狗耳朵为上关节突投影,狗眼为椎弓根的轴位投影,狗颈部为上下关节突的峡部,狗身体为椎弓。当出现椎弓峡部裂时,"猎狗"的颈部出现一纵行的带状透亮裂隙(箭)

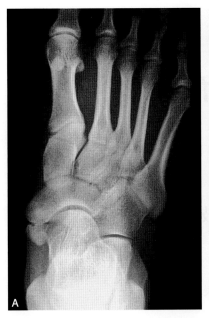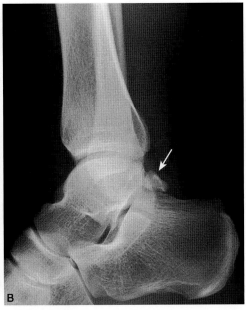

图 1-4-7　籽骨、副骨

籽骨:第一跖骨头附近的两个籽骨;副骨:舟骨内侧的副舟骨;副骨:距骨后方的三角骨

（刘斯润　张景　陈勇　刘杰　王冬梅）

参 考 文 献

1. 韦尔,亚伯拉罕斯.影像解剖图谱.第 3 版.陈宏颉等译.福州:福建科学技术出版社,2006.
2. 白人驹,张雪林.医学影像诊断学.第 3 版,北京:人民卫生出版社,2010.
3. 金征宇.医学影像学.第 2 版,北京:人民卫生出版社,2010.

第二章

骨关节发育畸形

第一节　四肢畸形

一、马德隆畸形

图 2-1-1、图 2-1-2 为马德隆畸形的 X 线平片表现。

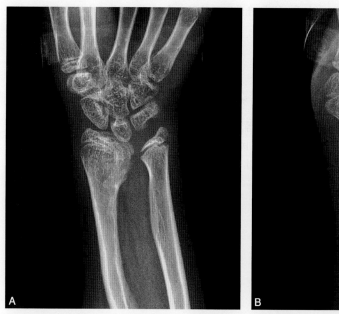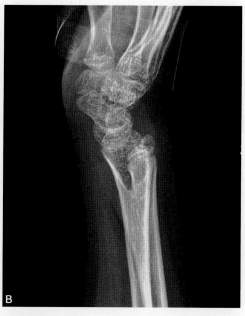

图 2-1-1　马德隆畸形

女性,20 岁,生长发育迟缓,右腕关节活动受限。A. 腕关节 X 线正位片示右侧桡骨短而弯,尺骨相对增长,桡骨远端关节面的内倾角加大,与尺骨远端形成"V"形切迹,月骨位于尖端,陷入其内;B. 侧位片示尺骨稍向远端和背侧突出

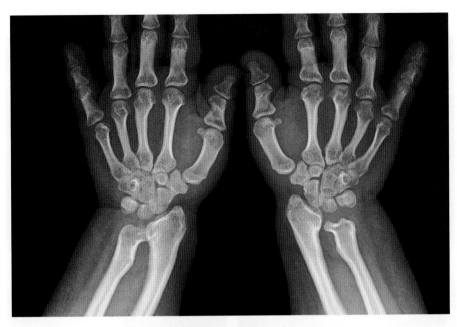

图2-1-2 黏多糖骨病致腕关节马德隆畸形
女性,37 岁,双侧腕关节畸形并活动障碍。腕关节 X 线正位片示双侧桡骨弯曲,桡骨远端关节面的内倾角加大,与尺骨远端形成"V"形切迹

【诊断要点】

①病变多见于女性,有遗传倾向,双侧对称发病约75%;②临床主要表现为前臂和腕部畸形,腕关节及肘关节活动受限;③X 线表现为桡骨短而弯,尺骨相应增长;桡骨远端骨骺成三角形,尖端指向内侧;桡骨远端关节面的内倾角增大,与尺骨远端形成"V"形切迹;尺骨向远端和背侧突出;腕骨角变小,近侧列腕骨排列成楔形,月骨位于尖端,陷入"V"形切迹内。

【鉴别诊断】

单纯的下尺桡关节脱位:有明确外伤史,单侧,无腕掌关节脱位,桡骨远端骨骺发育正常,桡骨远端关节面的内倾角无明显改变。

二、并指、多指(趾)畸形

并指、多指(趾)畸形见图 2-1-3、图 2-1-4。

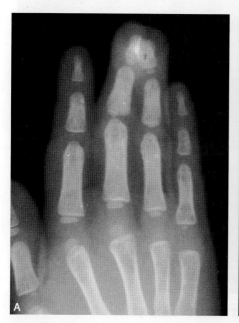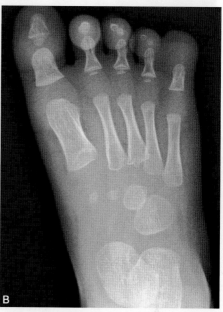

图2-1-3 并指(趾)畸形

A. 男性,4岁,右手畸形。右手X线正位示中指及环指软组织相连,远节指骨相连;B. 男性,2岁,右足畸形。右足X线正位示第4、5趾之间以皮肤软组织相连,骨质未见相连

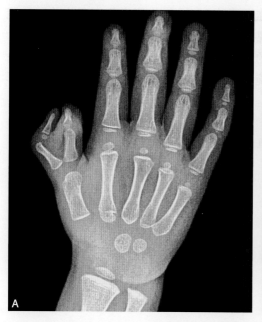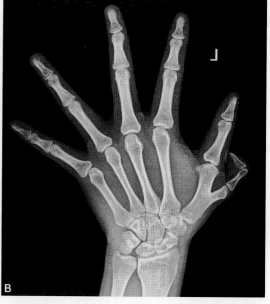

图2-1-4 多指畸形

A. 男性,3岁,右手多指畸形Ⅶ型。右手X线正位示拇指多指畸形;B. 女性,20岁,左手多指畸形Ⅴ型。左手X线正位第1部分掌骨及拇指多指畸形

【诊断要点】

①两个以上指(趾)部分或全部组织成分先天性病理相连,多为常染色体显性遗传;②常发生于第3、4指(趾)之间,亦可多指合并,拇指较少累及;③可以只累及软组织,指(趾)间以皮肤相连,或者同时累及骨质,骨质相连。

【鉴别诊断】

该病较易诊断,鉴别诊断无特殊。注意并指畸形多合并多指(趾)、短指(趾)畸形。

三、先天性髋关节脱位

先天性髋关节脱位见图2-1-5。

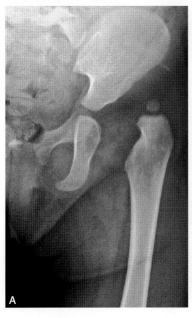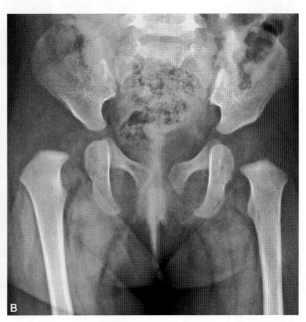

图2-1-5　先天性髋关节脱位

A. 女性,2岁。骨盆X线正位片示左侧髋臼浅,左侧股骨头骨骺小,向外上方移位,脱出髋臼外;
B. 女性,7个月。骨盆X线正位片示双侧股骨头骨骺未出现,右侧股骨上端外上方移位,双侧髋臼角增大,均大于30°,以右侧明显,右侧沈通氏线不连续

【诊断要点】

①女性多见,单侧者约占75%;单侧者有跛行,双侧者走路如鸭子步态,体检可发现患肢短缩,患侧臀部皱襞加深、加多,会阴部增宽,股三角凹陷;②X线表现为髋臼变浅,髋臼角加大;股骨头骨骺出现晚于健侧且外形小而不规则;股骨头向外上方脱位,脱出髋臼以外;③测量:股骨头位于Perkin方格的外上象限,上弧线(Calve线)和下弧线(Shenton线)不连续;④常有股骨颈短缩、患侧股骨、坐耻骨支和髂骨翼发育细小等。

【鉴别诊断】

(1) 先天性髋内翻畸形:虽然与先天性髋关节脱位都有跛行,患肢缩短,外展受限。但先天性髋内翻畸形屈髋自如,X线片显示髋关节内翻,颈干角变小,股骨头内下方可见三角形骨块。

（2）外伤性髋关节脱位：常有外伤史，X线片显示股骨头脱出关节囊，髋臼无明显异常。

（3）病理性髋关节脱位：常有感染史，X线片显示股骨头破坏，髋臼指数正常。

四、马蹄内翻足

图 2-1-6 示马蹄内翻足。

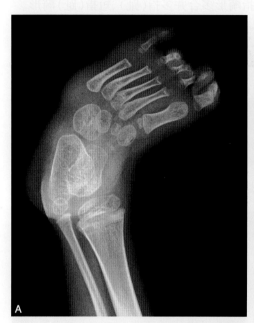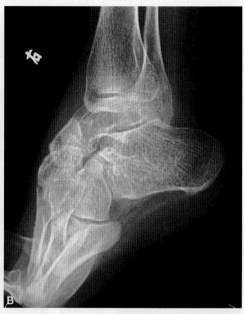

图 2-1-6　马蹄内翻足

A. 男性，4岁。足X线正位片示足内翻呈马蹄形，距骨扁而宽，跟骨短而宽，有内翻及向上移位，
几乎与胫骨后缘相接触；B. 男性，25岁。足X线侧位片示足弓凹陷，跗骨相互靠拢

【诊断要点】

①单双侧均可发病，足下垂，后跟向上，足外侧缘着地及足底向后，呈足跟内翻、足前部内收，距骨头在背侧及外侧隆起；②X线表现为前足内翻呈马蹄形，距骨扁而宽，通过距骨中轴线的延长线远离第一跖骨（正位片），跟骨短而宽，有内翻及向上移位，几乎与胫骨后缘相接触，足弓增大凹陷，跗骨相互靠拢；③测量：距跟角（距骨轴与跟骨轴的相交角）<30°，距骨纵轴与跖骨纵轴的相交角为0°~20°；④常有第五跖骨肥大，第一跖骨萎缩。

【鉴别诊断】

（1）新生儿足内翻：新生儿足内翻与先天性马蹄足外观相似，多数为一侧，足呈马蹄内翻，但足内侧不紧，足可以背伸触及胫骨前面，经手法治疗1~2个月可完全正常。

（2）脑瘫后马蹄足：围产期或生后有缺氧史，大多于出生后就发现异常，马蹄足畸形随生长逐渐明显，但在睡眠中可消失或减轻，一经刺激畸形更明显。马蹄为主，内翻少，无内收，畸形多为双侧性或同侧上下肢，双下肢交叉步态，下肢肌痉挛明显，常伴有智力减退。

（3）多关节挛缩症：马蹄足呈双侧性，足畸形为全身多个关节畸形的一部分，全身大多数肌肉萎缩、变硬，脂肪相对增加，马蹄足僵硬不易矫正，髋、膝关节常受累。

第二节 躯干骨畸形

一、胸廓畸形

1. 漏斗胸（图 2-2-1）

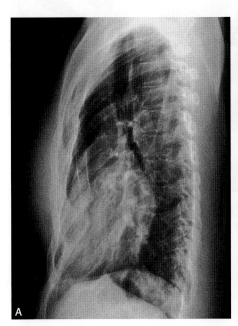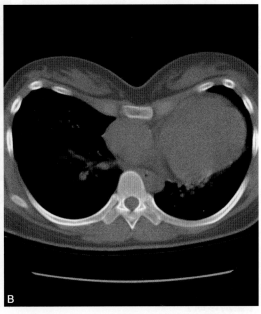

图 2-2-1 漏斗胸

女性，18岁，漏斗胸多年，活动后气促。A. 胸部 X 线侧位片示胸骨向后凹陷，与脊柱距离缩短；B. CT 轴位骨窗示胸骨凹陷更为明确

【诊断要点】

①男性较女性多见，有家族遗传倾向；②X 线侧位片表现为胸廓呈漏斗状，胸骨向后凹陷，与脊柱距离缩短；③CT 显示胸骨凹陷更为准确。

【鉴别诊断】

该病较易诊断，鉴别诊断无特殊。

2. 叉状肋（图 2-2-2）

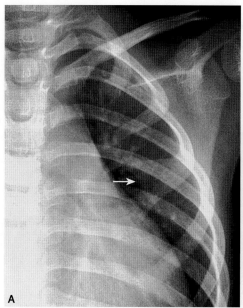
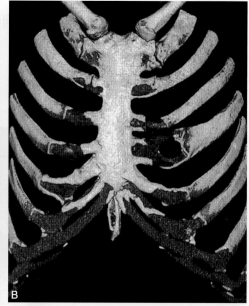

图2-2-2 叉状肋

A. 男性,25岁,体检;X线正位胸片示左侧第3肋前端分叉构成叉状肋;B. CT三维重组示左侧第4前肋增宽,肋软骨成叉状

【诊断要点】

肋骨前端增宽呈叉状,或有小的突起。

【鉴别诊断】

该病较易诊断,鉴别诊断无特殊。

3. 颈肋(图2-2-3)

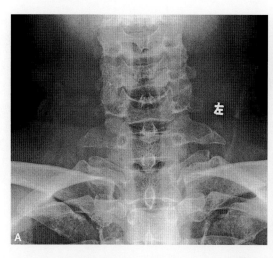
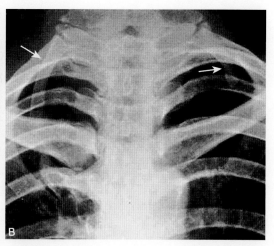

图2-2-3 颈肋

A. 男性,40岁,眩晕查因。X线颈椎正位片示第7颈椎双侧横突增粗变长;B. 另一例患者X线颈椎正位片示第7颈椎双侧可见两根类似肋骨的骨质结构

【诊断要点】

位于第 7 颈椎旁,单侧或双侧,较第 1 对肋骨短而小;或表现为小结节状,甚至仅为横突过长。

【鉴别诊断】

该病较易诊断,鉴别诊断无特殊。

4. 肋骨联合(图 2-2-4)

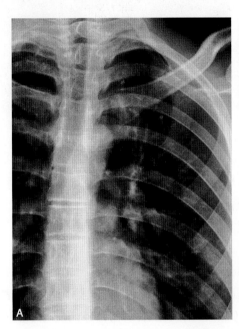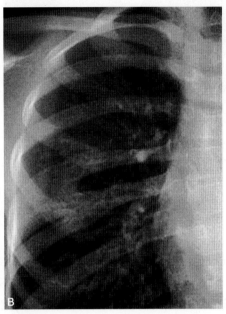

图 2-2-4　肋骨联合

A. 男性,18 岁。胸部 X 线正位片示左侧第 1、2 前肋形成肋骨联合;B. 另一例患者右侧第 5、6 后肋骨联合

【诊断要点】

多发生于肋骨后段近脊椎旁处,以第 5、6 肋骨间最为常见。

【鉴别诊断】

该病较易诊断,鉴别诊断无特殊。易误认为肺内病变,应注意仔细观察。

二、脊柱畸形

1. 椎体融合(图 2-2-5)

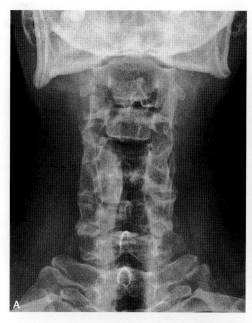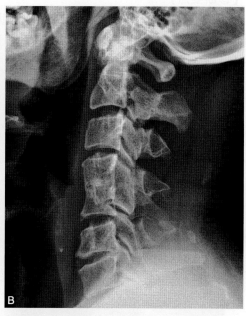

图 2-2-5 椎体融合

男性,60 岁。A、B. 颈椎 X 线正侧位片示 $C_{4、5}$ 椎体及棘突融合在一起,椎间隙消失

【诊断要点】

①又称阻滞椎,是发育过程中脊椎分节不良所致,最常见于颈椎和腰椎;②X 线表现为两个或两个以上椎体完全或部分融合,椎间隙(盘)可消失,融合后的椎体高度与原椎体加椎间盘的高度相等;③可只累及椎体或同时累及附件。

【鉴别诊断】

边缘型椎体结核:当椎间盘被破坏,椎间隙消失时,与椎体融合的鉴别要点为结核先破坏椎体上下缘,进而侵犯椎间盘,故必然存在骨质破坏且椎间盘破坏后融合椎体的高度要比原椎体加椎间盘的高度低。

2. 寰枕融合(图 2-2-6)

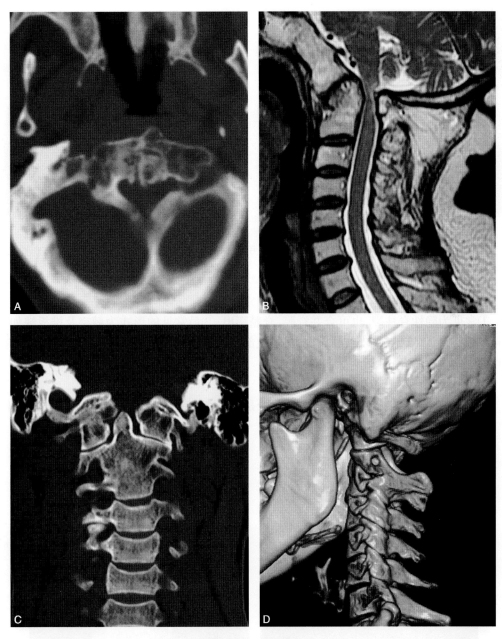

图 2-2-6　寰枕融合

A、B. 女性,61 岁,双手发麻,肌肉萎缩 1 年余。颈椎轴位 CT 检查示颈 1 椎体右侧侧块明显增大变形且与枕骨融合,其边缘不规则,与枢椎间关节间隙消失;MR 检查 T_2WI 矢状位示枕大孔及 C_1 段椎管前后径变小;C、D. 另一例患者 CT 颈椎冠状面重组及 VRT 示第 1 颈椎双侧侧块与枕骨融合

【诊断要点】

①寰椎和枕骨间分节不完全所致,可完全或部分融合;②严重时可使齿状突上移或伴发寰枢关节脱位;③CT 或 MRI 矢状位及冠状位重组与扫描显示较佳。

【鉴别诊断】

该病较易诊断,鉴别诊断无特殊。

3. 脊柱裂(图 2-2-7)

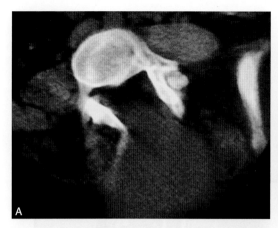
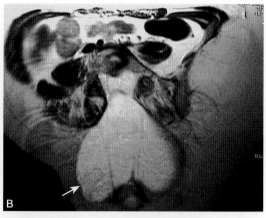

图 2-2-7 脊柱裂

A. 腰椎 CT 轴位示腰₄ 椎体棘突、部分椎板缺如,椎弓不连续;B. 腰椎 MR 轴位示椎体棘突、部分椎板缺如,双侧椎弓不连,椎管闭合不全,脊膜膨出

【诊断要点】

①常见为隐性脊柱裂,也可合并脊膜、脊髓膨出;②最常见的形式为棘突及椎板缺如,椎管向背侧开放,以骶尾部多见,颈段次之,其他部位较少。病变可涉及一个或多个椎骨,有的同时发生脊柱弯曲。

【鉴别诊断】

该病较易诊断,鉴别诊断无特殊。注意区分是哪种类型脊柱裂,是否合并脊膜或脊髓膨出。

4. 侧向半椎体及矢状椎体裂(图 2-2-8)

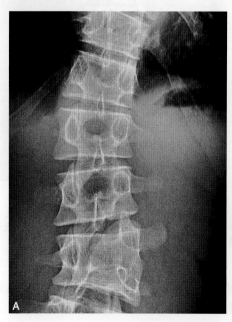
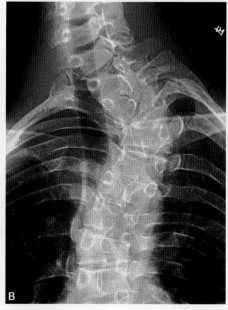

图 2-2-8 侧向半椎体及矢状椎体裂

男性,15 岁,脊柱侧弯。A. 腰椎 X 线正位片示 L₃ 椎体呈半椎体并与 L₄ 融合;B. 胸椎 X 线正位片示 T₅ 椎体呈蝴蝶形改变

【诊断要点】

①侧向半椎体为成对的椎体软骨中心的一个不发育,正位 X 线片上表现为尖端指向不发育侧的楔形,常引起脊柱侧弯;②矢状椎体裂又称"蝴蝶椎",是两个软骨中心联合异常,椎体成为左右两个三角形骨块,正位 X 线片上形似蝴蝶。

【鉴别诊断】

该病较易诊断,鉴别诊断无特殊。

5. 移行椎(图 2-2-9)

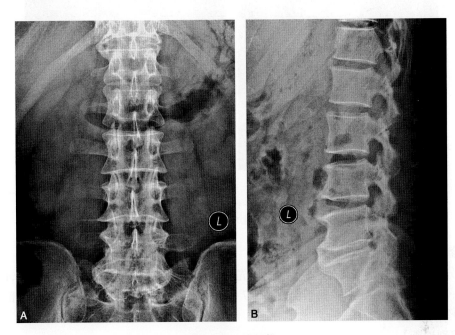

图 2-2-9　移行椎

男性,43 岁,腰痛。A. 腰椎 X 线正位片示腰椎椎体 6 节,L_6双侧横突肥大并与骶椎形成
假关节;B. 腰椎 X 线侧位片示 L_5 和 L_6 椎体前缘见骨桥形成

【诊断要点】

是由脊柱错误分节所致,整个脊柱的脊椎节总数不变,在颈、胸、腰、骶、尾椎交界处脊椎变异,出现相邻节段脊椎的特点。

【鉴别诊断】

该病较易诊断,鉴别诊断无特殊。

6. 脊柱侧弯畸形(图 2-2-10)

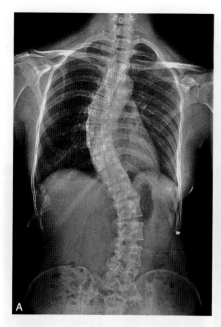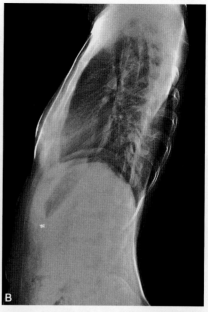

图 2-2-10 脊柱侧弯畸形

女性,34 岁,脊柱侧弯畸形多年。A. 脊柱全长正位片示脊柱侧弯成"S"形,凸点位于胸腰段;B. 脊柱全长侧位片示胸椎生理弯曲变直,腰骶椎前倾角度增大

【诊断要点】

①分为原发性和继发性,后者多继发于先天性脊椎畸形(半椎体、椎体联合等),前者原因不明;②原发性脊柱侧弯多见于女性,6 ~ 7 岁发病;③X 线表现:多发生在胸椎上部,其次为胸腰段,一般呈"S"形。

【鉴别诊断】

该病较易诊断,鉴别诊断无特殊。注意可同时合并脊柱扭转畸形等。

(刘斯润 张景 陈勇 刘杰 王冬梅)

参考文献

1. 郭启勇. 实用放射学. 北京:人民卫生出版社,2007.

2. 白人驹. 医学影像诊断学. 北京:人民卫生出版社,2006.

3. 郭鹏飞. 马德隆畸形三例误诊分析. 临床误诊误治,2006,19(10):86-87.

4. 李文军,赵俊会. 先天性并指畸形. 医学综述,2009,15(06):867-870.

5. 何荣,张德文,王来喜. 先天性马蹄内翻足足骨发育异常 X 线表现. 中华小儿外科杂志,2004,25(3):267-269.

6. 潘炳灿,刘英华. 先天性髋关节脱位的 X 线分析. 中国当代医药,2011,18(18):113-114.

7. 倪长乐,姚光国,刘平. 先天性脊柱畸形 52 例影像学分析. 现代医用影像学,2008,17(2):70-73.

第三章

骨关节发育障碍

第一节　软骨发育不全

图 3-1-1 示软骨发育不全。

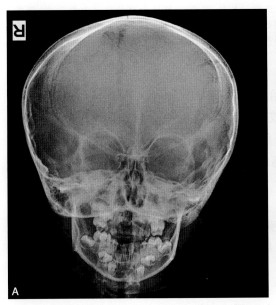
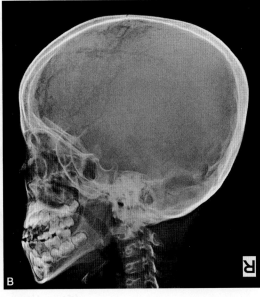

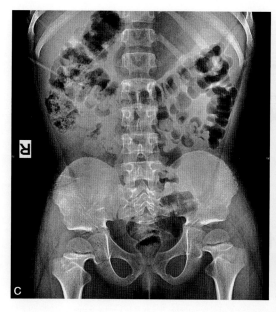 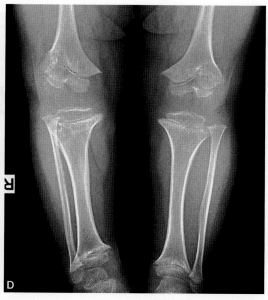

图 3-1-1　软骨发育不全

男性,2 岁,出生后一直生长迟缓,智力和性器官发育正常。A、B. 头颅正侧位示额骨明显向外凸出,颅底窄小;C. 部分腰椎椎体楔形变并椎弓根距离变短,腰骶角明显(正常无夹角),髂翼呈方形,肋骨宽阔,胸腔前后径变小;D. 管状骨粗短,干骺端宽大呈喇叭形包绕部分内陷骨骺

【诊断要点】

①病变属短肢型侏儒,以矮小畸形常于胎儿时发现;②对称性四肢短小,尤以肱骨、股骨改变为著,长管状骨干骺端变宽呈喇叭口或 V 样,可见相对较小的骨骺部分突入扩大的干骺端内,短管状骨(双手第 3、4 指自然分开呈"三叉手"畸形);③颅底短,颅盖骨相对较大;④椎体较小并轻度凹陷,腰椎椎弓根距离逐渐变短,髂翼方形变,髋臼上缘变宽呈水平状。

【鉴别诊断】

(1) 软骨发育不良:四肢短但比例正常,颅骨正常或前额稍大,无"三叉手"畸形。

(2) Schmid 型干骺端软骨发育异常:2 岁后出现下肢弯曲,病变主要侵犯干骺端,而骨骺正常。

第二节　石　骨　症

图 3-2-1 示石骨症。

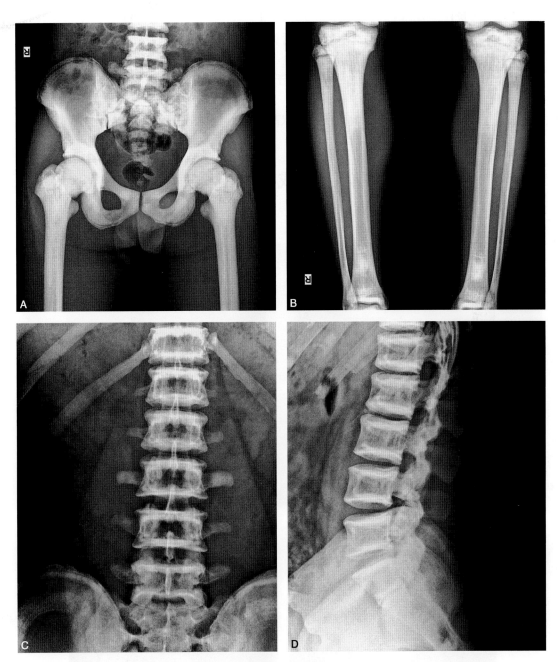

图 3-2-1　石骨症

男性,24 岁。A、B. 骨盆及下肢骨对称性密度增高,无法区分骨皮质、松质、骺板及骨髓腔,但外形无异常变化;C、D. 腰椎平片示腰骶椎体上下缘增厚致呈"夹心椎"改变,髂骨翼见致密带呈同心弧状排列,肋骨骨皮质增厚,各腰椎间隙不窄

【诊断要点】

①全身骨骼广泛致密硬化;②四肢长、短状骨对称性密度增高,骨皮质、髓腔界限消失,干骺端可见致密带;③颅骨常受累,乳突气房可不发育,椎体上下缘终板硬化,中央低密度呈夹心椎样,椎间隙正常;④髂骨翼见多条致密带与髂嵴平行。

【鉴别诊断】

（1）氟骨症：躯干骨硬化重，四肢轻，且骨密度较不均匀不同于石骨症的均一高密度，结合地方病史不难诊断。

（2）磷、铅慢性中毒：病变儿童期多局限于干骺端，不及石骨症广泛，成人期虽广泛但密度增高不及后者，结合地方病史亦不难诊断。

（3）成骨性转移瘤：呈多发棉絮状结节状高密影，边界模糊，可融合弥漫性分布，无"夹心椎"及干骺端致密带改变。

第三节　成 骨 不 全

图 3-3-1 示成骨不全。

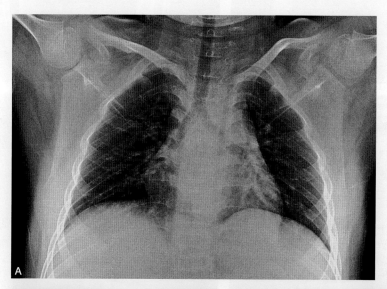
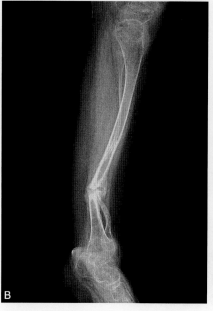
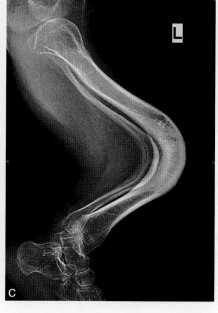

图 3-3-1　成骨不全
A、B. 男性，4 岁。锁骨、肋骨、下肢长骨明显纤细，干骺端相对增粗，骨质疏松，髓腔变窄，可见多处骨折，部分畸形愈合；C. 另一幼儿。下肢长骨纤细并呈波浪状

【诊断要点】

①亦称脆骨病(遗传病),多见于幼儿,发病愈早,病变愈重;②骨质疏松易骨折、蓝色巩膜、牙齿发育不全、听力障碍为其四大特点;③四肢长骨 X 线表现主要分两型,粗短型(早发)长骨短、粗可呈波浪状,多发骨折、骨痂,细长型(晚发)骨干纤细,可呈 C 形,干骺端相对增宽。

【鉴别诊断】

(1) 佝偻病:骨干弯曲不及成骨不全明显,骨密度减低伴干骺端毛刷样变,且无多发骨折。

(2) 维生素 C 缺乏症:罕见,明显骨质萎缩,干骺端先期钙化带致密,骨骺呈同心环状。

第四节　颅锁骨发育异常

颅锁骨发育异常见图 3-4-1。

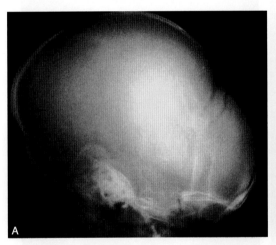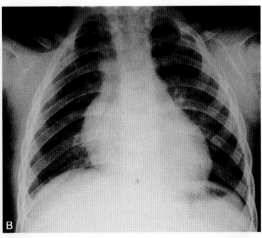

图 3-4-1　颅锁骨发育异常
男性,1 岁 4 个月。前囟宽大,颅骨骨化不良;锁骨外 1/3 缺如,肩胛骨发育小,高位

【诊断要点】

①本病系全身性骨发育迟滞(遗传病),幼儿期可诊断,患儿矮小,四肢(指、趾)短小,脊柱侧弯,智力正常;②(X 线表现)前额及双顶骨膨突,颅板变薄,囟门及颅缝增宽、闭合延迟,乳突、鼻窦气化不良,恒齿发育延迟或不发育;③锁骨常双侧部分缺损,以外 1/3 多见,部分形成假关节,肩胛骨短小高位,喙突发育不全。

【鉴别诊断】

致密性骨发育不全:包括颅骨在内的全身骨骼普遍致密,下颌骨发育不良和下颌角消失及指、趾末端发育不全为其特点,无锁骨缺如。

第五节　马方综合征

马方综合征见图 3-5-1。

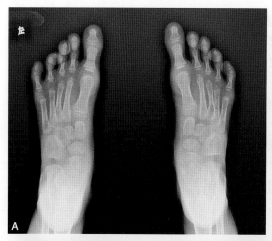
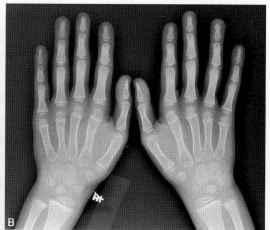
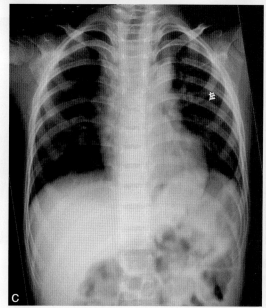
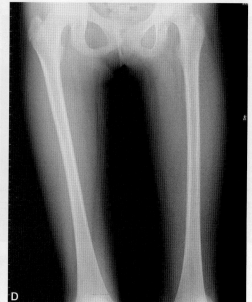

图 3-5-1　马方综合征

A～D. 双足、双手、胸、双小腿 X 线平片示普遍性骨质疏松，所有管状骨骨干细长，皮质变薄，干骺和骨骺形态大致正常。胸廓狭长，肋骨明显变细，上纵隔增宽，以升主动脉为主

【诊断要点】

①常染色体显性遗传病，由中胚层来源的纤维蛋白原缺陷所致，患者常身材高大，四肢细长，多伴有眼（晶状体脱位）及心血管异常（主动脉扩张伴或不伴夹层）；②（X 线表现）管状骨骨干细长呈蜘蛛足样指、趾、鸡胸、漏斗胸，一半的患者可有脊柱侧弯；③胸廓狭长，肋骨变细内陷，胸锁关节及髋关节可错位；④扁平足。

【鉴别诊断】

（1）成骨不全：该病骨密度低、骨干细，但长度不增加，常合并多发骨折。

（2）同型胱氨酸尿症：亦有细长指（趾）、脊柱侧弯、胸廓畸形，不同之处是患者有智力障碍和动静脉血栓。

第六节 神经纤维瘤病

神经纤维瘤病见图 3-6-1。

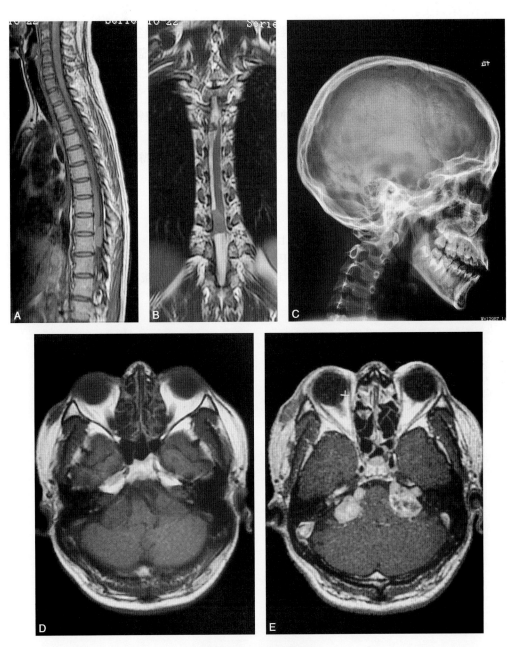

图 3-6-1 神经纤维瘤病

A、B. T_1WI 矢状面及 T_2WI 冠状面示 T_{5-6}、T_{9-10} 椎体平面可见两个类圆形长 T_1 长 T_2 信号影，边缘清楚，信号均匀，病灶与硬脊膜联系紧密，脊髓受压；C. 头颅 X 线侧位示内听道扩大；D、E. T_1WI 及 T_2WI 横轴面示双侧听神经走行区对称性混杂长 T_1 长 T_2 信号影，且明显不均匀强化肿块影

【诊断要点】

符合以下 2 条以上者即可诊断为神经纤维瘤病Ⅰ型:①6 个 5mm 或以上皮肤咖啡牛奶斑;②一个丛状神经纤维瘤或两个以上任何类型的神经纤维瘤;③虹膜有两个或以上色素错构瘤;④腋窝或腹股沟雀斑;⑤视神经胶质瘤;⑥特征性骨质改变,如蝶骨大翼发育不良、假关节等;⑦家族史。

符合下列任何一条即可诊断神经纤维瘤病Ⅱ型:①双侧听神经瘤;②家族史伴单侧听神经瘤;③任何下列两个病变,神经鞘瘤、神经纤维瘤、脑膜瘤、胶质瘤、青少年晶状体后包膜下浑浊。

【鉴别诊断】

由于本病涉及神经、皮肤、骨骼等多种组织的改变,CT 诊断应密切结合临床及其他影像学资料,以便与其他病变鉴别。

(刘斯润　邱麟　陈勇　刘杰　王冬梅)

参 考 文 献

1. 荣独山. X 线诊断学(第三册). 第 2 版. 上海:上海科学技术出版社,2000.
2. 白人驹. 医学影像诊断学. 第 2 版. 北京:人民卫生出版社,2006.
3. 徐爱德,王世山. 骨关节软组织疾病鉴别诊断. 北京:中国协和医科大学出版社,2010.

第 四 章

常染色体畸变综合征

常染色体畸变综合征是指常染色体的数目或者结构异常所引起的疾病,有共同的临床表现,如智力低下,生长发育迟缓,可伴有五官、四肢、内脏及皮肤等方面的异常。先天性多发畸形(包括特殊面容,此面容不像其父母)和特殊肤纹(指通贯手、小指一条褶纹、指纹统箕或弓纹增多、足跖沟及足胫侧弓等);1~12号染色体畸形常为致死性的,13~18号常为次致死性,其余通常为非致死性的。常见的染色体病大致分为三大组,即三体病、移位及删削部分。最常见为21三体综合征,其次有18三体综合征,偶见13三体综合征、5P-综合征及其他染色体的部分单体或部分三体异常。

第一节 三染色体综合征

一、21三体综合征

21三体综合征又称先天愚型、伸舌痴呆和唐氏(Down)综合征。染色体组型为47,XX或47,XY(95%),比正常人多一条染色体,这条额外的染色体相当于21号,21号染色体由一对变成三条,所以叫做21三体综合征。发病率约为1∶1500。

【临床表现】

男性多于女性。典型表现包括特殊面容、精神和运动迟缓、肌张力低下、骨骼畸形、性发育落后等。颅面部改变为短小头型,枕部扁平。眼距宽,双眼外眦上斜,眼球突出,鼻梁低,口半开,唇厚,腭弓高,舌形较长且常伸出口外,流涎多,常有舌裂。牙齿萌出延迟、常有错位。上颌发育不全,硬腭裂。耳朵小,位置低。颈短,两侧常有蹼。四肢较短、关节松弛,肌肉张力低。双手肥而宽、手掌常有横贯掌纹、小指末节内弯,形成内斜指。有些病人有腹直肌分离、脐疝和隐睾。50%以上的病人有先天性心脏病,以室间隔缺损最常见。病人易合并白血病。

【实验室检查】

过氧化物歧化酶(SOD-1)活性增高50%,白细胞碱性磷酸酶增加,G-6-PD活性增加。高尿酸血症,粒细胞分叶过少,血红蛋白F及A2增高,血清免疫球蛋白G减低。

【诊断要点】

①骨盆:髂骨翼向外张,髋臼顶变平,坐骨支变尖,髋臼指数(髋臼角与髂骨角之和)小于60°;②小指发育不良:中位指骨短小,呈三角形,远位指骨内翻,形成内斜指;③颅骨:头颅为

短头型,颅缝闭合晚,鼻骨、鼻窦发育不良;④脊椎椎体前缘变直或内凹,椎体呈方形。两岁以下的患儿腰椎指数(第2腰椎水平径线与垂直径线之比正常值为1.28)往往在1.0以下;⑤肋骨发育不全:每侧常少一条肋骨;⑥股骨头骨骺小且出现延迟;⑦胸骨柄可出现多个骨化中心;⑧常并发先天性心脏病、肠道畸形;⑨颅内CT可见基底节区点状钙化、侧裂及额顶区蛛网膜下腔增宽,小脑发育不良。

二、18 三体综合征

此征又称三染色体E综合征,染色体组型为47,XX或47,XY,(80%),约10%为嵌合体型,额外的染色体为18号,因此而得名。发病率在新生儿中占1:3500~8000。

临床表现:男女比约1:3~4。生长缓慢,个子矮,体重小,反应迟钝,智力发育不全,多数患儿早死,平均存活71天,个别病儿超过儿童期。头小而长、枕部突出、眼距宽、眼裂小、眼睑下垂、鼻梁窄、鼻孔上翘、低耳位、蹼颈、硬腭裂、硬腭窄、唇裂、下颌小和嘴小。绝大多数病儿有先天性心脏病。胸骨短小。肌张力高,四肢关节屈曲。双手中指、无名指紧扣掌心,示指、小指压在中指、无名指之上,示指、中指常有并指或多指畸形。姆趾背伸,足跟突出,使足底呈摇篮状。1/3男童有隐睾,女童1/10有隐蒂和隐唇发育异常,还可见到肛门闭锁。肾脏常发育异常,以马蹄肾多见。有些病儿有先天性肝外肝管闭锁、脐疝和麦克氏憩室等异常。

【诊断要点】
①拇指及第一掌骨短小,中、环、小指尺侧偏斜,可合并并指屈曲畸形;②颅骨穹窿菲薄,枕骨突出,上下颌发育不良、下颌小;③锁骨发育不全或缺如;④肋骨纤细而尖,胸骨发育不良、骨化中心减少或胸骨分节异常;⑤骨盆小,髂骨翼向前转,恰与21三体综合征的髂骨翼形状相反,后者髂骨翼向外张。髂骨角和髋臼角无改变;⑥距骨垂直(即垂直距骨)及仰趾内翻。

三、13 三体综合征

13三体综合征又称三染色体D综合征、Patau综合征。染色体组型为47,XX或47,XY。额外的染色体属于D组的13~15号。发病率为1:4000~25 000。

【临床表现】
本征无性别差异,常比其他三体综合征有更严重的畸形外貌,智力发育不全,小发作的窒息性呼吸,生长缓慢,早期死亡。颅小、前额后倾、耳聋、眼小或无眼、低耳位或伴有畸形、小下颌、唇裂和腭裂;肌张力高;双手手指屈曲,第3、4指紧扣掌心,第2、5指压在其上方;足呈摇篮状,常伴有多趾畸形。大多数病儿(88%)有先天性心脏病,旋转性心血管畸形具有特征性。30%~60%有泌尿系肾脏、输尿管的发育异常,以马蹄肾较常见。隐睾、双角子宫。

【诊断要点】
①颅骨穹窿骨化不良;②手有多指并指、畸形与三染色体17~18表现相似;③第1肋骨发育不全或缺如。两侧第12肋骨缺如;④6个或7个腰椎;⑤骨盆小,髋臼角比正常小,但髂骨角正常;⑥足部畸形有垂直距骨(摇篮足);⑦室间隔缺损、动脉导管未闭合转位畸形;⑧多囊肾、无脾、子宫畸形等。

第二节　猫叫综合征

猫叫综合征(cri-du-chat syndrome)也叫5p部分单体综合征,是由于一条5号染色体长臂缺失所致,基因位于5p14或5p15片段,由于多数婴儿哭喊声细微如猫叫故得名。1963年Lejeune首先报道,发病率1∶50 000。

【临床表现】

患儿的体征有生长缓慢、智力低下、体重低、小头畸形、满月脸、小下颌、低位耳、眼距宽、斜睑裂、内眦赘皮、斜视、腭裂、高腭弓、悬雍垂分叉和皮纹异常。喉镜检查可正常或喉器和会厌小,吸气时声门呈菱形,发音时后联合有裂隙。最显著的特征为婴儿期有微弱、悲哀的、咪咪似猫叫的哭声,此种哭声呼气时发生,而吸气时不出现,但部分年长儿及成人患者仍可出现奇特的哭声。患儿动作发育明显落后,有痉挛性步态,有语言障碍。约20%~50%病儿有先天性心脏病。

【诊断要点】

缺乏特征性。①颅骨小、下颌小,眼距增宽;②骨盆狭小,髋关节脱位,髂骨角增大,髋臼角正常;③脊柱侧弯或后突改变;④少数病儿出现胼胝体发生不全和马蹄肾;⑤长管状骨细长、骨质疏松继发于肌肉张力低下;⑥肋骨缺少或发生融合;⑦手有并指、中掌骨短等。凹足或弯足畸形。

(陈勇　刘杰　丁建平)

参 考 文 献

1. 曹来宾等. 骨与关节X诊断学. 济南. 山东科技出版社,1981.
2. 杜传书,刘祖洞. 医学遗传学. 北京. 人民卫生出版社,1992.
3. Lewandowski RC. Yunis JJ:New chromosomal syndromes. Am J Dis Child,1975;129:515.
4. 王经纶,高锦生. 病残儿疾病学. 北京. 中国人口出版社,1998.
5. Resnick & Niwayama :Diagnosis of Bone and Joint Disorders. Philadelphia,1981.
6. 王云钊. 中华影像医学(骨肌系统卷). 北京. 人民卫生出版社,2002.
7. 荣独山. X线诊断学. 上海:上海科技出版社,2000.
8. Kaste SC. Radiographic findings in 13 a-syndroma. Pediatr Radiol,1993;23:545-549.
9. 王溱. X线诊断学. 石家庄:河北教育出版社,1988.
10. 魏书珍,张秋业. 儿童生长发育性疾病. 北京. 人民卫生出版社,1996.
11. 吴义忠,陈犇,梁立华,等. 小儿21三体综合征的脑部CT. 临床放射学杂志,1999,3:174-175.
12. 付立杰,严 云,张红恩. 畸胎学. 上海:上海科技出版社,1996.
13. Ohsawa T,Furuse M,Kikuchi Y,et al. Roentgenographic manifestation of klienfelter syndroma. AJR,1971,112:78.
14. Roberts GM,Stareg N,Harper P,et al. Radiology of the pelvis and hips in adults with Down's syndrome. Chin Radiol,1980,31:475.

第五章

黏多糖贮积症

黏多糖贮积症(mucopolysaccharidosis,MPS)为一种遗传性黏多糖代谢障碍性疾病,是由于黏多糖代谢的酶先天性缺陷致黏多糖分解障碍而大量蓄积于全身结缔组织所引起的疾病。过去由于病因不明而有许多名称。1948 年 Lindsay 认为此病人器官中的沉积物是糖原与蛋白质的结合物,Brante 于 1952 年分离出黏液多糖类,并以此解释骨骼之畸形。1965 年后证实,本病的黏多糖蓄积并非合成增多而是分解障碍。各型 MPS 均由特定的酶先天缺乏所致,1966 年 Mckusick 根据其临床表现、生化特征和遗传方式分为六型,1972 年又增加 4 个亚型和第Ⅶ型。现根据临床表现和酶缺陷,MPS 可分为Ⅰ~Ⅶ等 7 型,以Ⅰ型多见,临床表现亦最典型。除Ⅱ型为 X-连锁隐性遗传外,其余均为常染色体隐性遗传病。临床表现:MPS 具有特殊丑陋之面容、骨骼畸形、侏儒、运动及智力障碍和角膜混浊等特征。但各型表现不一致,严重程度差别甚大临床上以Ⅰ、Ⅱ、Ⅳ型相对多见,其他各型较少见。尿中黏多糖酸与本病型别的关系并非绝对,智力减退与尿中含硫酸肝素有关,角膜混浊与硫酸皮肤素有关,临床症状与沉积量平行。

X 线表现:MPS 的 X 线表现为多发性骨发育障碍所引起的骨关节异常,主要有骨组织广泛疏松、骨骺发育迟缓和骨关节畸形。但不同型别在严重程度和侵犯部位上又各有特殊表现。MPS Ⅰ H 型的 X 线表现较明显且典型,MPS Ⅰ S、MPS Ⅱ 及 MPS Ⅲ 型与之大致相似,只是程度较轻或不明显。MPS Ⅵ 型及 MPS Ⅶ 型的 X 线表现及严重程度与 MPS Ⅰ H 型大致相同。MPS Ⅳ 型的脊椎改变较特殊,表现为广泛的椎体变扁,可累及全部脊椎,但常以胸椎和上腰椎最显著。

第一节　黏多糖贮积症Ⅰ型

黏多糖贮积症Ⅰ型病例见图 5-1-1、图 5-1-2。

40

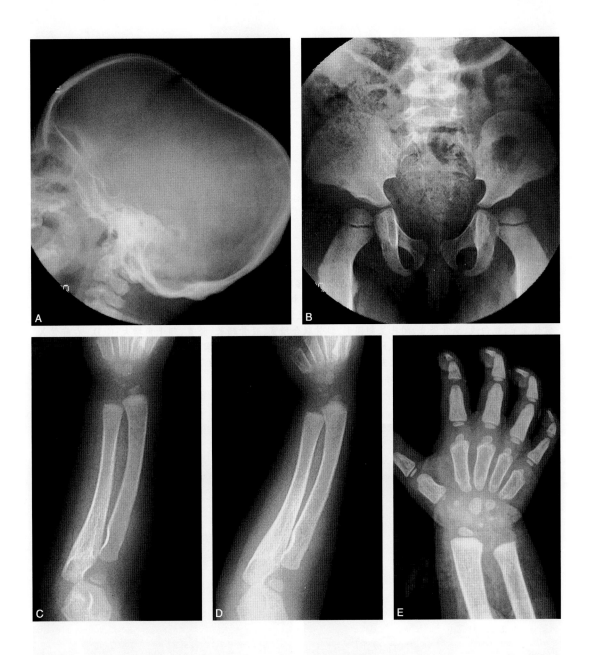

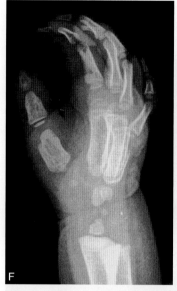
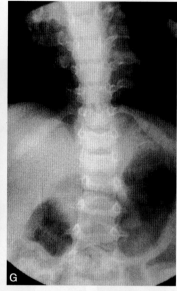
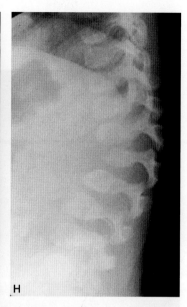

图 5-1-1 黏多糖贮积症 I 型

女性,2 岁半,生长发育迟缓,头颅畸形,面容丑陋,身材矮小,关节活动不灵,弓形驼背。A. 头颅 X 线侧位片示头颅前后径增大,呈舟状头,冠状缝增宽,蝶鞍呈仰卧的"J"形;B. 骨盆 X 线正位片示髂骨翼外展,髂骨体变窄,髋臼浅,坐骨竖直,闭孔呈卵圆形,耻骨联合增宽,股骨颈长,竖直,颈干角增大;C、D. 右前臂 X 线正侧位片示前臂骨粗而弯曲;E、F. 右手 X 线正侧位片示掌骨短,掌指骨非骨骺端变细,指骨近、中节指骨略呈弹头样改变,末节指骨变尖并屈曲,腕骨发育落后;G、H. 脊柱 X 线正侧位片示后肋呈船桨样逐渐增宽,椎体呈椭圆形,胸腰段椎体前下缘变尖,腰$_{2,3}$椎体较小并后突

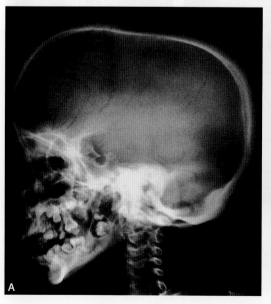
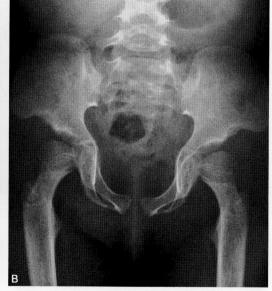

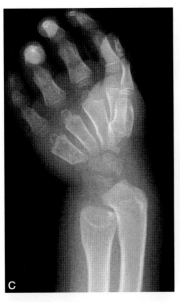
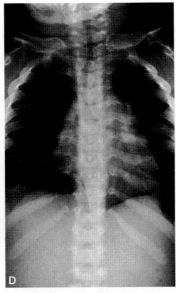
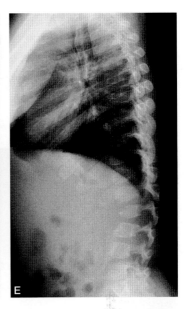

图 5-1-2　黏多糖贮积症Ⅰ型

女性,9 岁,生长发育迟缓,舟状头,身材矮小,关节活动不灵,双上肢不能上举,双手不能伸直,全身多发骨与关节畸形,智力差,腹部膨隆。A. 头颅 X 线侧位片示头颅前后径增大,呈舟状头,冠状缝增宽,蝶鞍呈仰卧的"J"形;B. 骨盆 X 线正位片示髂骨翼外展,髂骨体变窄,髋臼浅,坐骨竖直,耻骨联合增宽,股骨头骨骺不规则,股骨颈细长,竖直,颈干角增大;C. 右手及腕关节 X 线正侧位片示掌骨粗短,掌指骨非骨骺端变细,指骨近、中节指骨略呈弹头样改变,末节指骨变尖并屈曲,腕骨发育落后,尺桡骨远段骨质增粗而弯曲;D、E. 胸部及脊柱 X 线正侧位片示后肋呈船桨样逐渐增宽,椎体呈椭圆形,胸腰段椎体前下缘变尖,腰₂椎体较小并后突,锁骨内侧增宽

【诊断要点】

①黏多糖贮积症(mucopolysaccharidosis)Ⅰ型(MPS-Ⅰ),又称为 Hurler 综合征,为常染色体隐性遗传病,是由于溶酶体中参与分解黏多糖的酶缺失或功能缺陷而导致其大量沉积在骨、软骨、神经、皮肤、肝脏、角膜等器官,造成发育和(或)智力障碍。常表现为面容粗糙、角膜混浊、身材矮小、关节僵硬、肝脾增大、智力落后、心脏瓣膜病、耳鼻喉部病变。又可分为三个亚型:即 MPS-IH,Hurer 综合征,为黏多糖的原型;MPS-IS,Scheie 综合征;7 大类中的原 v 型(MPS-v)。MPS-IH-S,Hurler-Scheie 综合征,其改变介于两者之间;②X 线表现为头颅前后径增大,呈舟状头,冠状缝增宽,蝶鞍呈仰卧的"J"形;③婴幼儿期椎体上下缘呈双凸或椭圆形,齿状突发育不良、短小,可有寰枢关节脱位;胸腰段椎体发育不良,短小、后缩,下缘变尖,并以此为中心后突。肋骨平直变宽,脊柱端变细,呈船桨状;④髂骨翼外展,呈圆形,可有缺损,髂骨体变窄,髋臼浅,坐骨竖直,闭孔呈卵圆形,耻骨联合增宽,股骨头骨骺不规则或出现延迟,股骨颈细长,竖直,颈干角增大,髋外翻畸形;⑤掌骨粗短,掌指骨非骨骺端变细而骨骺端增宽,呈弹头样改变,末节指骨变尖并屈曲呈爪样,腕骨发育滞后;⑥长管骨变短、变粗,骨小梁不规则,皮质变薄,干骺端增大,不规则,骨骺小,不规则或出现延迟,可引起关节脱位或畸形;⑦头颅 CT 或者 MRI 可发现高压性交通性脑积水导致的脑室增大。

【鉴别诊断】

本病主要依靠 X 线平片检查及实验室检查,应与其他类型的黏多糖贮积症鉴别及其他先天性骨骺发育异常等疾病鉴别,本病多有智力低下,面丑,角膜混浊,肝脏肿大等多系统表现,且尿液生化检查可发现黏多糖增加。X 线表现头颅畸形、蝶鞍呈横置的"J"型,长骨骨干常有塑形障碍。黏多糖贮积症Ⅳ型智力基本正常,头颅、蝶鞍大致正常。胸骨缩短,呈鸡胸畸形,长骨干骺端肥大畸形,并可伴有骨骺坏死样改变。

第二节 黏多糖贮积症Ⅱ型

黏多糖贮积症Ⅱ型见图 5-2-1。

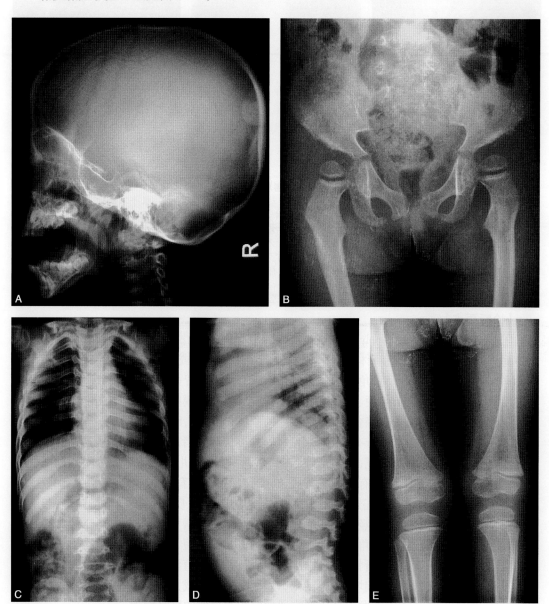

图 5-2-1 黏多糖贮积症Ⅱ型

女性,2.5 岁,发现脊柱后突,肋缘外翻 2 个月,眼距增宽,听力正常,关节活动不灵,腹部膨隆。A. 头颅 X 线侧位片示头颅前后径略增大,冠状缝略增宽,蝶鞍呈仰卧的"J"形;B. 骨盆 X 线正位片示髂骨翼略外展,髂骨体稍变窄,髋臼浅,坐骨竖直,耻骨联合增宽,股骨颈长,竖直,颈干角增大;C、D. 胸部及脊柱 X 线正侧位片示后肋呈船桨样逐渐增宽,椎体呈椭圆形,胸腰段椎体前下缘变尖,腰 2 椎体较小并轻度后突;E. 膝关节 X 线正位示骨骺端增宽

【诊断要点】

①黏多糖贮积症（mucopolysaccharidosis）Ⅱ型（MPS-Ⅱ），又称为 Hunter 综合征，为 X 连锁隐性遗传，是由于缺乏艾杜糖醛酸硫酸酯酶。表现为腰型驼背、关节强直、宽手、胸部畸形、侏儒；面容粗犷、肝脾肿大；智力迟钝及耳聋。发病于婴儿期，病情进行性加重，常死于呼吸道感染及心力衰竭。尿中出现高浓度黏多糖（硫酸软骨素 B 及硫酸乙酰肝素）。血液淋巴细胞及骨髓细胞中出现异染性颗粒。可分为重型与轻型（即 MPS Ⅱ A 和 MPS Ⅱ B）。MPS Ⅱ A 型无角膜浑浊，15 岁前死亡。MPS Ⅱ B 型智力良好，可活到 30～50 岁。②X 线表现与 MPS Ⅰ 型类似，仅某些表现较轻或进展较缓慢。

【鉴别诊断】

主要同其他类型的黏多糖贮积症鉴别，特别是同 Hurler 综合征。Hunter 综合征极少见，出现症状较晚，病情进展缓慢。少有或无角膜混浊，听力多正常。脊柱后突较轻或不明显等，但主要依据尿液生化检查。

第三节　黏多糖贮积症Ⅳ型

黏多糖贮积症Ⅳ型见图 5-3-1。

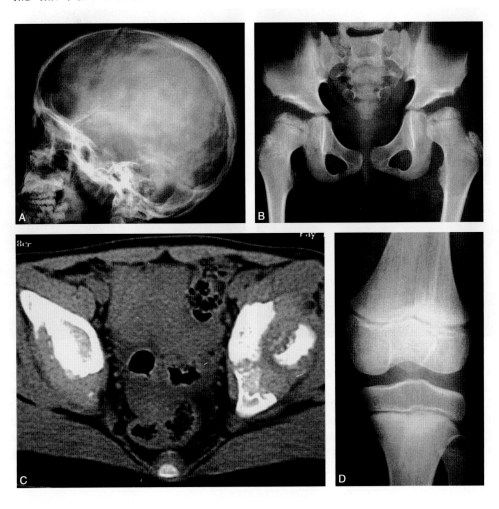

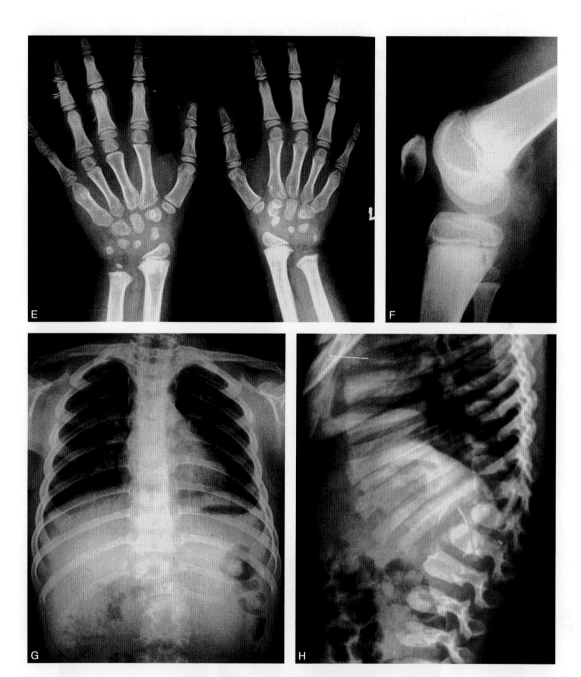

图5-3-1 黏多糖贮积症Ⅳ型

女性,9岁,6岁开始跛行,之前不明显,走路多时疲劳,无疼痛,此后减少活动,病情无明显进展。智力正常,身材矮小,脊柱后突,膝外翻。A. 头颅X线侧位示头颅基本正常;B、C. 骨盆X线正位及CT平扫示髂骨翼外展,髂骨体变窄,髋臼浅,坐骨竖直,耻骨联合增宽,股骨头骨骺不规则,股骨颈长,竖直,颈干角增大;E. 双手X线正侧位示掌骨略粗短,掌指骨非骨骺端略变细,指骨近、中节指骨略呈弹头样改变,末节指骨变尖;D、F. 膝关节X线正侧位示股骨下端和胫骨上端骨骺略扁,干骺端增宽、略外展;G、H. 胸部及脊柱X线正侧位示肋骨增宽,后肋端变细。椎体呈椭圆形,椎体前缘舌样突起,胸腰段椎体较小并后突

【诊断要点】

①黏多糖贮积症(mucopolysaccharidosis)Ⅳ型(MPS-Ⅳ)，又称为 Morquio 综合征，为常染色体隐性遗传，两性均可发病，男稍多于女。Morquio(1929)首先描述了黏多糖贮积症Ⅳ型，并发现其特征为侏儒及严重骨骼畸形。并有骨骼外表现，如角膜浑浊、主动脉瓣病变。Pendrini(1963)证明本病尿中有大量硫酸角质素，并将其分类为黏多糖贮积症Ⅳ型；②X 线表现为头颅基本正常，颌骨可突出，下颌骨髁突扁平，牙齿小，不齐而稀疏；③婴幼儿期椎体略呈圆形，其前缘有一小的尖突。随着年龄的增长，椎体前缘呈舌样突起。青春期前后，椎体呈扁平状，边缘不规则，椎间隙正常或增宽。齿状突发育低下，细小或缺如。胸廓前后径增大，纵向高径变小。过早融合的胸骨缩短，前突弯曲，呈鸡胸样前弓。肋骨平直变宽，脊柱端变细。肩胛骨较小，位置升高，肩胛盂浅。锁骨内侧端宽大；④髂骨翼外展，髂骨基底部逐渐缩窄，髋臼浅，坐骨、耻骨短粗。髋外翻或内翻畸形。股骨头骨骺出现早，4~9 岁时变小，并最终消失。股骨干骺端膨大，股骨颈竖直，颈干角增大；⑤掌、指骨粗短，掌指骨非骨骺端变细而骨骺端增宽，呈弹头样改变，末节指骨变尖并屈曲呈爪样，骨骺化骨中心提前出现，随后变小消失，骺线闭合延迟；⑥膝关节，股骨下端和胫骨上端骨骺扁、小而不规则，干骺端增宽、外展，干骺端可呈平台或山丘样突起，膝关节内翻或外翻。

【鉴别诊断】

主要同其他类型的黏多糖贮积症鉴别，特别是同 Hurler 综合征。具体鉴别同上，但主要依据尿液生化检查。

（陈勇　刘杰　李玉清　丁建平）

参 考 文 献

1. 徐得永. 实用体质骨病学. 北京：人民卫生出版社，1998.
2. 罗昭阳，朱文珍，夏黎明. 黏多糖贮积症的颅脑 CT 及 MRI 表现. 放射学实践，2008，(1)：13-16.
3. 宋亚峰，何荷花，徐霖. 黏多糖贮积症的 X 线诊断及其临床表现. 罕少疾病杂志，2006，13(5)：113-114.
4. 徐德永，曹来宾，徐爱德. 黏多糖病. 临床放射学杂志，1990，(05)：249.
5. 颜纯. 黏多糖病. 北京：人民卫生出版社，1996.
6. 李铁一. 儿童 X 线诊断. 天津：天津科学技术出版社，1992.

第 ⑥ 章

骨与关节创伤

第一节　创伤性骨折

一、颅骨骨折(图6-1-1)

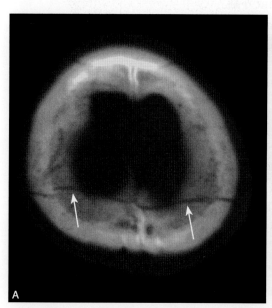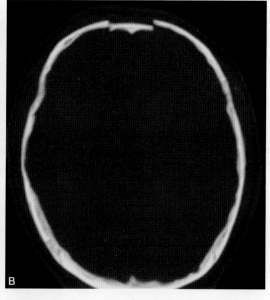

图6-1-1　颅骨骨折

A. 男性,35 岁,跌伤头部。CT骨窗轴位示贯穿头部的线性透亮影,边缘清楚、锐利;B. 女性,9 岁,撞伤额部,局部凹陷。CT骨窗轴位示额骨局部骨质中断,断端局部凹陷

【诊断要点】

①病变多见于男性,以小儿及青少年为主,多由直接撞击头部所致,可无症状或伴有昏迷乃至休克;②分型:线性骨折、凹陷性骨折和颅底骨折;③X线平片显示线性骨折为锐利的透亮线;凹陷性骨折常难显示,常需切线位投照;颅底骨折需行 CT 检查;④CT骨窗可清晰显示各型骨折及伴随的颅脑损伤。

【鉴别诊断】

（1）颅缝：颅缝有一定解剖位置，常呈锯齿状，边缘较钝，多双侧对称；骨折线边缘锐利，宽窄长短不一，方向不定。

（2）血管沟：血管沟一般双侧对称，边缘硬化；骨折线边缘锐利，常贯穿内、外板。

二、锁骨骨折（图6-1-2）

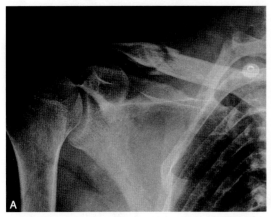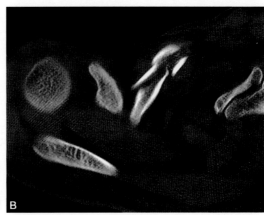

图 6-1-2　右锁骨骨折

男性，41岁，车祸伤。A. X线正位示右侧锁骨中远侧粉碎性骨折，见多处不规则骨折线；B. CT横轴位示右锁骨中远侧多处骨皮质不连续，断端稍移位

【诊断要点】

①病变多发生于儿童和青少年，多由于直接撞击和摔伤造成，发生于成人的锁骨骨折多由车祸所致，发生于新生儿多由产伤所致；②依据骨折的发生部位，锁骨骨折分为三型，Ⅰ型：发生于锁骨的近（内侧）1/3，约占15%；Ⅱ型：发生于锁骨的中1/3，约占80%；Ⅲ型：发生于锁骨的远1/3，约占5%；③骨折断端移位通常表现为近断端抬高，而远断端向内、向下移位；④一般中1/3锁骨骨折拍摄前后位及向头倾斜45°斜位像。CT检查对锁骨骨折的显示优于X线检查。

【鉴别诊断】

（1）肩关节脱位：有外伤史，局部疼痛，方肩畸形。

（2）胸锁关节脱位：CT检查可明确诊断。

三、肩胛骨骨折（图6-1-3）

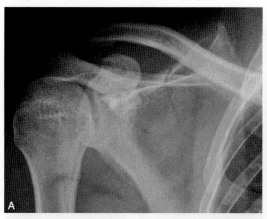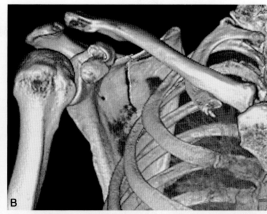

图6-1-3 右肩胛骨骨折

男性,23岁,车祸伤。A. X线正位示右肩胛骨体部纵行骨折线,贯通肩胛冈;B. CT三维VR重建示右肩胛骨纵行骨折线

【诊断要点】

①病变多见于儿童和青壮年,由直接或间接暴力外伤所致;②临床主要表现为肩胛骨局部疼痛肿胀,上臂活动受限;③按解剖部位可分为肩胛骨体部骨折、肩胛盂骨折、肩胛颈骨折、肩胛冈骨折、喙突骨折和肩峰骨折,其中肩胛骨体部骨折最多见,可为纵行、斜行和粉碎性骨折;④X线检查常需行肩胛骨"Y"位片,CT检查可清晰显示肩胛骨骨折移位。

【鉴别诊断】

肩关节脱位:有外伤史,局部疼痛,方肩畸形。

四、肱骨外科颈骨折（图6-1-4）

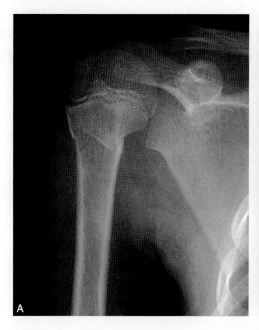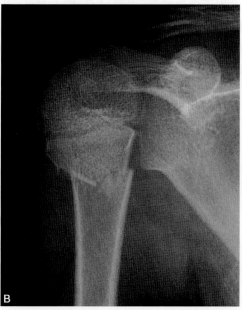

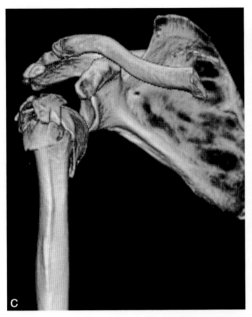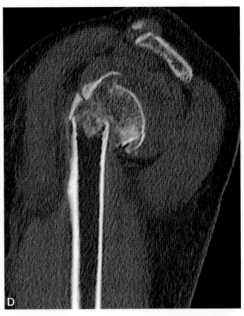

图6-1-4　右肱骨外科颈骨折

A、B. 女性,9岁,摔伤右肩部致肿痛、活动受限8小时。X线正位示右肱骨外科颈不规则骨折线,局部骨皮质不连续,远断端向内侧轻度移位;X线斜位示右肱骨外科颈骨折,断端轻度移位;C、D. 女性,64岁,从楼梯上摔下,伤及右臂。CT三维重建示右肱骨外科颈及肱骨头处粉碎性骨折,见多发骨折碎片;冠状位MPR示右肱骨外科颈粉碎性骨折,断端成角、移位

【诊断要点】

①病变多见于中老年人,预后不佳,常残留肩关节功能障碍;②临床主要表现为肩部肿胀、压痛、活动上肢骨擦感、肩关节活动受限;③目前常用Neer(1970)分类法:依据肱骨近端四个组成部分(股骨头、肱骨干、大结节、小结节)相互移位程度——即以移位>1cm或成角>45°为标准进行分类:Ⅰ型骨折:一处或多处骨折,但移位<1cm或成角<45°,即无移位或嵌插型骨折,肱骨近端骨折多见;Ⅱ型骨折:有一处骨折移位>1cm或成角>45°,以移位肱骨外科颈骨折多见;Ⅲ型骨折:有两处骨折移位>1cm或成角>45°,包括肱骨头自关节盂内脱位;Ⅳ型:四个解剖结构相互关系均匀明显移位,包括肱骨头脱位游离。

【鉴别诊断】

(1) 肩关节脱位:有外伤史,局部疼痛,方肩畸形。

(2) 肱骨病理性骨折:很小的暴力即造成骨折,有肿瘤或肿瘤样病变病史。

五、肱骨远端骨折（图6-1-5）

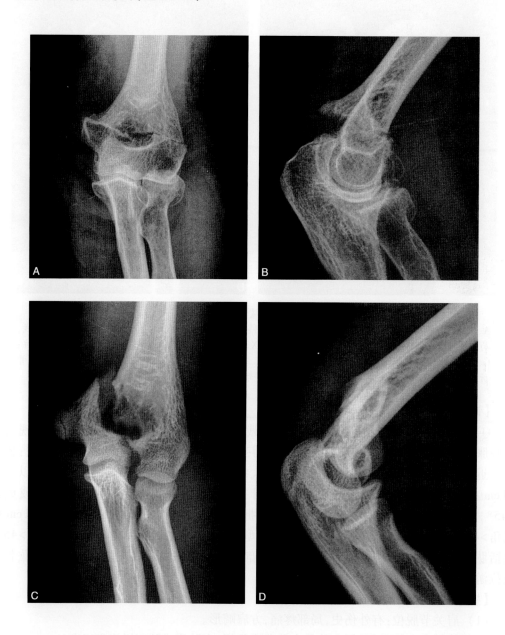

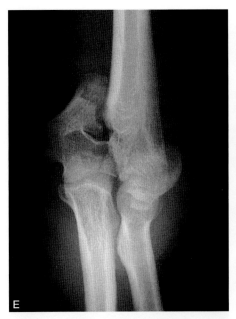
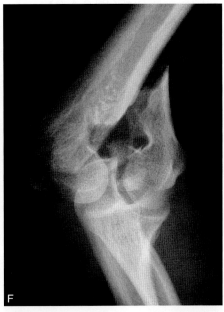

图 6-1-5

A、B. 女性,46 岁,骑自行车摔倒致左上臂外伤,伤处软组织明显肿胀。X 线正位和侧位示左侧肱骨髁上不规则骨折线,断端稍移位;诊断为肱骨髁上骨折;C、D. 男性,31 岁,高处摔下致左上臂外伤。X 线正位和侧位示左侧肱骨经内侧髁达关节面的斜行骨折线,断端分离移位;诊断为肱骨内侧髁骨折;E、F. 男性,20 岁,从树上摔下致左上臂外伤,伤处软组织明显肿胀。X 线正位和侧位示左侧肱骨髁间多发骨折线,断端分离移位,诊断为肱骨髁间骨折

【诊断要点】

①病变可见于任何年龄段,均有外伤史;②肱骨远端骨折分为髁上骨折、经髁骨折和髁间骨折,其中髁上骨折为关节外骨折,经髁骨折和髁间骨折为关节内骨折;③X 线平片可清楚显示骨折;④CT 可清楚显示骨折碎片的移位情况。

【鉴别诊断】

该病较易诊断,鉴别诊断无特殊。

六、尺骨鹰嘴骨折(图6-1-6)

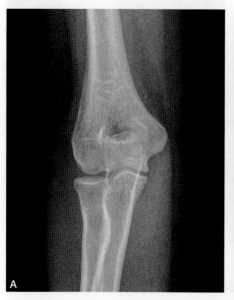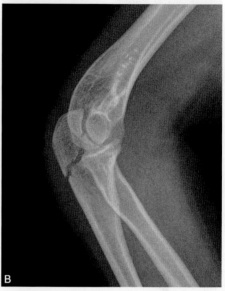

图6-1-6 尺骨鹰嘴骨折

女性,45岁,跌倒时右肘伸直着地,右肘关节疼痛肿胀。A. X线正位示骨折线不明显;
B. X线侧位示右侧肘关节鹰嘴斜行骨折线,断端分离

【诊断要点】

①病变多见于成年人,均有外伤史;②直接外力时多为粉碎骨折;③X线侧位片可清楚显示骨折;④必要时可行双侧肘关节侧位片进行对照。

【鉴别诊断】

该病较易诊断,鉴别诊断无特殊。

七、尺骨冠突骨折（图6-1-7）

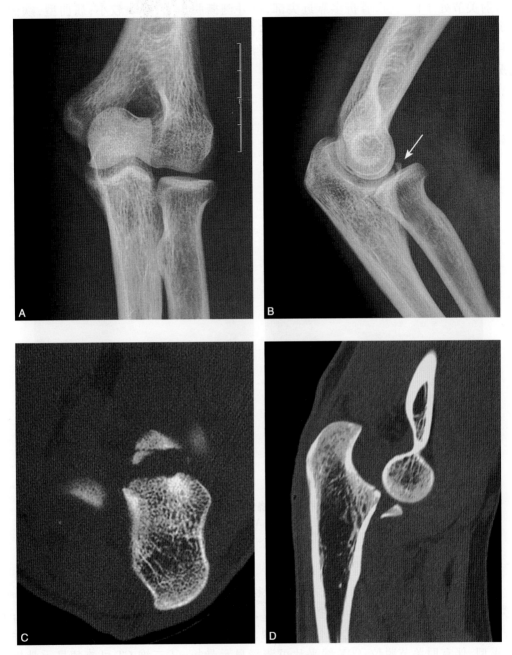

图6-1-7 尺骨冠突骨折

A、B. 男性,21岁,踢球时摔倒,左肘关节疼痛,伸屈活动受限。X线正位未见明显异常;X线侧位示左侧尺骨冠突小片状撕脱骨折(白箭);C、D. 男性,28岁,打篮球时跌倒,右肘关节疼痛,伸屈活动受限。CT横轴位示右侧肘关节内游离骨片;CT矢状位MPR重组示右肘关节脱位,右侧尺骨冠突撕脱骨折,影像诊断为尺骨冠突骨折合并肘关节脱位

【诊断要点】

①均有外伤史,肘关节屈伸活动受限;②根据损伤机制可分为两种类型:伸直型,跌倒时肘关节处于伸直位,骨折多靠近尖部,以外侧撕脱为主,骨块较小;屈曲型,跌倒时肘关节处于屈曲位,手掌着地,骨块较大,多合并肘关节脱位或尺骨鹰嘴骨折;③X线侧位片可清楚显示移位的骨块;④CT扫描可清楚显示骨折的部位,骨块的大小及移位情况。

【鉴别诊断】

该病较易诊断,鉴别诊断无特殊。

八、桡骨小头骨折(图6-1-8)

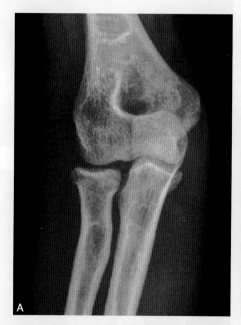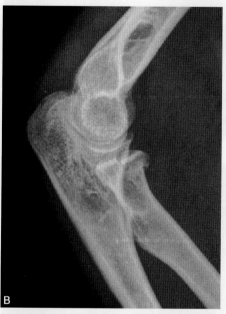

图6-1-8 桡骨小头骨折

男,25岁,跌倒时右肘关节伸直,手掌着地。A、B. X线正位和侧位示右侧桡骨小头前部骨皮质不连续,累及关节面,断端稍移位

【诊断要点】

①病变多见于成年人,均有外伤史,且多为间接外力;②桡骨小头骨折按照 Mason 分类法可分为四型:Ⅰ型,线状骨折,无移位,骨折线可通过桡骨头边缘或呈劈裂状;Ⅱ型,有移位的骨折,有分离的边缘骨折;Ⅲ型,粉碎性骨折,移位或无移位或呈塌陷性骨折;Ⅳ型,伴有肘关节脱位;③X线平片可清楚显示骨折;④三维CT可清楚显示骨折及分型情况。

【鉴别诊断】

该病较易漏诊,X线检查需仔细,鉴别诊断无特殊。

九、Monteggia 骨折(图6-1-9)

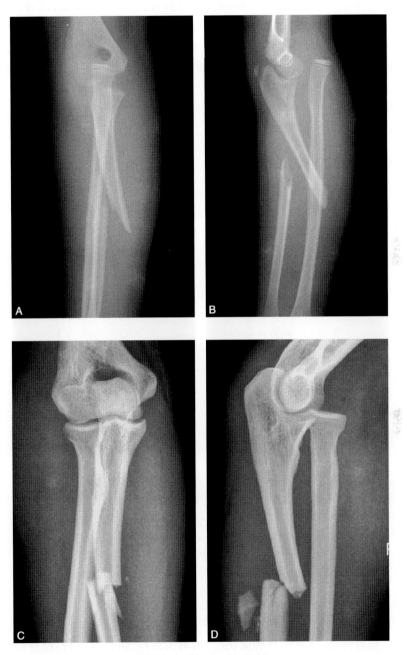

图6-1-9 Monteggia 骨折

A、B. 女性,7 岁,高处坠落伤致右上肢疼痛及活动受限 2 小时。X 线正位和侧位示右侧尺骨中上 1/3 斜行骨折,桡骨小头向前脱位;C、D. 男性,20 岁,高处坠落伤致右上肢疼痛、畸形。X 线正位和侧位示右侧尺骨中上 1/3 粉碎性骨折,桡骨小头向前脱位

【诊断要点】

①Monteggia 骨折(孟氏骨折)指尺骨中上 1/3 骨折合并桡骨小头脱位;②一种特殊类型的前臂骨折,儿童和成人均可发生;③Monteggia 骨折有四种类型:Ⅰ型,尺骨近侧 1/3 骨折,骨折向前成角,合并桡骨小头前脱位(最常见);Ⅱ型,尺骨近侧 1/3 骨折,骨折向后成角,合并桡骨小头后脱位;Ⅲ型,尺骨近侧 1/3 骨折,合并桡骨小头向外脱位;Ⅳ型,近侧双骨折伴有桡骨小头前脱位;④X 线正、侧位可明确诊断;⑤发生尺骨骨折时,要仔细检查是否伴有桡骨小头脱位。

【鉴别诊断】

该病较易诊断,鉴别诊断无特殊。

十、Galeazzi 骨折(图 6-1-10)

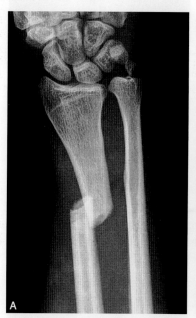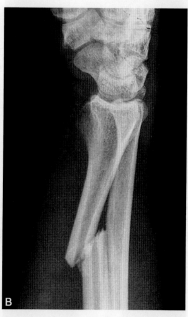

图 6-1-10　Galeazzi 骨折

女性,32 岁,跌伤后右前臂局部疼痛、畸形。A、B. X 线正位和 X 线侧位示右侧桡骨中远 1/3 段骨质不连续,断端移位,伴下尺桡关节间隙增宽,尺骨茎突撕脱骨折

【诊断要点】

①Galeazzi 骨折(盖氏骨折)是指桡骨中下 1/3 骨折,合并下尺桡关节脱位;②病变可发生于各年龄段,前臂疼痛,伴有明显肿胀;③骨折可为横行、短斜及斜行;桡骨短缩移位明显,下尺桡关节脱位明显。

【鉴别诊断】

此病诊断明确,鉴别诊断无特殊。

十一、Hutchinson 骨折（图 6-1-11）

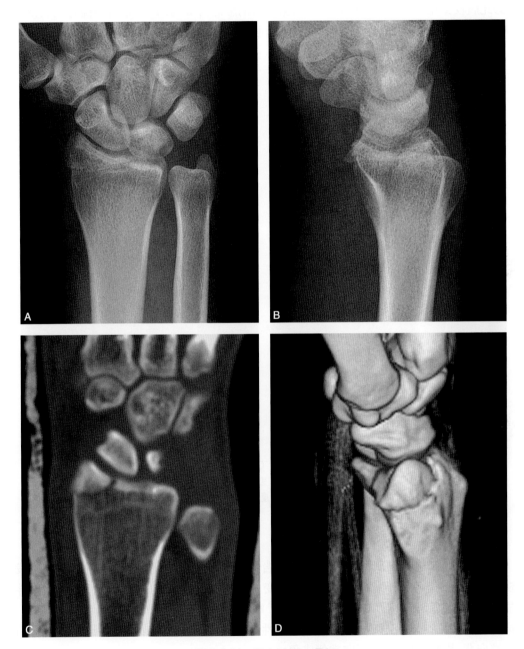

图 6-1-11 Hutchinson 骨折

女性，62 岁，右腕部外伤后局部疼痛、肿胀。A. X 线正位示右桡骨茎突桡侧缘形态不规则，局部骨皮质欠连续；B. X 线侧位示右桡骨远端局部似有游离骨片；C、D. CT 冠状位 MPR 重组和三维重组示右侧桡骨茎突撕脱骨折

【诊断要点】

①Hutchinson 骨折，又称 Chauffeur 骨折、司机骨折，是指桡骨茎突斜行骨折，累及桡腕关节；②此病较少见，开车时外伤多见；③根据骨折的形态可分为两类，分别为桡骨茎突的斜行骨折及桡骨茎突的撕脱骨折；④桡骨茎突的撕脱骨折骨折块较小，并向远侧移位。

【鉴别诊断】

CT 扫描可明确诊断，鉴别诊断无特殊。

十二、Colles 骨折（图 6-1-12）

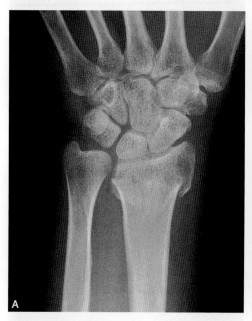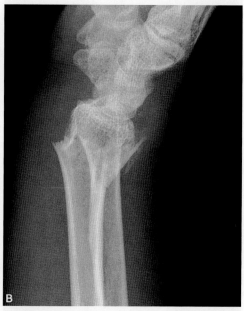

图 6-1-12 Colles 骨折

女性，52 岁，左腕部摔伤后局部疼痛、肿胀，腕部呈"枪刺样"畸形。A. X 线正位示左桡骨远端横行骨折线，局部骨皮质不连续，远断端向桡侧轻度移位；B. X 线侧位示左桡骨远端局部骨皮质不连续，远断端向背侧移位，两断端向掌侧成角

【诊断要点】

①Colles 骨折（柯莱斯骨折）是指桡骨远端骨折，伴有桡骨远端向背侧移位；②病变发生于桡骨远端距离远端关节面 3cm 以内；③病变多见于女性，50 岁以上多见，腕部疼痛，伴有明显肿胀，典型者可见"银叉样"或"枪刺样"畸形。常见压迫正中神经所致的手指麻木；④横断骨折多见，有时见多条骨折线，呈粉碎性或"T"形骨折，骨折线可累及关节面，骨折远侧断端向背、桡侧移位，两断端向掌侧成角。

【鉴别诊断】

（1）Smith 骨折：又称反 Colles 骨折，部位相同，远断端向掌侧移位，两断端向背侧成角，合并下尺桡关节脱位，较少见。

（2）Barton 骨折：部位相同，桡骨远端掌侧缘骨折，骨折线斜行通过远端关节面，合并腕关节和下尺桡关节半脱位。

十三、Smith 骨折(图6-1-13)

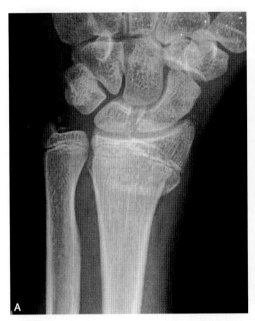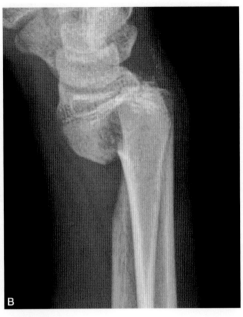

图 6-1-13　Smith 骨折

男性,48 岁,左腕部摔伤后局部疼痛、肿胀,腕部活动受限,呈"工兵铲样"畸形。A. X 线正位示左桡骨远端横行骨折线,局部骨皮质不连续,见下尺桡关节对合关系欠佳;B. X 线侧位示左桡骨远端局部骨皮质不连续,远断端向掌侧移位

【诊断要点】

①Smith 骨折(史密斯骨折)是指桡骨远端骨折,伴有桡骨远端向掌侧移位;②病变发生于桡骨远端距离远端关节面 3cm 以内;③病变多见于中老年人,多见于男性,临床较 Colles 骨折稍年轻,腕部疼痛,伴有明显肿胀,典型者可见"工兵铲样"畸形;④骨折线可累及关节面,骨折远侧断端向掌、桡侧移位,两断端向背侧成角。

【鉴别诊断】

(1) Colles 骨折:部位相同,远断端向背侧、桡侧移位,典型者可见"银叉样"或"枪刺样"畸形。

(2) Barton 骨折:部位相同,桡骨远端掌侧缘骨折,骨折线斜行通过远端关节面,合并腕关节和下尺桡关节半脱位。

十四、Barton 骨折(图6-1-14)

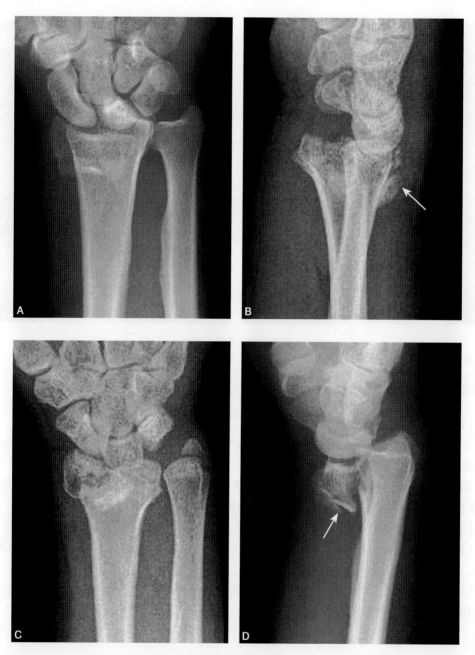

图6-1-14　Barton 骨折

A、B. 女性,45 岁,骑摩托车摔伤右腕部,局部疼痛、肿胀,腕部畸形。X 线正位示右侧桡骨远端多发骨折线,累及桡骨远端关节面;X 线侧位示右侧桡骨远端背侧缘骨折,骨折块(白箭)向背侧移位,腕骨向背侧移位,影像诊断为 Barton 骨折背侧型;C、D. 女性,40 岁,摔伤右腕部,局部疼痛、腕部畸形。X 线正位示右桡骨远端骨折线,累及桡骨远端关节面;X 线侧位示右桡骨远端掌侧缘骨折,骨折块(白箭)向掌侧移位,腕骨向掌侧移位,诊断为掌侧型 Barton 骨折

【诊断要点】

①桡骨远端冠状面纵斜向断裂、伴有腕关节半脱位者，称为 Barton 骨折（巴顿骨折）；②常发生于交通事故受伤患者，受伤时，腕关节固定，前臂背屈、旋前；③Barton 骨折分为背侧型和掌侧型，背侧型 Barton 骨折为桡骨远端背侧缘骨折，伴有腕骨背侧移位；掌侧型 Barton 骨折为桡骨远端掌侧缘骨折，伴有腕骨掌侧移位；④骨折线自桡骨远端背侧或掌侧纵斜向走行，延伸至桡骨远端关节面，X 线侧位摄片可明确诊断。

【鉴别诊断】

（1）Smith 骨折：又称反 Colles 骨折，部位相同，远断端向掌侧移位，两断端向背侧成角，呈"工兵铲样"畸形。

（2）Colles 骨折：部位相同，远断端向背侧、桡侧移位，典型者可见"银叉样"或"枪刺样"畸形。

十五、腕骨骨折（图6-1-15）

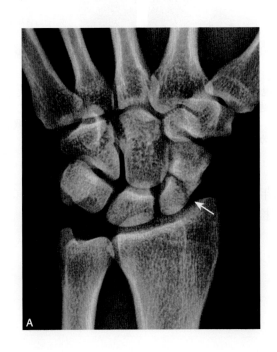

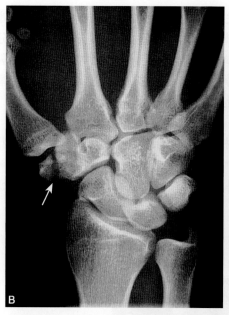
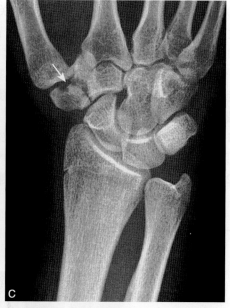

图 6-1-15 腕骨骨折

A. 男性,22 岁,左腕部外伤后局部疼痛。X 线正位示左侧腕部舟状骨透亮骨折线(白箭),局部骨皮质不连续,断端无移位,诊断为腕骨骨折(舟状骨);B、C. 男性,15 岁,右腕部外伤后局部疼痛。X 线正位和斜位示右侧腕部大多角骨透亮骨折线,局部骨皮质不连续,断端移位,诊断为腕骨骨折(大多角骨)

【诊断要点】

①病变多见于青壮年;②腕部诸腕骨均可发生,舟状骨最多见;③有些腕骨骨折 X 线检查难以显示,常需行 CT 检查明确诊断。

【鉴别诊断】

诊断明确,鉴别诊断无特殊。

十六、掌骨骨折（图6-1-16）

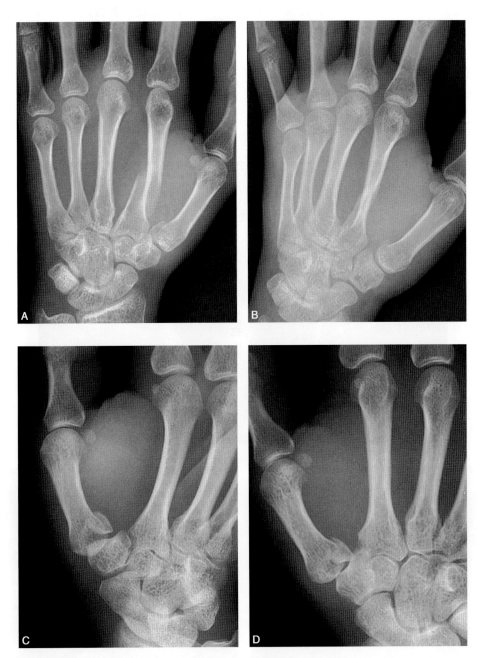

图6-1-16　掌骨骨折

A、B. 男性,41岁,左手外伤后掌部疼痛、肿胀。X线正位示左侧第一掌骨基底部骨折,断端稍移位;第二掌骨体螺旋形骨折,断端错位明显;X线斜位示左侧第二掌骨体形态不规则,骨皮质不连续;C、D. 女性,22岁,右手外伤后拇指腕掌关节处疼痛、肿胀。X线正位和斜位示右侧第一掌骨基底部尺侧骨折,腕掌关节半脱位,诊断为掌骨骨折（Bennett骨折）

【诊断要点】

①病变可见于任何年龄,均有外伤史,掌部疼痛、肿胀;②病变由直接暴力引起者多为横断骨折或粉碎性骨折,由扭转或直接暴力引起者多为斜行或螺旋形骨折;③第一掌骨基底部骨折脱位又叫 Bennett 骨折,表现为第 1 掌骨基底部掌尺侧骨折伴腕掌关节脱位或半脱位;④X 线检查可明确显示骨折的部位及形态。

【鉴别诊断】

该病诊断明确,鉴别诊断无特殊。

十七、骨盆骨折(图6-1-17)

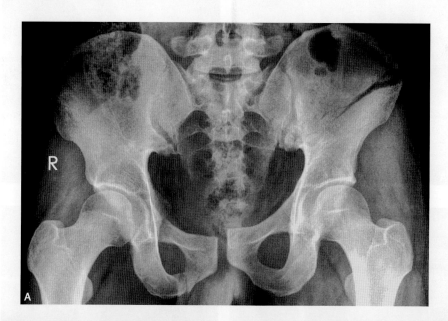

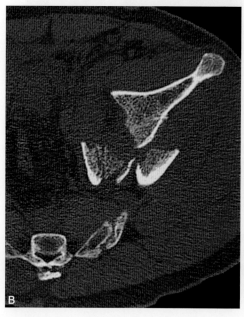

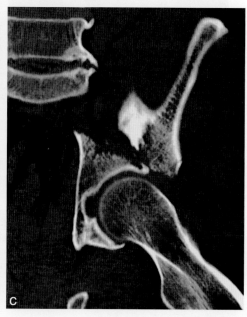

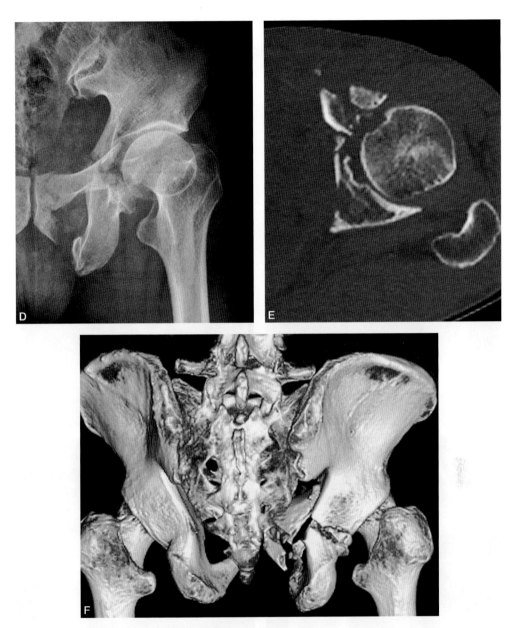

图 6-1-17　骨盆骨折

A. 男性,35 岁,车祸伤入院。X 线正位示左髂骨线状骨折,断端略分离,伴有耻骨联合和双侧骶髂关节分离;B、C. 男性,45 岁,车祸伤入院。CT 横轴位示左髂骨粉碎性骨折,见多处骨折移位;CT 冠状位 MPR 有助于显示骨盆移位情况;D~F. 男性,52 岁,楼梯摔下受伤入院。X 线正位片示左侧髋臼及左侧坐骨骨皮质不连续;CT 横轴位示左侧髋臼粉碎性骨折;CT 三维重组有助于显示骨质整体情况及左侧髋关节脱位情况,诊断为髋臼骨折

【诊断要点】

①病变可见于各年龄组,通常继发于交通意外、高处坠落或塌方,多由直接暴力挤压所致;②病变常伴有血管、软组织和内脏损伤;③病变分为骨盆环骨折、骨盆边缘骨折和骨盆撕脱骨折三种类型;④X 线平片因骨性重叠,常不能很好地显示骨折情况;⑤CT 可清楚显示骨

折情况,并能同时显示伴随损伤。

【鉴别诊断】

骨盆撕脱骨折需与骨化中心或骨旁小骨鉴别,撕脱骨折一般边缘较锐利。

十八、股骨颈骨折(图6-1-18)

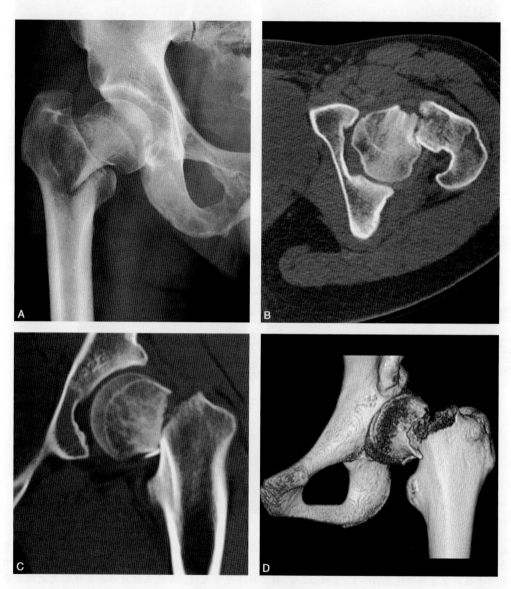

图6-1-18 股骨颈骨折

A. 男性,62岁,跌倒后诉右髋部疼痛,不能站立。X线正位示右股骨颈关节囊外骨折,局部骨皮质不连续,断端嵌插,Shenton线不连续;B~D. 女性,60岁,跌倒后不能坐起,诉左髋部疼痛。CT横轴位和冠状位MPR示左股骨颈骨折,断端分离移位;CT三维重组示左侧髋内翻

【诊断要点】

①病变女性略多于男性,60岁以上多见,多为单侧发生,患侧髋关节疼痛、不能负重,典

型者患肢短缩、外旋,腹股沟和大转子处压痛;②骨折按照发生解剖部位,可分为关节囊内骨折和关节囊外骨折,关节囊内骨折多易导致股骨头缺血坏死;③X线检查通常示骨盆双侧不对称,骨折侧 Shenton 线不连续;④X线检查通常可显示骨折线,轻微骨折常需行 CT 检查,CT 可清楚显示骨皮质和骨小梁中断,三维重组可显示髋部畸形情况;⑤MR 可显示骨折范围及邻近软组织改变,有助于平片阴性、无移位骨折的显示。

【鉴别诊断】

股骨粗隆间骨折又名股骨转子间骨折,发生于股骨颈基底至小粗隆水平之间,临床症状较股骨颈骨折重。

十九、股骨粗隆间骨折(图6-1-19)

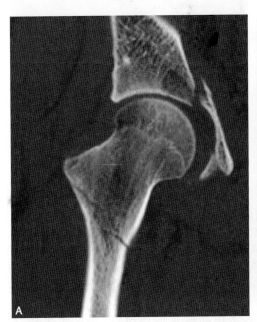
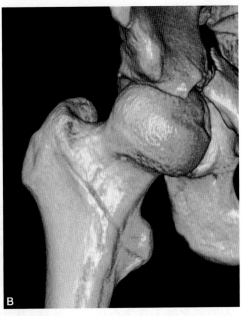

图6-1-19　股骨粗隆间骨折

女性,68岁,跌倒后诉右髋部疼痛明显,无法正常行走。A. CT冠状位MPR示右侧股骨粗隆间斜行骨折,断端未见明显分离移位,右侧髋臼骨折,断端轻微移位;B. CT三维重组可清楚显示髋关节脱位情况

【诊断要点】

①病变多见于老年人,除部分病例是由于大粗隆部直接着地造成外,多由间接暴力导致;②按照骨折形态,可分为三种类型,Ⅰ型:稳定型粗隆间骨折,最常见,骨折线由胫骨大粗隆斜行向下达小粗隆,小粗隆可被劈裂呈蝶形骨片,呈现髋内翻畸形;Ⅱ型:不稳定型粗隆间骨折,骨折线由小粗隆斜行向上并向外下达大粗隆基部,骨折近侧断端呈外展外旋位,远侧断端呈内收、向上移位;Ⅲ型:较稳定横断粗隆间骨折,骨折线由内向外横行通过粗隆间部,愈合后常伴髋内翻畸形;③X线检查通常示髋关节双侧不对称;④X线检查通常可显示骨折线,CT 可清楚显示骨皮质和骨小梁中断,三维重组可显示髋部畸形情况。

【鉴别诊断】

股骨颈骨折:典型者患肢短缩、外旋,临床症状较股骨粗隆间骨折轻。

二十、股骨远端骨折(图6-1-20)

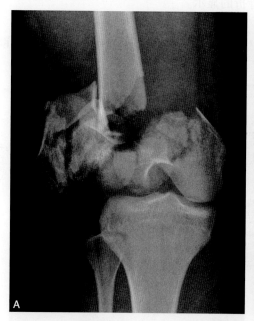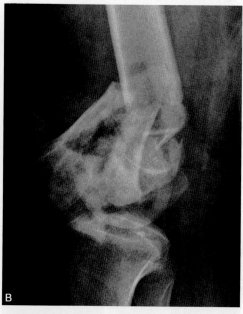

图6-1-20　右股骨远端骨折

男性,21岁,车祸伤后右侧膝关节疼痛、肿胀明显,向后成角畸形。A. X线正位片示右侧股骨远端骨折,断端移位,周围软组织肿胀明显;B. X线侧位片示右侧股骨远端骨折,远侧断端向前移位,近侧断端向后移位明显,呈周围软组织肿胀明显

【诊断要点】

①病变多见于青年人及老年女性,青年人多由高能量损伤所致,多见于车祸、机械伤、高处坠落等,老年人多为跌伤导致,大腿远端肿胀、疼痛明显,大腿缩短,向后成角畸形;②病变发生部位位于股骨远端1/3;③病变多伴随动脉及神经的损伤;④X线可清楚显示骨折情况;⑤CT可清楚显示股骨远端骨折及其移位情况,同时可清楚显示周围伴随损伤。

【鉴别诊断】

此病诊断较明确,鉴别诊断无特殊。

二十一、胫骨平台骨折(图6-1-21)

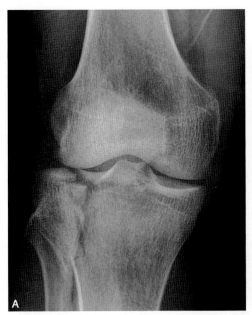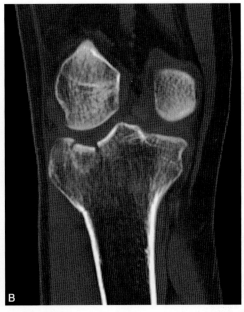

图6-1-21 右胫骨平台骨折

男性,31岁,高处跳下后右膝关节疼痛。A. X线正位片示右侧胫骨平台外侧缘纵向骨折线影,局部骨皮质不连续;B. CT冠状位MPR示右侧胫骨平台外侧局部塌陷骨折

【诊断要点】

①病变多见于青壮年,多为高处落下,足着地所致,膝关节肿胀,活动受限;②病变常伴发韧带及半月板、动脉、神经损伤;③X线可显示骨折线;④CT可清楚显示胫骨平台的骨折类型及有无移位情况;⑤MRI可清楚显示骨折伴随的韧带或半月板损伤情况。

【鉴别诊断】

此病CT诊断明确,鉴别诊断无特殊。

二十二、髌骨骨折(图6-1-22)

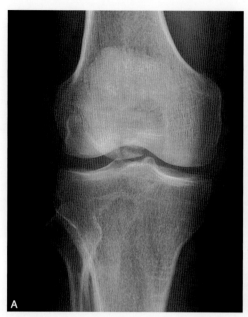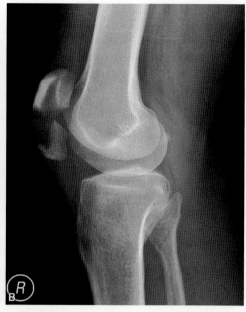

图6-1-22 右髌骨骨折

男性,28岁,打篮球时跪地摔倒后右膝关节疼痛、肿胀明显,右膝关节伸直受限。A. X线正位片示骨折线明显;B. X线侧位片示髌骨横断骨折,断端分离,移位明显

【诊断要点】

①病变多见于青壮年男性,多发生于20~50岁,多由强大暴力所致;②病变多伴有髌韧带或股四头肌腱的损伤;③病变根据骨折形态可分为粉碎性骨折及横断骨折,横断骨折断端多分离;④X线正位片由于骨质的重叠,多显示不清骨折线;⑤X线侧位片可清楚显示星形或者横形骨折线影;⑥CT可清楚显示骨折的形态;⑦MRI可清楚显示骨折所伴随的髌韧带或者股四头肌腱的损伤。

【鉴别诊断】

此病诊断较明确,鉴别诊断无特殊。

二十三、胫腓骨骨折(图6-1-23)

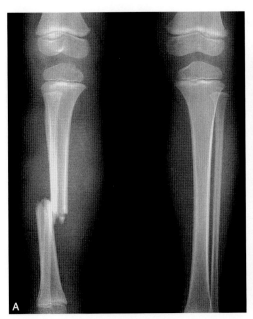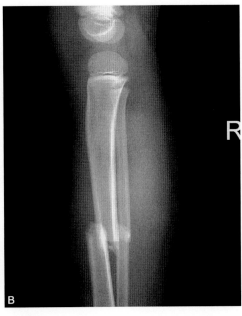

图6-1-23　胫腓骨骨折

女性,8岁,右小腿被车撞伤。A. X线正位示右胫腓骨中下1/3横行骨折,远断端向腓侧明显移位;B. X线侧位示右胫腓骨中下1/3骨质不连续,远断端向前方移位

【诊断要点】

①病变多见于10岁以下儿童,多由直接暴力造成,扭伤、滑倒等间接暴力亦可引起;②依发病率,胫骨骨折>胫腓骨双骨折>腓骨骨折。直接暴力所致者,骨折线多为横断、短斜面或粉碎型;间接暴力所致者,骨折线多为螺旋或长斜面;③胫腓骨双骨折以中、下1/3交界处最多见;④X线可清楚显示骨折、移位情况。

二十四、踝关节骨折(图6-1-24)

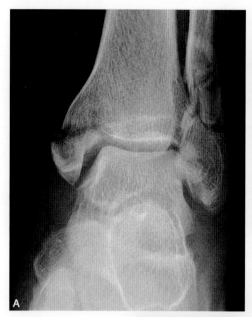
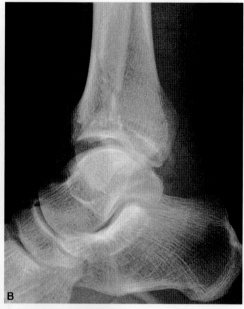
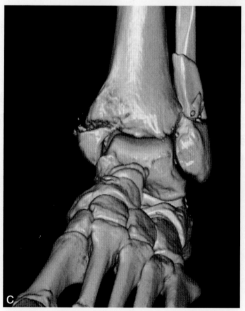

图6-1-24 踝关节骨折

女性,50岁,摔伤后左踝关节疼痛、肿胀。A. X线正位片示左踝关节内踝、外踝均骨折,左侧胫骨远端横断骨折,断端向内侧移位,周围见骨片,左侧腓骨远端骨折粉碎性骨折;B. X线侧位片示左侧腓骨远端骨折线,局部骨皮质不连续;C. CT三维重组可清楚显示左踝关节及其组成骨的形态及骨折情况

【诊断要点】

①病变可发生于各年龄组人群,由间接暴力导致;②病变根据外力方向及受伤时的姿势可分为四种类型:外旋暴力所致骨折,发生在儿童时,胫骨下端骨骺可分离;外翻暴力所致骨折;内翻暴力所致骨折;纵向暴力所致骨折;③X线正位片可清楚显示踝关节组成骨的骨质情况;④X线侧位由于骨质的重叠,显示骨折欠佳,但可显示距骨有无脱位;⑤CT检查可清楚显示骨小梁走形,及X线不能察觉的微小骨折。

【鉴别诊断】

此病X线及CT检查诊断明确,鉴别诊断无特殊。

二十五、第五跖骨基底骨折(图6-1-25)

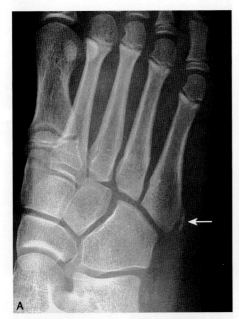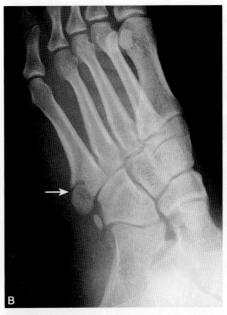

图6-1-25　第五跖骨基底

A. 男性,5岁,正常骨骺。右足部X线斜位示右第五跖骨基底外侧片状骨骺(白箭);

B. 男性,20岁,第五跖骨基底骨折。左足部X线斜位示第五跖骨基底部外侧部不规则骨折线,断端稍移位(白箭),周围软组织肿胀

【诊断要点】

①外伤或运动过度所致,病变处疼痛、肿胀;②第五跖骨基底骨折又称为Jones骨折,多见于运动员;③X线正位、斜位是临床常用摄片位置,骨折线多与第五跖骨骨干垂直;④儿童怀疑第五跖骨基底骨折,常需加拍对侧对照。

【鉴别诊断】

正常骨骺:儿童第五跖骨基底部骨骺,常表现为纵行透亮线,骨骺边缘一般规则光滑,周围软组织无明显肿胀。

二十六、跟骨骨折(图6-1-26)

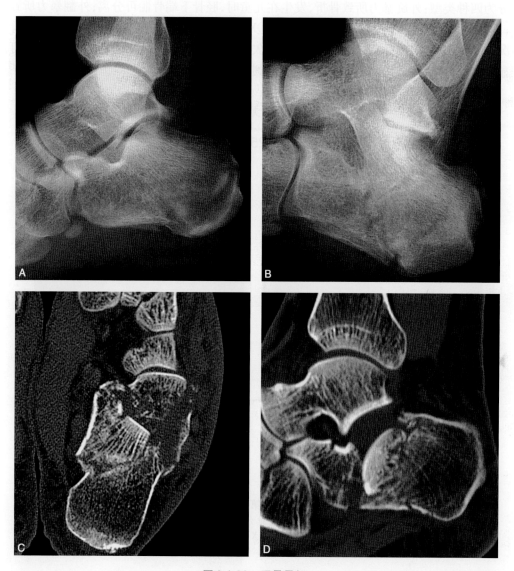

图6-1-26 跟骨骨折

男性,30岁,自高处坠落,左足跟着地。A. X线侧位示左跟骨底部局部骨皮质不连续,局部见透亮区;B. X线斜位示左跟骨中下部多条不规则骨折线;C、D. CT横轴位和矢状位MPR示左跟骨多处骨折

【诊断要点】

①病变多见于中年男性,多为高处坠落,足跟着地所致;②病变处疼痛、肿胀,不能负重;③X线正位、侧位是临床常用摄片位置,如能耐受,X线轴位有助于显示骨折;④CT可清楚显示骨折及移位情况。

二十七、寰椎骨折（图 6-1-27）

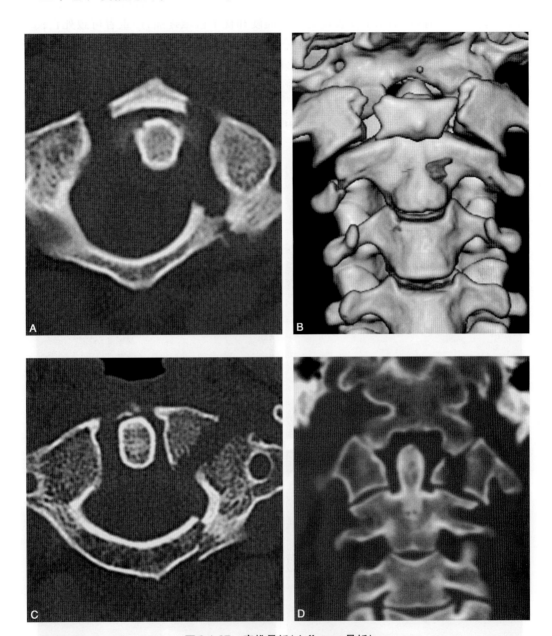

图 6-1-27　寰椎骨折（Jefferson 骨折）

A、B. 男性，41 岁，工地施工时不慎被三楼落下砖头砸中头部，颈部疼痛。CT 轴位示寰椎右侧前弓及左侧前、后弓局部骨质不连续，断端分离移位；CT 三维重组示寰椎整体骨质情况；C、D. 男性，35 岁，跳水时头部撞击池底后颈部疼痛，活动受限。CT 轴位示左侧寰椎侧块及后弓局部骨质不连续，断端分离移位；CT 冠状位 MPR 示左侧寰椎侧块局部骨质不连续，断端向外侧移位

【诊断要点】

①由枕骨侧块垂直压迫寰椎前、后弓所致,分为 Jefferson 骨折、后弓骨折、前弓水平骨折、侧块骨折、横突骨折,临床主要表现为颈部僵硬和枕下区域疼痛,严重者可致死亡;②病变可发生于寰椎前、后弓及侧块;③CT 扫描是显示寰椎骨折的最佳方法,可清晰显示骨折线和侧块移位情况;④MR 有助于显示伴随的寰椎横韧带和脊髓损伤情况。

二十八、枢椎齿突骨折(图6-1-28)

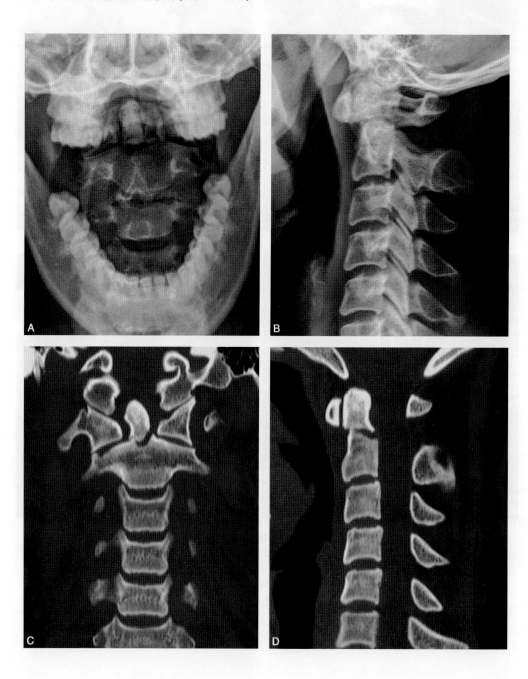

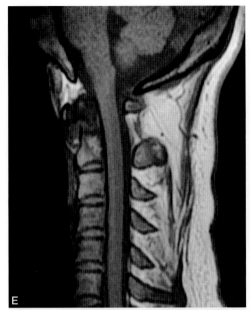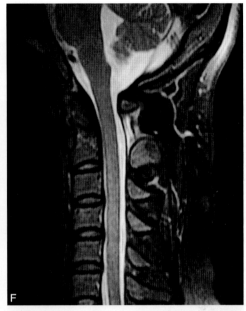

图 6-1-28 枢椎齿突骨折

男性,38 岁,被人击中头颈部后颈部疼痛,活动受限,双手托头来院就诊。A. 颈椎张口位显示枢椎齿突骨折线影,局部骨皮质不连续,齿突略向右侧移位;B. X 线侧位片显示枢椎骨折线影,齿突向前移位;C、D. CT 冠状位 MPR、CT 矢状位 MPR 显示枢椎齿突骨折,向右侧移位;E、F. MRI 矢状位T_1WI、脂肪抑制 T_2WI 显示枢椎齿突骨折、向前移位,压迫硬膜囊后缘

【诊断要点】

①病变多为头颈部遭受来自不同方向的外力所引起,临床表现为颈部疼痛、局部压痛、活动受限及双手托头被迫体位;②X 线张口位可获得齿状突骨折清晰的图像;③CT 扫描是显示枢椎齿状突骨折的最佳方法,可清晰显示骨折线和骨折块移位情况;④MR 有助于显示伴随的寰椎横韧带和脊髓损伤情况。

【鉴别诊断】

先天性齿突发育不全:临床症状不明显,齿突断端圆钝。

二十九、Hangman 骨折(图6-1-29)

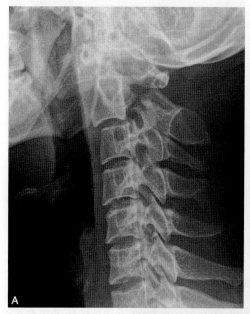
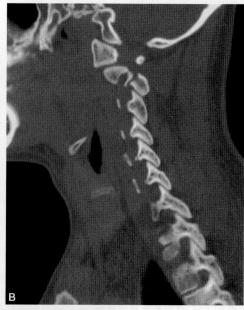
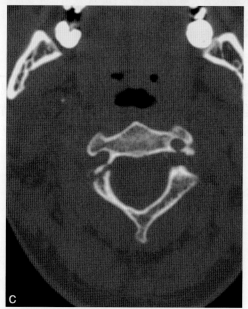

图 6-1-29　Hangman 骨折

男性,33 岁,车祸伤。A. X 线侧位片示 C_2 椎体椎弓根断裂骨折,断端分离、向上移位;B. CT 矢状位 MPR 示 C_2 椎体椎弓根断裂骨折,断端分离、向后移位;C. CT 轴位示 C_2 椎体双侧椎弓根骨折,断端分离

【诊断要点】

①多由机动车交通事故、跳水事故、跌倒等暴力所致,属于一种伸展性损伤,临床主要表现为颈部僵硬和枕下区域疼痛;②病变发生于 C_2 椎弓根,一般双侧椎弓根均可累及;③病变

分为三种类型：Ⅰ型，骨折块无成角；Ⅱ型，骨折块向前滑脱>3mm 并且有成角；Ⅲ型，合并小关节脱位；④X 线侧位片可显示 C_2 椎弓根的骨折及移位情况；⑤CT 扫描是显示 C_2 椎弓根骨折的最佳方法，可清晰显示骨折线和骨块移位、小关节脱位情况；⑥MR 有助于显示伴随的脊髓损伤情况。

【鉴别诊断】

此病诊断明确，鉴别诊断无特殊。

三十、脊椎骨折（图6-1-30）

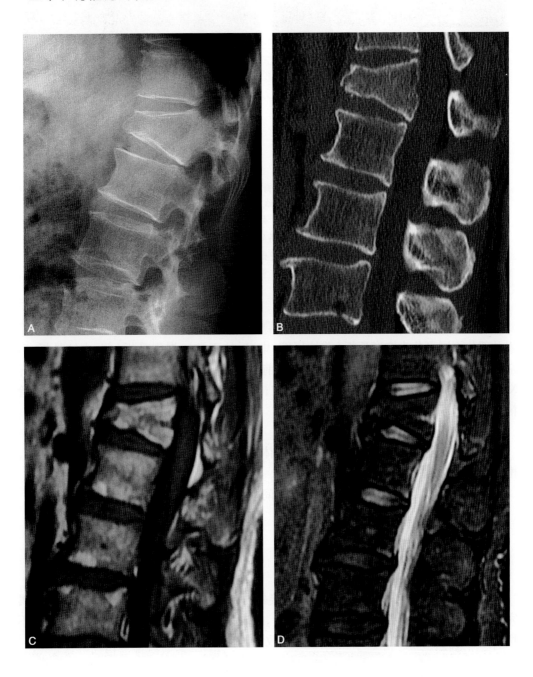

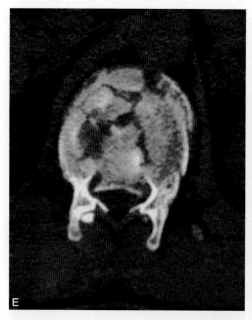
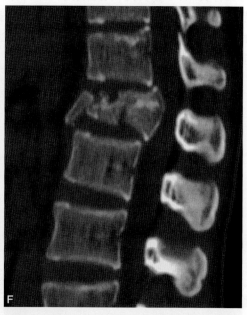

图 6-1-30　脊椎压缩骨折

男性,49 岁,跌倒后臀部着地,腰部疼痛。A. X 线侧位示胸$_{12}$椎体前部楔形变;B. CT 矢状位 MPR 示胸$_{12}$椎体前缘楔形变并游离小骨片;C、D. MR 矢状位 T$_1$WI、脂肪抑制 T$_2$WI 示胸$_{12}$椎体前部楔形变,椎管未见明显受压;E、F. 男性,26 岁,自高处坠落后臀部着地,下肢瘫痪。CT 横轴位示腰$_1$椎体多发骨质中断,椎体后缘见骨片向椎管内突出;CT 矢状位 MPR 示腰$_1$椎体多发骨质中断,椎体前后径增大,上下径变小,椎体后缘向后凸,椎管明显受压

【诊断要点】

①病变多见于青壮年男性,多为高处坠落所致,好发于胸$_{11}$到腰$_2$椎体;②根据前、中、后柱累及部分不同可分为楔形骨折(前柱压缩,中、后柱正常)、爆裂骨折(前、中柱骨折,后柱正常)、安全带骨折(中、后柱骨折,伴或不伴前柱骨折)和骨折脱位(前、中、后三柱骨折);③X 线可显示椎体变形、骨质中断和椎体移位;④CT 可清楚显示骨质中断情况,评价椎管受压情况;⑤MR 可显示伴随的脊髓、神经损伤。

【鉴别诊断】

(1) 骨质疏松:通常为多个椎体变扁,椎体可呈楔形变,也可呈椎体上下缘双凹变形,如鱼椎骨状,通常合并全身骨质疏松。

(2) 脊椎结核:椎体上下缘骨质破坏,椎间隙变窄,伴有椎旁脓肿。

三十一、儿童特殊类型骨折

(一) 青枝骨折(图 6-1-31)

【诊断要点】

①病变为儿童特有的骨折类型,多由间接暴力所致;②病变常见于四肢长骨骨干,属于不完全骨折类型;③X 线可清楚显示青枝骨折,表现为骨皮质发生皱褶、凹陷或隆起,但不见确切骨折线;④CT 可清楚显示骨皮质的轻微改变。

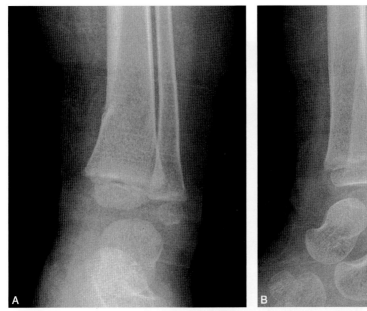
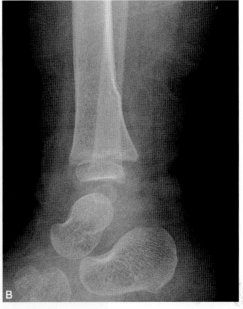

图 6-1-31　青枝骨折

女性,8 岁,从床上摔下,左腿压于身下。A、B. X 线正位片、侧位片显示左侧胫骨远端骨皮质局部凹陷

【鉴别诊断】

此病诊断明确,鉴别诊断无特殊。

(二) 骨骺损伤(图 6-1-32 ~ 图 6-1-36)

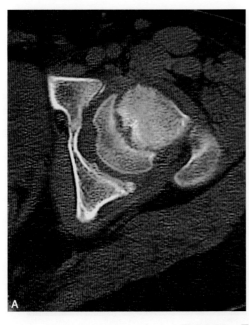
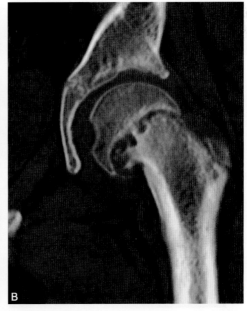

图 6-1-32　骨骺损伤(Ⅰ型)

男性,12 岁,从高处落下,左脚落地后不敢负重。A. CT 横轴位示左股骨头骨骺与干骺端分离,局部移位;B. CT 冠状位 MPR 重组示左侧股骨头骺板增宽,干骺端不规则

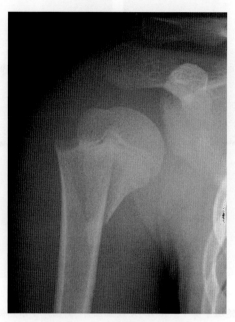

图6-1-33 骨骺损伤(Ⅱ型)

男性,8岁,车祸伤。右肩关节正位示右肱骨近端
骨骺与干骺端分离,骨折线自生长板外侧进入干
骺端,干骺端可见一三角形骨块影

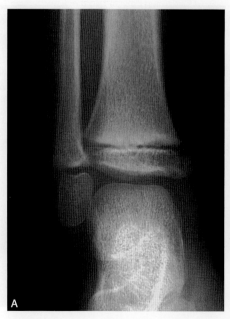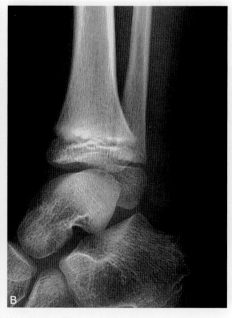

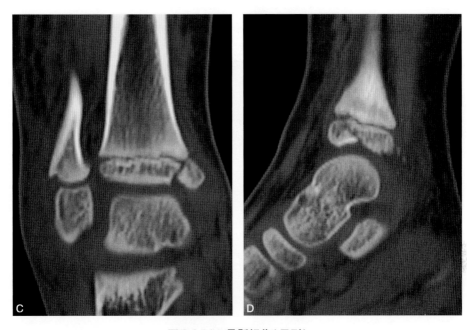

图 6-1-34　骨骺损伤（Ⅲ型）

男性，7 岁，车祸伤。A、B. 右胫腓骨正位和侧位示右胫骨远端内侧骨骺骨质结构不完整；
C、D. CT冠状位 MPR 和矢状位 MPR 示骨折线自关节面通过骨骺达骺板

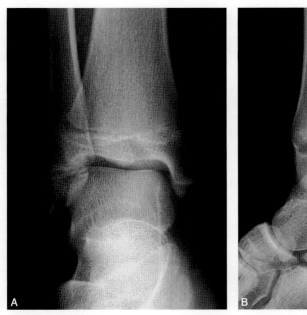

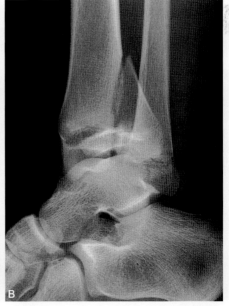

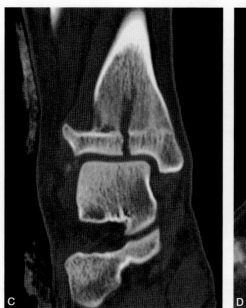
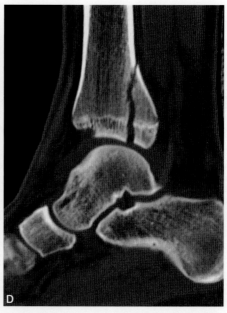

图 6-1-35 骨骺损伤(Ⅳ型)

男性,14岁,右脚扭伤。A、B. 右胫腓骨正位和侧位示右胫骨远端通过骨骺、骺板和干骺端的斜行纵向骨折;C、D. CT冠状位MPR和矢状位MPR示骨折线累及干骺端、骺板与骨骺

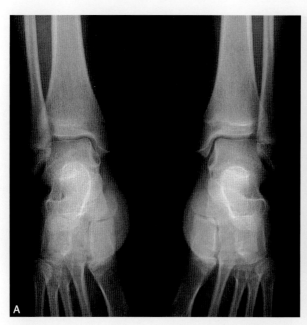
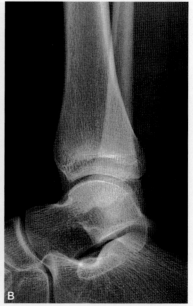

图 6-1-36 骨骺损伤(Ⅴ型)

女性,12岁,右脚扭伤。A、B. 双踝关节正位和右踝关节侧位示左胫骨远端骺板塌陷,呈致密影

【诊断要点】

①骨骺损伤是指涉及骨骼纵向生长机制损伤的总称。包括骺、骺生长板、骺生长板周围环(Ranvier 区)以及与骨骼生长相关的关节软骨及干骺端区的损伤;②病变多见于男性,占儿童期长骨骨折的 6%～15%,青春期为发病高峰,多由间接暴力所致;③按照 Salter-Harris 分类法(1963)分为五型:Ⅰ型,骨骺从干骺端完全分离;Ⅱ型,损伤累及骺板,伴有干骺端骨折;Ⅲ型,损伤累及骺板和骨骺,形成关节内骨折;Ⅳ型,损伤累及骨骺、骺板和干骺端,伴有关节内骨折和干骺端骨折;Ⅴ型,骺板挤压伤;其中Ⅳ型和Ⅴ型损伤最能造成骨的生长发育停止,引起骨关节畸形生长。1994 年,Rang 补充了Ⅵ型,骺板边缘切削伤导致软骨环(Ranvier 区)缺失,多合并皮肤软组织损伤;④根据骨骺的移位,骺板增宽及临时钙化带变模糊或消失等表现,X 线平片能诊断大多数骨骺损伤;⑤CT 可清楚显示结构重叠的骨骺损伤;⑥MR 可直接显示骨骺软骨的损伤。

【鉴别诊断】

(1) 骨骺缺血坏死:骨骺密度不均,可节裂成大小不一的碎骨片。

(2) 化骨核:较小的化骨核易误诊为骨骺撕脱骨折,但化骨核常双侧对称,需加照对侧进行对比。

第二节　应力性骨折

一、疲劳骨折(图 6-2-1、图 6-2-2)

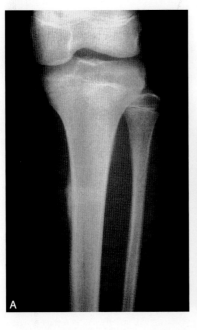
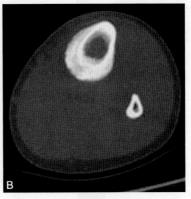

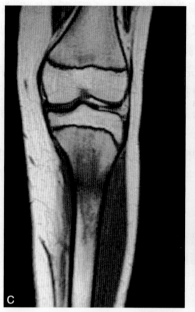
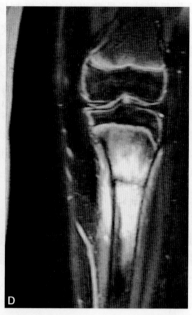

图6-2-1 疲劳骨折

男性,15岁,左小腿疼痛1个月余。A、B. 左胫骨X线正位和CT横轴位示左胫骨上段不规则骨膜新生骨形成及骨内横行密度增高影;C、D. MRI 冠状位 T_1WI、脂肪抑制 T_2WI 示左胫骨上段见横行不规则线状长 T_1 短 T_2 信号,周围见片状长 T_1 长 T_2 信号,邻近软组织内见片状长 T_1 长 T_2 信号

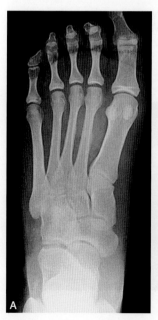
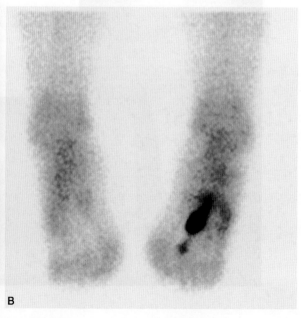

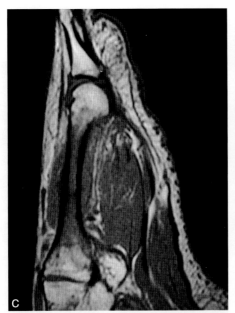
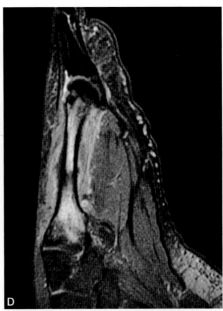

图6-2-2 疲劳骨折

男性,25岁,左足部疼痛1个月余,有骑自行车史。A. 左足部X线正位示左足第二跖骨干内侧骨外膜反应性增生;B. 核素骨扫描前后位像示左足第二跖骨干局部明显核素浓聚;C、D. 左足矢状位 T_1WI、脂肪抑制 PDWI 示左足第二跖骨干局部骨髓呈不规则横行线样 T_1WI、PDWI 低信号影,邻近骨髓及局部软组织内见低 T_1 高 PD 水肿信号影,局部骨皮质增厚

【诊断要点】

①疲劳骨折是由于肌肉的反复异常应力或扭曲力作用于骨矿含量和弹性抵抗力正常的骨骼所致;②好发于青壮年,多由运动量突然加大引起;③病变好累及胫骨、腓骨、跖骨和跟骨;④发病初期X线检查往往不能发现病变,核素扫描见轻度浓聚,MRI 主要表现为骨髓和软组织水肿,骨折线不能单独显示;⑤典型X线表现为发病部位的骨外膜或骨内膜面出现块样或厚层样骨膜反应,骨皮质的皮质侧见局限性反应性骨形成。核素扫描见病变区域边缘清楚的明显浓聚。MRI 表现为骨折部位与骨干长轴垂直的不规则线样 T_1WI 及 PD/T_2WI 低信号,邻近骨髓和软组织水肿区呈低 T_1 高 PD/T_2 信号。

【鉴别诊断】

(1)骨样骨瘤:典型临床表现为夜间痛、口服水杨酸类药物减轻,X线和CT检查表现为透亮的瘤巢周围包绕以反应性硬化区,其范围较广。

(2)Brodie 脓肿:慢性骨髓炎的一种特殊类型,X线和CT检查表现为类圆形骨质破坏区周围包绕以骨质硬化区,范围广泛。

(3)慢性硬化性骨髓:X线和CT检查表现以骨质硬化为主,临床表现为局部疼痛,夜间加重。

二、衰竭骨折(图6-2-3、图6-2-4)

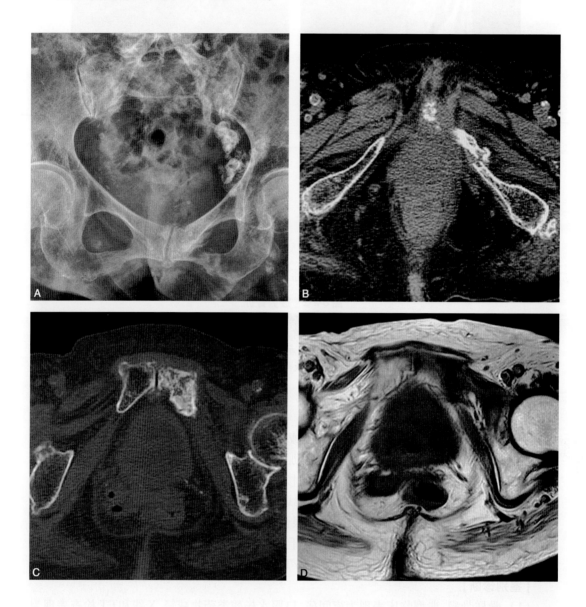

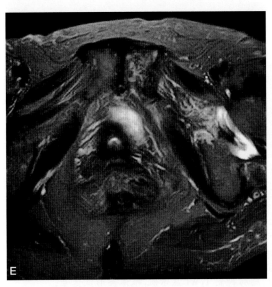
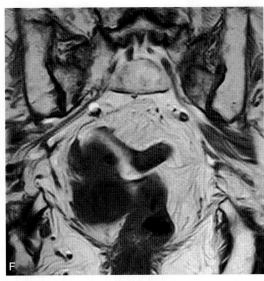

图6-2-3 衰竭骨折

女性,60岁,臀部疼痛3个月。A. 骨盆正位片显示骨盆稍变形,左侧耻骨上下支、耻骨联合处不规则变形,密度增高,耻骨下支处可见低密度区,其两侧骨质硬化。下腰椎退行性改变,骶骨密度不均匀,右侧骶骨 I、Ⅱ 区有重叠的密度增高区。盆腔左侧有钙化影集聚;B、C. 横轴位 CT 示左侧耻骨下支及耻骨联合处骨质不连续,且骨密度增加,所见骨质骨密度较低;D、E. 横轴位 T_1WI 及脂肪抑制 T_2WI 示左侧耻骨下支及耻骨联合处长 T_1 长 T_2 骨质信号异常;F. 冠状位 T_1WI 示双侧骶骨翼区的骨髓水肿信号

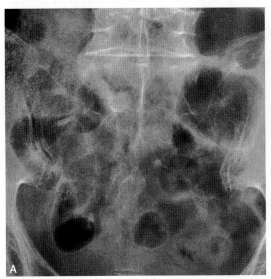
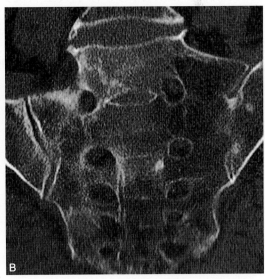

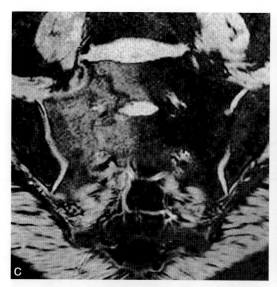
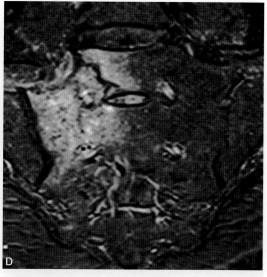

图6-2-4 衰竭骨折

女性,59岁,臀部疼痛2个月。A. 骶骨X线正位未见明显异常;B. CT冠状面重组显示骶$_1$椎体线样高密度影;C、D. MR冠状位T$_2$WI、脂肪抑制T$_2$WI显示骶$_1$椎体条形低信号,骶$_{1-3}$椎体右侧片状T$_2$高信号影

【诊断要点】

①衰竭骨折为正常或生理性肌肉活动作用于矿物质减少和弹性抵抗力减弱的骨骼所致;②常见于各种原因所致的骨质疏松患者;③病变好累及骶骨、髂骨、耻骨、坐骨、髋臼、椎体等 松质骨;④影像学典型表现为发生于骶骨、椎体等部位松质骨的带状骨硬化。

第三节 病理性骨折

病理性骨折见图6-3-1。

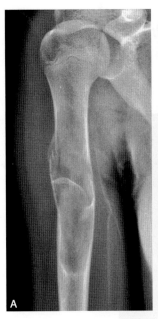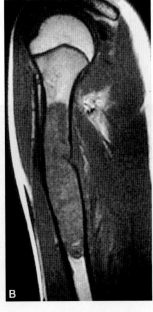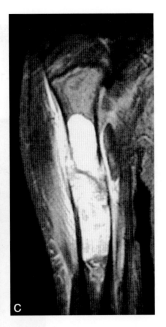

图 6-3-1 病理骨折（骨囊肿）

男性,11 岁,右肱骨外伤后疼痛。A. 右肱骨 X 线正位示右肱骨中上段骨干透亮区,病变与骨干长轴平行的,轻度膨胀,骨皮质变薄,局部骨皮质连续性中断,见"骨片陷落征";B、C. MR 矢状位 T_1WI、MR 冠状位脂肪抑制 T_2WI 示右肱骨上段破坏区呈长 T_1 长 T_2 信号影,破坏区局部骨折变形

【诊断要点】

①病理骨折是指已有病变的骨质,受到外力（正常情况下不至于造成骨折）作用而断裂;②导致病理骨折的疾病包括:感染、代谢性疾病、骨质疏松、骨肿瘤;③患者无创伤史,却有骨折症状或体征时,提示病理骨折;④对范围较小的病变伴发的病理骨折,影像学检查常不能区分病理骨折还是创伤性骨折;⑤X 线检查显示骨质破坏基础上的骨结构改变和畸形时,可诊断为病理骨折。CT 和 MRI 可以显示基础病变及伴随软组织肿块等改变。

【鉴别诊断】

（1）创伤性骨折:有暴力创伤病史,X 线和 CT 检查显示锐利的骨折线,无骨质破坏,MRI 仅显示有断端周围水肿。

（2）疲劳骨折:好发于青壮年,多有运动量突然增大病史,影像学检查显示反应性骨改变,不伴骨质破坏等基础病变。

第四节 关 节 创 伤

一、肩关节脱位（图6-4-1、图6-4-2）

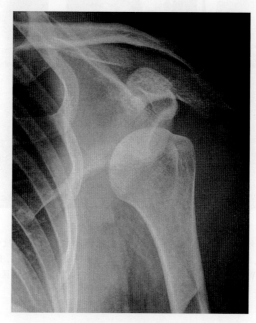

图6-4-1 肩关节脱位
男性,20岁,跌倒时左掌着地,肩关节明显肿胀。
X线正位示左侧肱骨头向下移位

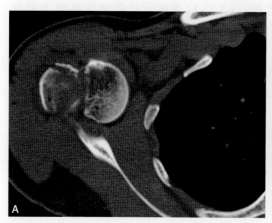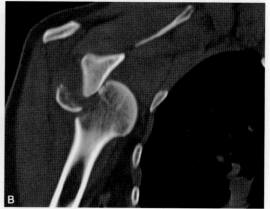

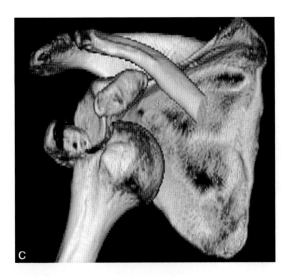

图 6-4-2　肩关节脱位
男性,25 岁,外伤后右肩肿痛、呈"方肩"畸形。A. CT 横轴位示右肱骨向前移位,伴有肱骨后外侧 Hill-Sachs 损伤;B. CT 冠状位 MPR 重组示右肱骨向下移位,伴有肱骨后外侧 Hill-Sachs 损伤;C. CT 三维重组示右肱骨向前下移位,肱骨头后外侧 Hill-Sachs 损伤

【诊断要点】

①病变多见于男性,青壮年多见,均有外伤史,肩部肿痛、功能障碍,呈"方肩"畸形;②肩关节脱位分为前脱位和后脱位,前脱位多见;③肩关节前脱位又分为喙突下、盂下和锁骨下脱位,以喙突下脱位最多见;④前脱位常同时伴有 Hill-Sachs 损伤,为脱位时肱骨头颈交界处后外侧与关节盂下缘撞击所致的骨折;⑤X 线正位片可清楚显示关节脱位;⑥CT 可清楚显示脱位关节各组成骨的关系及伴随骨折。

【鉴别诊断】

肩周炎:是一种慢性肩部软组织退行性炎症,无急性创伤史和"方肩"畸形。

二、肩锁关节脱位(图6-4-3)

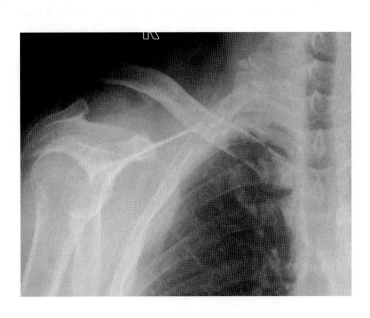

图6-4-3　肩锁关节脱位
男性,35 岁,右肩部撞伤,局部明显隆起。X 线正位片示右侧肩锁关节分离,锁骨远端向上移位

【诊断要点】

①病变多见于男性,15~40岁的运动人群多见,均有外伤史,肩部隆起、功能障碍;②依据肩锁关节间隙和喙锁关节间隙,肩锁关节脱位可分为三级:Ⅰ级:肩锁关节间隙轻度增宽,在正常范围内(0.3~0.8cm),喙锁关节间隙正常(1.0~1.3cm);Ⅱ级:肩锁关节间隙增宽,达1.0~1.5cm,喙锁关节间隙增宽25%~50%;Ⅲ级:肩锁关节间隙明显增宽,达1.5cm以上,喙锁关节间隙增宽达50%以上;③X线诊断除依靠肩锁关节和喙锁关节间隙外,肩锁关节线的连续性也可帮助判断肩锁关节脱位;④MR可显示伴随韧带撕裂的情况。

【鉴别诊断】

肩关节脱位:有外伤史,局部疼痛,方肩畸形。

三、肩袖撕裂(图6-4-4)

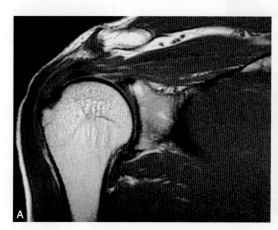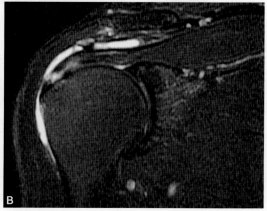

图6-4-4 肩袖撕裂

男性,56岁,右肩关节疼痛、活动受限。A. MR冠状位T_1WI示右侧冈上肌肌腱增粗,呈中等信号强度;B. MR冠状位脂肪抑制T_2WI示右侧冈上肌肌腱增粗,呈稍高信号,见高信号影填充于肌腱撕裂处,伴有肩峰下囊和三角肌下囊积液

【诊断要点】

①肩袖,又称为肌腱袖,是冈上肌、冈下肌、小圆肌和肩胛下肌构成的腱板,围绕间关节的上、后和前方,并与肩关节囊愈着,对肩关节其稳定作用。肩关节脱位或扭伤,常导致肩袖撕裂;②病变多见于男性,多发生于40岁以上,长期从事投掷运动或过顶运动的人群,如网球运动员、粉刷工等;③肩袖撕裂分为部分撕裂和完全撕裂,好发于冈上肌腱;肩袖部分撕裂又分为肌腱关节面侧撕裂、内部撕裂和滑囊侧撕裂,以关节面侧撕裂最多见;④最常见症状是肩关节疼痛,撞击试验时疼痛加重;⑤MR脂肪抑制T_2WI显示肌腱内液体信号是肩袖撕裂的最佳诊断依据。

【鉴别诊断】

(1) 肩袖肌腱炎:肌腱增厚,无连续性中断。

(2) 钙化性肌腱炎:钙化部分在MR所有序列上均呈低信号,结合X线平片检查有助于诊断。

四、Bankart 损伤(图 6-4-5)

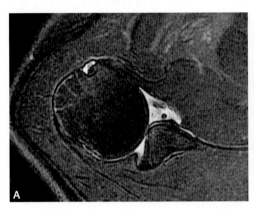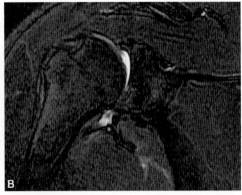

图 6-4-5 Bankart 损伤

男性,26 岁,右肩关节习惯性脱位。A. MR 横轴位脂肪抑制 T₂WI 示右肩关节前下盂唇及前下盂肱韧带撕脱,关节囊积液,右侧肱骨头向前移位;B. MR 冠状位脂肪抑制 T₂WI 示右侧肩关节前下盂唇撕脱,关节囊积液

【诊断要点】

①Bankart 损伤是指肩关节前下盂肱韧带-盂唇复合体的撕脱性损伤,分为软骨性 Bankart 损伤和骨性 Bankart 损伤,前者仅累及软组织和盂唇纤维软骨,后者同时合并前下骨性关节盂撕脱骨折;②病变多见于男性,多发生于 40 岁以下的青壮年,因肩关节前脱位引起;③MRI 和 MR 关节造影是显示 Bankart 损伤的最佳影像学手段,CT 可以帮助明确是否为骨性 Bankart 损伤;④MR 表现为低信号的前下盂唇韧带附着处撕裂,周围见高信号液体影。

【鉴别诊断】

(1)SLAP 损伤:肩胛盂上盂唇撕脱。

(2)肩胛下肌撕裂:多见于 40 岁以上,伴发于肩关节前脱位和后脱位,发生于后脱位者多有/无痉挛性癫痫病史。

五、SLAP 损伤(图 6-4-6)

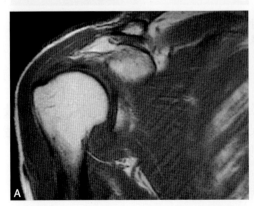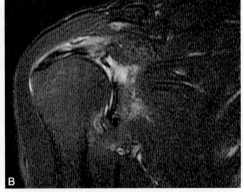

图 6-4-6 SLAP 损伤

男性,59 岁,右肩疼痛。A. MR 冠状位 T₁WI 示右侧肩关节上盂唇形态不规则,上盂唇及邻近肱二头肌长头腱局部呈稍高信号影;B. MR 冠状位脂肪抑制 T₂WI 示右侧肩关节上盂唇形态不规则,上盂唇及邻近肱二头肌长头腱呈稍高信号

【诊断要点】

①SLAP（superior labrum from anterior-to-posterior）损伤是指肩胛盂上盂唇自前向后的撕脱，共分为9型，其中第Ⅱ型最多见，伴有肱二头肌长头腱附着处损伤；②病变多见于男性，多发生于青年，其中Ⅰ型（退变）见于老年人；③MRI和MR关节造影是显示SLAP损伤的最佳影像学手段；④特征性MR表现为肩关节上盂唇伴/不伴肱二头肌长头腱。

【鉴别诊断】

（1）Bankart损伤：肩胛盂前下盂唇撕脱。

（2）冈上肌肌腱病变：冈上肌肌腱增粗，水肿或撕裂。

六、肘关节脱位（图6-4-7）

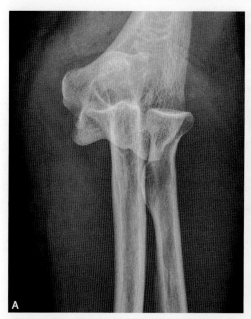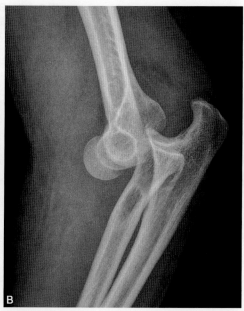

图6-4-7　肘关节脱位

男性，26岁，外伤后肘部肿胀，关节畸形。A. X线正位示左尺桡骨上端和肱骨下段重叠，关节间隙消失；B. X线侧位示左侧桡骨头和尺骨鹰嘴向后移位，关节失去正常对位关系

【诊断要点】

①病变多见于青壮年，多由暴力所致；②分为前脱位、后脱位和侧方脱位，后脱位最常见；③X线示肘关节失去正常关系，桡骨头和尺骨鹰嘴向前、后或侧方移位；④CT可清楚显示关节脱位组成诸骨的关系，同时清楚显示伴随的尺骨鹰嘴和桡骨头骨折。

【鉴别诊断】

肱骨髁上骨折：好发于10岁左右儿童，肘后三角关系正常。

七、腕骨脱位（图6-4-8、图6-4-9）

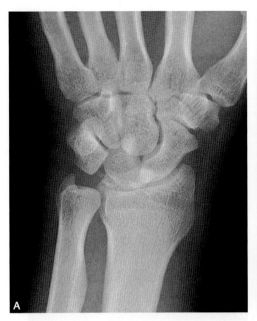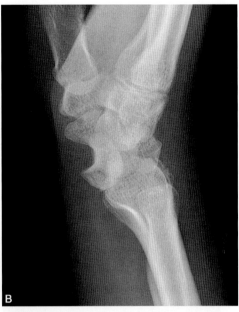

图6-4-8　月骨脱位

女性,52岁,左腕部摔伤后局部疼痛、肿胀,腕部活动受限。A. X线正位示左侧腕部诸腕骨排列紊乱,左侧头状骨与月骨部分重叠,头月关节间隙变窄;B. X线侧位示诸腕骨排列紊乱,月骨向掌侧移位

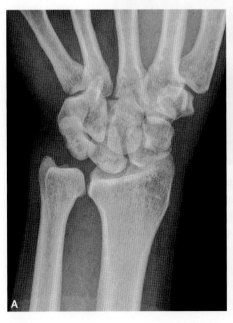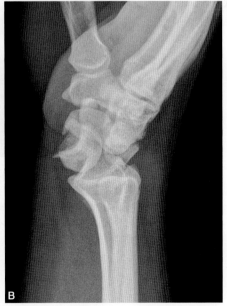

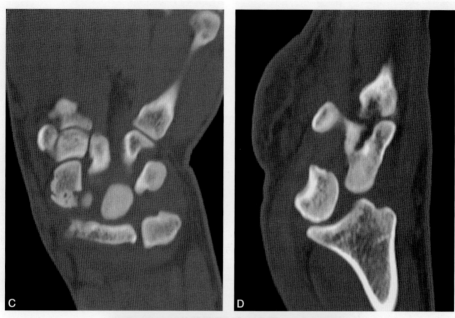

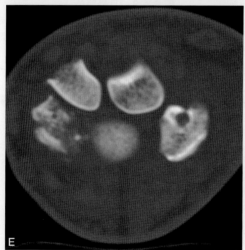

图6-4-9 经舟骨月骨脱位

男性,44 岁,左腕部摔伤后局部疼痛,腕部活动受限。A、B. X 线正位和示 X 线侧位示左侧腕部诸腕骨排列紊乱,左侧头状骨与月骨部分重叠,头月关节间隙变窄,月骨向掌侧移,舟骨骨折;C~E. CT 骨窗冠状位 MPR、矢状位 MPR 和横轴位示月骨失去正常位置,向掌侧移位,伴有舟骨骨折、脱位

【诊断要点】

①有手掌部外伤史,多为月骨脱位或月骨周围腕骨损伤,腕部疼痛、肿胀、变短、活动受限,可伴有正中神经卡压;②X线正位片显示月骨旋转,并与头状骨重叠,头月关节、桡月关节间隙消失;③典型者于X线侧位片可见月骨向掌侧移位。

【鉴别诊断】

该病X线诊断明确,鉴别诊断无特殊。

八、髋关节脱位(图6-4-10)

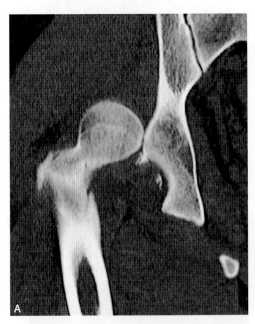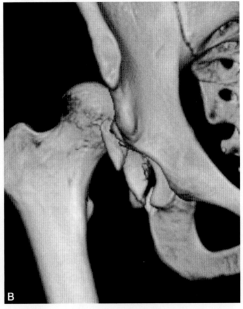

图6-4-10 髋关节脱位

男性,30岁,车祸伤后右腿屈曲、内收、内旋。A. CT冠状位MPR示右股骨头向外上方脱位;B. CT三维重组显示右股骨头向后、外、上脱位

【诊断要点】

①病变多见于青壮年,多由强大暴力所致;②分为前脱位、后脱位和中心脱位,后脱位最常见;③X线示髋关节失去正常关系。正位片示前脱位时,患侧股骨头较健侧大,小粗隆突出;后脱位时,患侧股骨头较健侧小,大粗隆突出;侧位片有助于显示髋关节脱位的方向;④CT可清楚显示关节脱位组成诸骨的关系,同时清楚显示伴随骨折。

【鉴别诊断】

股骨颈骨折:多见于老年人,髋关节关系正常。

九、半月板撕裂(图6-4-11~图6-4-13)

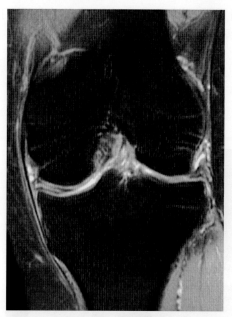

图6-4-11 半月板水平撕裂

男性,20岁,运动时扭伤左膝,疼痛。左膝MR冠状位脂肪抑制PDWI示内侧半月板前角内部横行线状高信号影,平行于胫骨平台,向外侧延伸至半月板表面

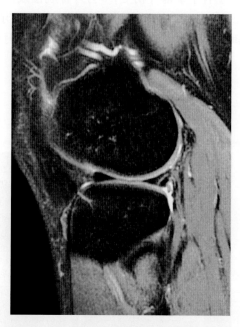

图6-4-12 半月板斜行撕裂

男性,25岁,运动时扭伤右膝。右膝MR矢状位脂肪抑制PDWI示外侧半月板后角内斜形高信号影,下端达半月板下关节面

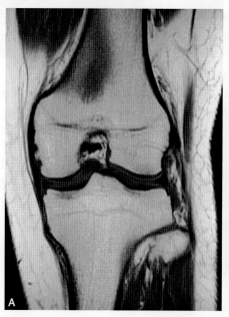

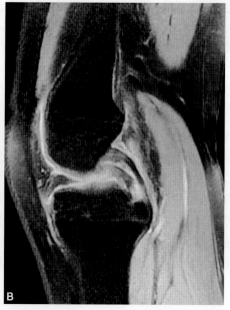

图6-4-13 半月板桶柄样撕裂

女性,18岁,左膝关节扭伤10余天,有绞锁感。A.左膝MR冠状位 T_1WI 示内侧半月板碎块内移致内侧髁间隆突上方;B.MR矢状位脂肪抑制PDWI示半月板碎块内移致后交叉韧带前下方,呈"双后交叉韧带征"

【诊断要点】

①病变多见于青壮年运动人群,多由膝部扭伤所致;②半月板撕裂可分为水平撕裂、垂直撕裂、斜行撕裂、放射状撕裂、纵行撕裂和桶柄样撕裂,斜行撕裂最常见;③临床常用 MR 检查序列为 PDWI、T_1WI 和 GRE;④半月板撕裂在 MR 上通常表现为延伸到关节面的中等或高信号;⑤桶柄样撕裂是比较严重的类型,特异性征象包括"碎块内移征""双后交叉韧带征""半月板反转征""外周残半月板征"和"空领结征"。

【鉴别诊断】

(1) 半月板退变:半月板内异常信号,多呈线性,与关节面不相通。

(2) 盘状半月板:半月板呈板状,4～5mm 矢状位扫描有三层以上显示半月板体部。

十、内侧副韧带撕裂(图6-4-14)

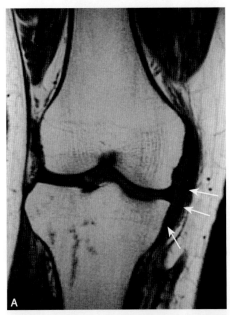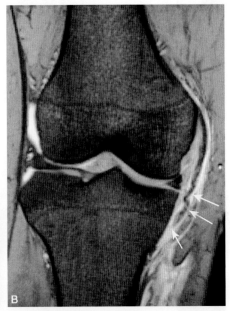

图6-4-14　右膝内侧副韧带撕裂

女性,53 岁,扭伤右膝关节后疼痛。A、B. MR 冠状位 T_1WI 及 T_2WI 显示右膝关节内侧副韧带增粗,局部中断,呈波浪状改变(白箭),周围见 T_1 低信号、T_2 高信号影

【诊断要点】

①急性损伤一般均有外伤史,多由膝外翻暴力所致,慢性损伤可由退变导致;②病变处压痛明显,膝关节不能完全伸直;③MRI 可清楚显示韧带的损伤情况,及周围组织的损伤情况。

【鉴别诊断】

MRI 诊断明确,鉴别诊断无特殊。

十一、交叉韧带撕裂(图6-4-15、图6-4-16)

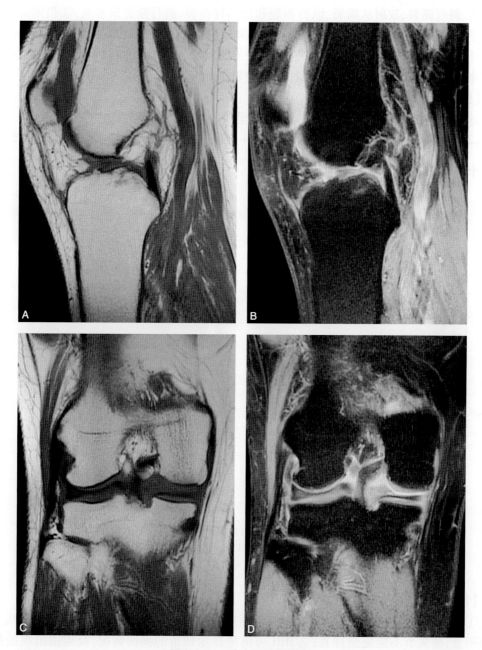

图6-4-15 前交叉韧带断裂

女性,20岁,足球比赛时右膝受伤,关节疼痛。A、B. 右膝 MR 斜矢状位 T_1WI、脂肪抑制 PDWI 示前交叉韧带正常形态、信号消失,局部被脂肪信号填充;C、D. MR 冠状位 T_1WI、脂肪抑制 PDWI 示前交叉韧带股骨外侧髁内面附着点处前交叉韧带正常形态、信号消失,局部为脂肪和液体信号填充

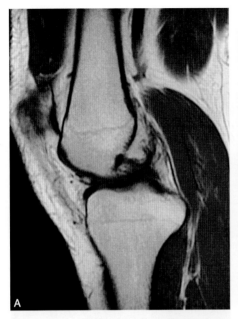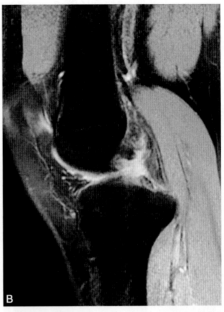

图 6-4-16 后交叉韧带断裂

男性,23 岁,玩滑板时摔倒,关节疼痛。A、B. 右膝 MR 斜矢状位 T₁WI、脂肪抑制 PDWI 示后交叉韧带连续性中断,断端挛缩

【诊断要点】

①病变多见于青年运动人群,多为运动时受伤所致,分为前交叉韧带损伤和后交叉韧带损伤,前交叉韧带损伤多见;②病变常导致膝关节不稳定,不能快跑和变速跑;③平行于髁间窝水平股骨外侧缘的 MR 斜矢状位是目前临床常用的显示前交叉韧带的扫描层面;④交叉韧带损伤在 MRI 上表现为韧带高信号和轮廓异常,断端间充填液体信号。

【鉴别诊断】

(1) 半月板桶柄样撕裂:半月板桶柄样撕裂在 MRI 上显示除前、后交叉韧带之外的"第三韧带征"。

(2) 前交叉韧带黏液样变性:韧带松弛,韧带内见 PDWI 上液体高信号。

十二、股四头肌腱撕裂（图6-4-17）

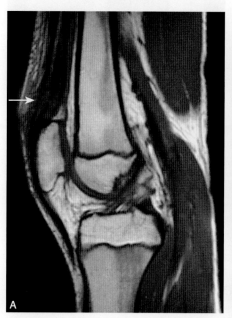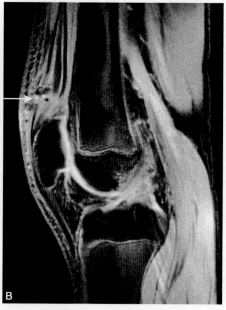

图6-4-17 股四头肌腱撕裂

男性,45岁,农田劳作突然蹲下后,起身困难,右膝关节疼痛,难以伸直。A、B. 右膝MR
矢状位 T_1WI、脂肪抑制 PDWI 示股四头肌腱髌骨附着点附近连续性中断,断端增粗,呈长
T_2 信号影

【诊断要点】

①病变多见于40岁以上人群,多为膝关节突然屈曲所致;②病变常导致膝关节伸直障
碍,髌上压痛;③病变部位多位于髌骨上缘附近;④MR矢状位可清楚显示股四头肌腱的形
态,股四头肌腱撕裂在MRI上表现为损伤部位肌腱高信号和轮廓异常。

【鉴别诊断】

此病MRI诊断较明确,鉴别诊断无特殊。

十三、髌韧带撕裂(图6-4-18)

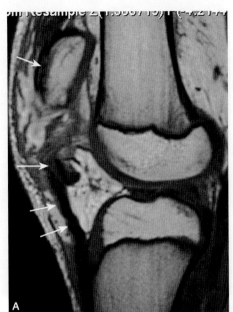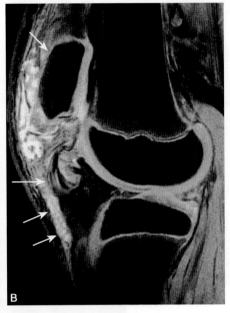

图6-4-18 髌韧带撕裂

男性,25岁,足球比赛时右膝受伤,关节疼痛,髌骨上移。A、B. 右膝MR矢状位T_1WI、脂肪抑制T_2WI示髌韧带髌骨下缘水平韧带断裂,断端增粗,局部挛缩,髌骨上移

【诊断要点】

①病变多见于青年运动人群,均有外伤史,猝然猛伸膝关节或外力强制屈曲膝关节时损伤,分为急性损伤和慢性损伤两种;②病变常见部位为髌骨下缘水平韧带,可导致髌韧带附着点疼痛,可上楼、下楼不便,行走跛行;③MR斜矢状位可清楚显示髌韧带的走行及形态;④髌韧带损伤在MRI上表现为韧带高信号和轮廓异常,韧带完全断裂时伴髌骨脱位。

【鉴别诊断】

此病MRI诊断明确,鉴别诊断无特殊。

十四、距腓前韧带撕裂（图6-4-19）

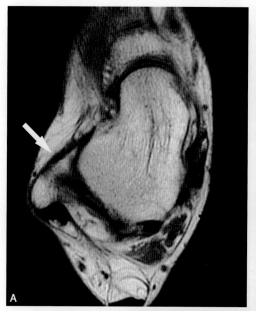
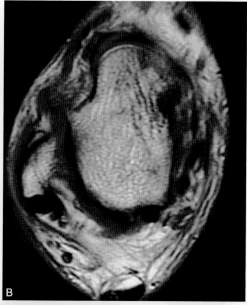
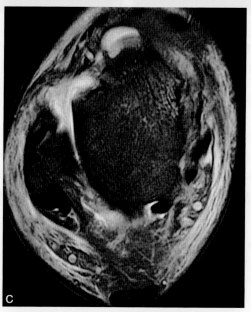

图6-4-19 距腓前韧带撕裂

A. 正常踝关节。MR 横轴位 T_1WI 显示连续的距腓前韧带（白箭）；B、C. 女性，20 岁，跳远比赛，着地时右踝扭伤后疼痛。MRI 横轴位 T_1WI、脂肪抑制 T_2WI 示右侧距腓前韧带正常结构、信号消失，韧带断裂，可见断端挛缩，缺失韧带以长 T_1、长 T_2 水样信号代替，病变周围见水肿

【诊断要点】

①病变可分为急性损伤和慢性损伤两类，急性损伤多见于运动青年人群，由运动中扭伤踝关节导致；②急性病变 MRI 原发征象为韧带的形态和信号的变化，主要为韧带连续性中断、韧带分离、韧带增粗伴 T_2WI 韧带内信号升高，信号升高则提示存在水肿或出血；③急性

病变的继发征象主要为关节腔积液、邻近软组织肿胀、关节腔液体渗入邻近软组织、骨挫伤；④慢性病变无继发征象，仅有韧带形态、信号的改变。

【鉴别诊断】

此病 MRI 检查诊断明确，鉴别诊断无特殊。

十五、跟腱断裂（图6-4-20、图6-4-21）

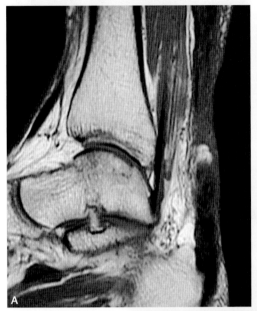
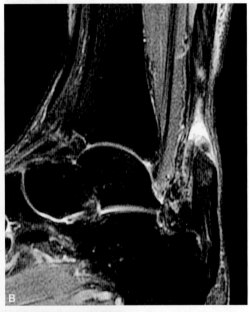
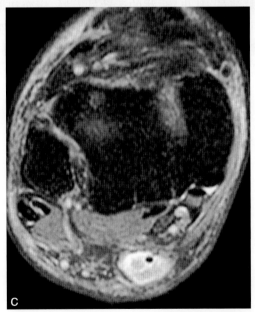

图6-4-20 跟腱完全断裂

男性，28岁，田径运动员，跑步过程中突然跛行。A、B. MRI 矢状位 T_1WI、脂肪抑制 T_2WI 示右踝关节跟腱完全撕裂，断端间见特征性裂隙，其内充满脂肪、液体信号，跟腱增粗，邻近软组织内见水肿信号；C. MRI 横轴位脂肪抑制 T_2WI 示跟腱部位正常跟腱组织消失，代之以水肿信号

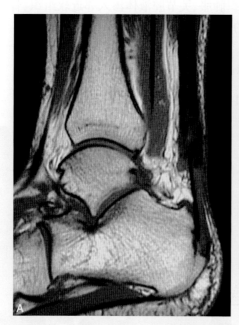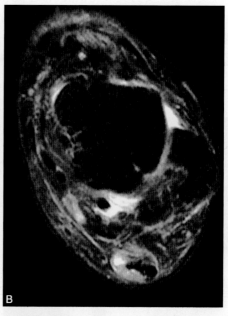

图 6-4-21　跟腱不完全断裂

女性,32 岁,芭蕾舞教师。A、B. MRI 矢状位 T_1WI、脂肪抑制 T_2WI 示左侧踝关节跟腱不完全撕裂,跟腱局部增粗,撕裂部分呈斑片状中等 T_1 高 T_2 信号影

【诊断要点】

①病变多见于芭蕾舞演员、从事跑、跳的运动员人群,病变初期疼痛不明显,易跛行;②病变根据撕裂的程度可分为完全撕裂和不完全撕裂两类;③病变部位多位于踝关节上方 2~6cm 处,此处跟腱纤维交叉走行,血液供应减少,容易撕裂;④MRI 检查可清楚显示跟腱的走行、形态及信号的异常,撕裂跟腱断端间可见特征性裂隙,断端间充填液体信号。

【鉴别诊断】

此病 MRI 诊断明确,鉴别诊断无特殊。

十六、Lisfranc 损伤(图6-4-22 ~ 图6-4-24)

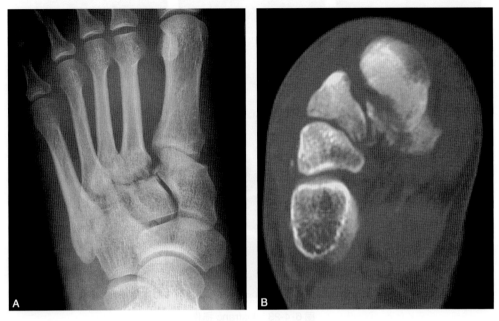

图6-4-22　Lisfranc 损伤

女性,23 岁,下楼梯时扭伤右脚,中足足背肿胀。A. X 线正位示右足第二跖骨基底骨折,1、2 跖骨基底间分离;B. CT 横轴位显示右足跗跖关节间见游离骨片

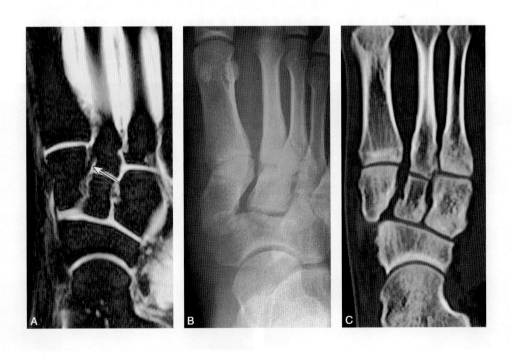

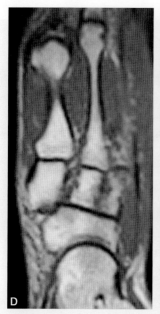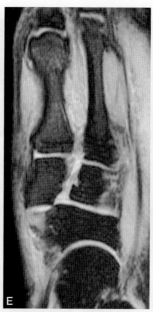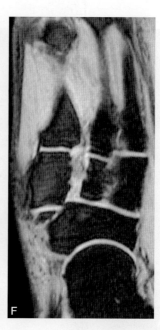

图 6-4-23 Lisfranc 损伤

A. 正常 Lisfranc 韧带。左足冠状位 T₂WI 示自内侧楔骨外缘到第二跖骨基底内缘的条状低信号(白箭);B～F. 男性,21 岁,后空翻时扭伤左脚。左足 X 线正位(B)示内侧楔状骨和中间楔状骨间隙增宽,舟状骨内侧骨折;左足 CT 冠状位 MPR 重组(C)内侧楔状骨和第二跖骨基底之间间隙增宽,舟状骨骨折;左足 MR 冠状位 T₁WI(D)示 Lisfranc 韧带断裂,断端结构乱,周围软组织呈低信号,舟状骨骨折;左足 MR 冠状位脂肪抑制 T₂WI(E、F)示 Lisfranc 韧带断裂,断端结构乱,周围软组织呈弥漫高信号,舟状骨骨折

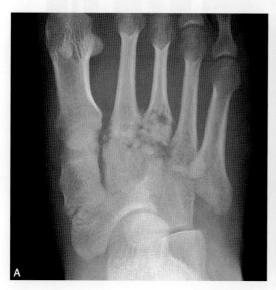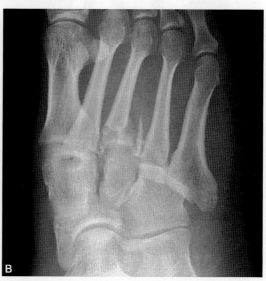

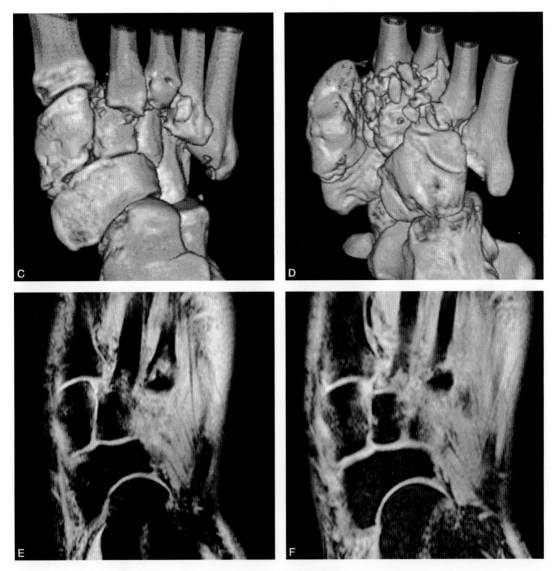

图 6-4-24 Lisfranc 损伤

男性,34 岁,右足车轧伤。A、B. X 线平片示第 2 ~ 5 跖骨向外侧明显移位,第 1、2 跖骨基底间隙增宽,第 2、3 跖骨基底粉碎骨折;C、D. CT VR 重建示跗跖关节 A 型脱位,第 1 ~ 5 跖骨向背外侧明显移位,第 1、2 跖骨基底间隙增宽,以及第 2 ~ 5 跖骨基底的碎裂骨片;E、F. 连续的脂肪抑制 T₂WI 冠状位示断裂的 Lisfranc 韧带,第 2、3 跖骨基底的骨折,周围软组织水肿

【诊断要点】

①病变多见于青壮年运动人群,多由足部扭伤所致;②又称为跗跖关节脱位,是跗跖关节向背侧的同向或分离性脱位;③足部 X 线正、侧位片即可满足明显跗跖关节脱位的诊断,正位片示跖楔骨同向或分离移位,侧位片示足背侧轮廓不整;④CT 显示跗跖关节脱位的能力优于 X 线片,可探索到小至 1mm 左右的轻微脱位,清晰显示骨折碎片;⑤MRI可显示斜行 Lisfranc 韧带的撕裂及邻近滑膜炎、骨髓水肿,对轻微病变的检出比较敏感。

【鉴别诊断】

（1）足舟骨骨折：可累及舟楔或跟骰关节，足舟骨变形。

（2）距下关节扭伤：距下关节和距舟关节脱位，多伴有外踝扭伤。

（郑园园 王纪鹏 郝大鹏 张泽坤）

参 考 文 献

1. Vanhoenacker FM, Gielen JL. Imaging of Orthopedic Sports Injuries. Springer-Verlag Berlin and Heidelberg GmbH & Co. K;1st ed. Softcover of origed. 2007.

2. James R. D. Murray, Erskine J. Holmes, Rakesh R. Misra. A-Z Musculoskeletal and Trauma Radiology. Cambridge University Press,2008.

3. Adam Greenspan. Orthopedic Imaging:A Practical Approach. Lippincott Williams and Wilkins. 2010.

4. Resnick. Diagnosis of Bone and Joint Disease. 4th ed. Elsecier Pte Ltd,2008.

第七章

骨坏死与骨软骨病

第一节 股骨头骨骺缺血坏死

图 7-1-1 示股骨头骨骺缺血坏死。

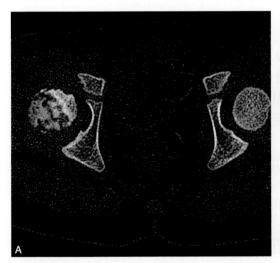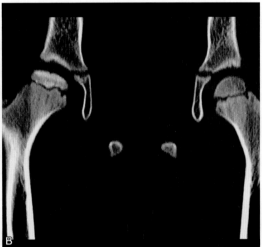

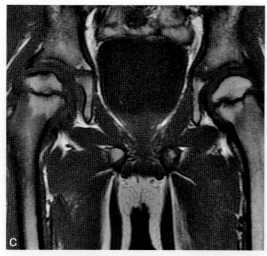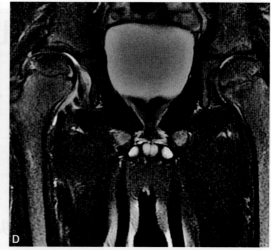

图 7-1-1　股骨头骨骺缺血坏死

男性,6 岁,右髋疼痛、跛行。A、B. 双髋关节 CT 横轴位和冠状位重组示右股骨头骨骺扁平、压缩、节裂,密度增高,内有低密度带;C、D. 双髋关节 MR 冠状位 T_1WI 和脂肪抑制 T_2WI 示右股骨头骨骺较左侧变扁

【诊断要点】

①病变好发于 3 ~ 14 岁的男孩,尤以 5 ~ 9 岁最多见;②主要症状为髋部疼痛、乏力和跛行,可有间歇性缓解;③X 线和 CT 示股骨头骨骺前上方或全部受压变扁,内部可出现骨折线,表现为新月形低密度透光区(新月征);④MRI 是诊断股骨头骨骺缺血坏死的最有效影像学检查方法,典型表现为股骨头骨骺变扁,并呈长 T_1、短 T_2 信号改变。

【鉴别诊断】

(1) 化脓性髋关节炎:早期可见髋关节周围软组织肿胀,关节间隙增宽,后期表现为关节组成骨骨质破坏。

(2) 髋关节结核:骨质破坏,邻关节骨质疏松,较早期即出现关节间隙变窄。

第二节　股骨头缺血坏死

股骨头缺血坏死见图 7-2-1 ~ 图 7-2-3。

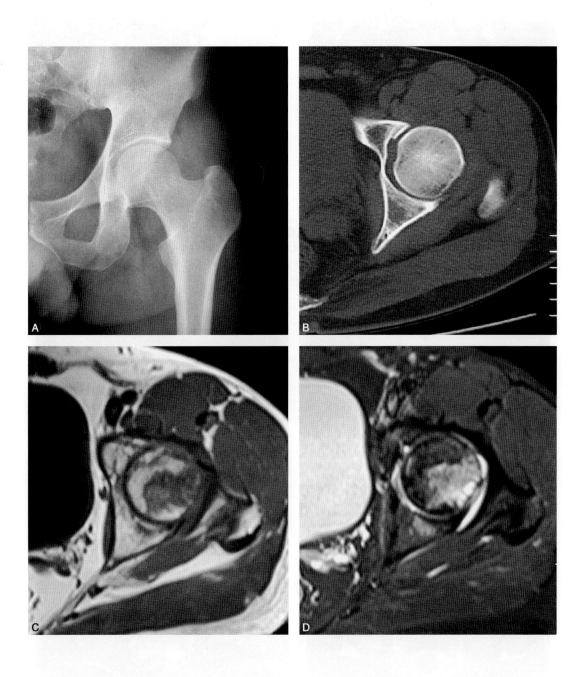

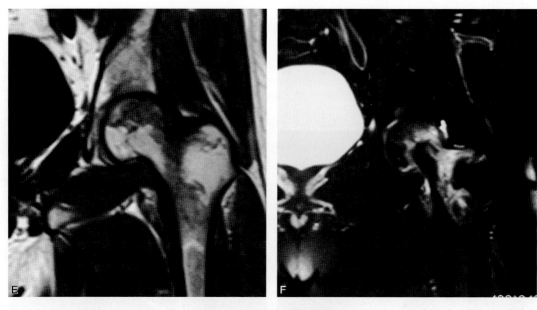

图 7-2-1　股骨头缺血坏死

男性,32 岁,左髋疼痛伴活动受限 1 个月,有大量饮酒史(常 350～400g/d)。A、B. X 线正位片及 CT 横断面显示左股骨头形态正常,未见异常骨质破坏;C～F. MRI 横断面 T_1WI、脂肪抑制 T_2WI 及冠状面 T_1WI、脂肪抑制 T_2WI 显示左股骨头下可见线样低信号,股骨头、股骨颈可见斑片状水肿信号影,左髋关节少量积液样信号

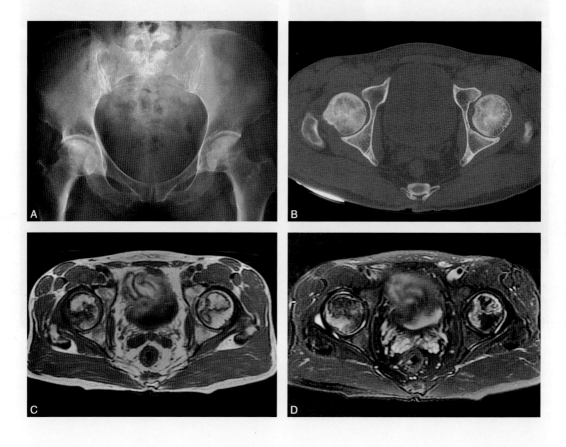

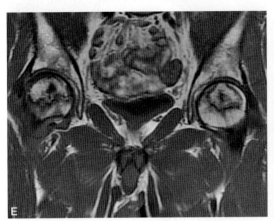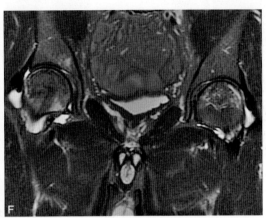

图 7-2-2　股骨头缺血坏死

男性,40 岁,酗酒 10 年,双腹股沟区间歇性疼痛,进行性加重。A. X 线正位示双股骨头略变扁,双股骨头中上部见斑片状密度增高影及低密度透光区;B. CT 横轴位示双侧股骨头前部条带状高密度硬化线,围绕成地图状,内呈磨玻璃样密度;C ~ F. MR 横轴位 T_1WI、脂肪抑制 T_2WI、冠状位 T_1WI、脂肪抑制 T_2WI 示双股骨头内环绕股骨头前上部的低信号线,与 CT 上的硬化线相对应,其内见斑片状水肿信号影

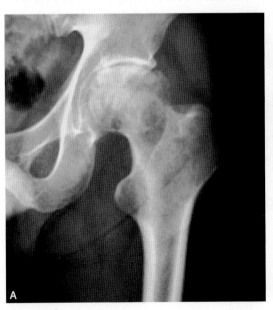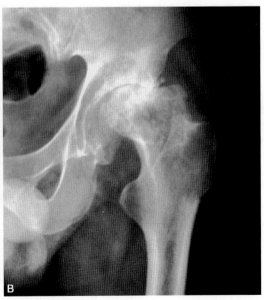

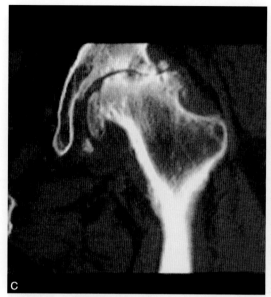 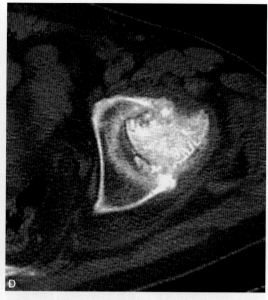

图 7-2-3 股骨头缺血坏死(伴创伤性关节炎)

男性,57 岁,右髋部疼痛 5 年。A. X 线正位片显示左股骨头变扁,塌陷,可见斑片状密度增高影及低密度透光区;B~D. 2 年后 X 线正位片及 CT 冠状面重组、横断面显示左髋关节对应关系差,左股骨头变扁,密度不均匀,可见囊变及硬化,边缘可见节裂及碎骨片影。左髋臼缘骨质硬化,关节面下可见囊变影,左髋关节间隙变窄

【诊断要点】

①病变好发于 30~60 岁男性,多由髋部外伤、服用激素或酗酒所致;②主要症状腹股沟区或股骨头大转子区间歇性疼痛,进行性加重;③X 线和 CT 显示股骨头前上部高密度硬化区内有裂隙样低密度透光区,周围出现条带状或类圆形低密度区,低密度区外侧多伴有并行的高密度硬化带;④MRI 显示股骨头内地图样或半月形异常信号,坏死区周边呈现线样 T_1WI 低信号,称为"线样征",有时在 T_2WI 上可见低信号带内侧出现并行的高信号带,呈"双线征";⑤晚期常合并髋关节创伤性关节炎。

【鉴别诊断】

(1) 退变性囊肿:局限于承重区关节面下骨质,无明显股骨头形态改变。

(2) 骨岛:孤立的圆形硬化区,密度高,呈"伪足样"改变。

第三节 剥脱性骨软骨炎

图 7-3-1 示膝关节剥脱性骨软骨炎。

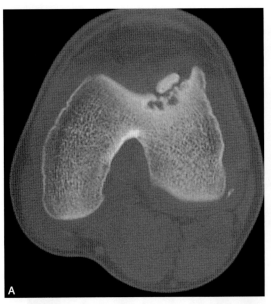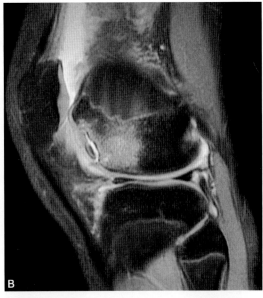

图 7-3-1　膝关节剥脱性骨软骨炎

男性,23 岁,左膝关节疼痛 4 年,局部肿胀。A. CT 横轴位示左股骨外侧髁前缘局限性骨质缺损,前方见条块状游离骨块;B. MR 矢状位脂肪抑制 PDWI 示外侧髁前方游离骨块周围环绕水样高信号影

【诊断要点】

①病变好发于青少年男性,多由外伤所致,是发生于关节凸面的局限性关节软骨下骨质缺血坏死;②本病好发于股骨内外侧髁,主要症状关节疼痛;③早期,X 线和 CT 显示位于关节软骨下,呈圆形、卵圆形的高密度或正常密度骨块,长径数毫米至数厘米大小,周围骨密度下降;后期,骨块脱落形成关节内游离体时,原骨块所在处可留有局限性软组织或液性密度凹陷缺损,周围见高密度硬化边;④MRI 有助于剥脱性骨软骨炎的分期,能清晰显示邻近骨髓水肿信号。

【鉴别诊断】

退行性骨关节病:多见于老年人,病变范围广泛,不形成游离骨块。

第四节　骨　梗　死

骨梗死见图 7-4-1、图 7-4-2。

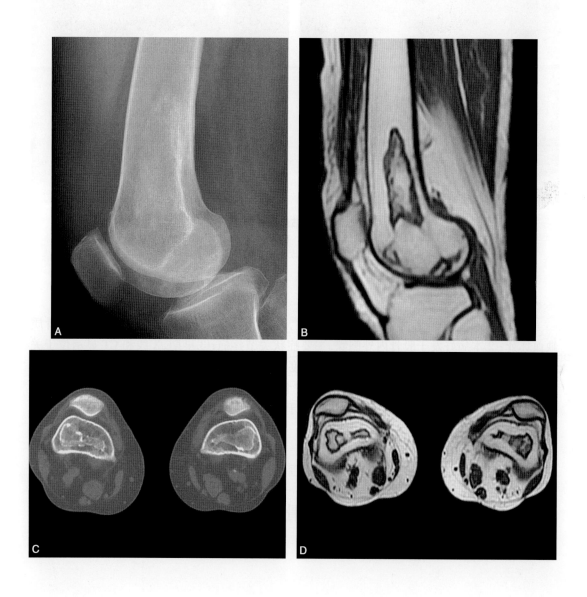

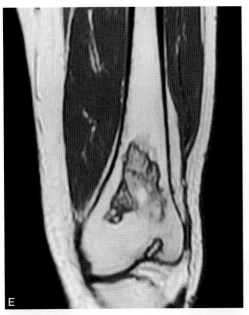
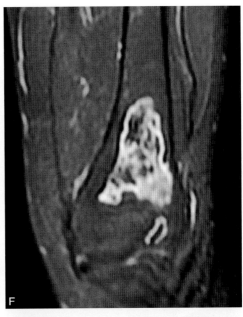

图 7-4-1 骨梗死

女性,30 岁,自幼服用激素,双下肢隐痛 3 年。A. X 线侧位示左股骨下段斑点状、圆圈状致密硬化影;C. CT 横轴位示双侧股骨下段条带状高密度硬化线,围绕成地图状;D. MR 横轴位 T_1WI 示双股骨下段髓腔内地图状混杂 T_1 信号,周围绕以长 T_1 信号线;B、E、F. 矢状位 T_1WI(B)、冠状位 T_1WI(E)、脂肪抑制 T_2WI(F)示左股骨下段髓腔内地图状混杂 T_1 混杂 T_2 信号,周围绕以长 T_1 短 T_2 信号线

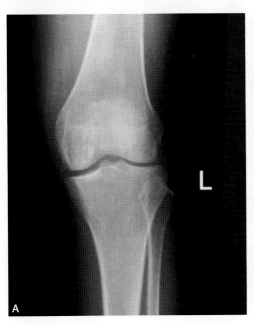
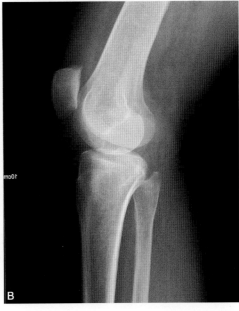

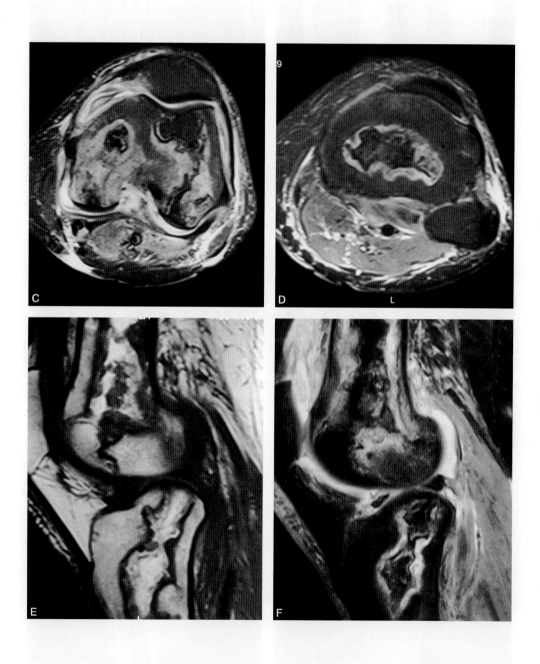

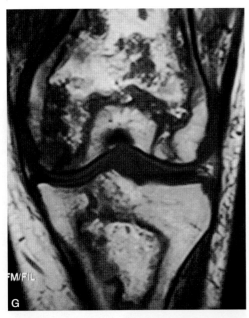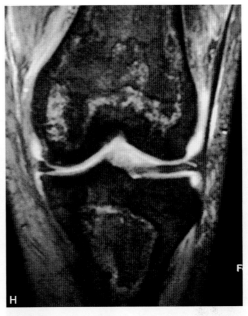

图7-4-2　骨梗死

女性,56岁,左膝疼痛不适活动受限。A、B. X线平片正位、侧位示左股骨下段及胫骨上段髓腔内斑片状高密度影;C、D. MR横轴位脂肪抑制 T_2WI 示左股骨下段及胫骨上段髓腔内地图状混杂 T_2 信号;E～H. 矢状位 $T_1WI(E)$、脂肪抑制 $T_2WI(F)$ 及冠状位 $T_1WI(G)$、脂肪抑制 $T_2WI(H)$ 示左股骨下段及胫骨上段髓腔内地图状混杂 T_1 混杂 T_2 信号

【诊断要点】

①病变发生于骨干和干骺端,多由潜水减压病、镰状细胞贫血、Gaucher 病、Niemann-Pick 病、动脉硬化、血管炎及化学治疗所致;②主要症状为四肢肌肉关节疼痛,活动障碍;③X 线和 CT 显示骨端松质骨内条带状及斑、点状高密度影,条带状高密度硬化多围绕成类圆形、半环形或不规则地图状;④MRI 显示梗死灶呈地图状混杂 T_1 混杂 T_2 信号,周围见长 T_1 短 T_2 低信号包绕。

【鉴别诊断】

(1) 内生软骨瘤:多见于四肢短管骨,呈圆形或卵圆形,内部见斑点状钙化。MRI 破坏区内部可见透明软骨信号。

(2) 纤维结构不良:多为单骨发病,呈磨玻璃样或囊状膨胀性改变。

第五节　腕月骨缺血坏死

腕月骨缺血坏死见图 7-5-1 ~ 图 7-5-3。

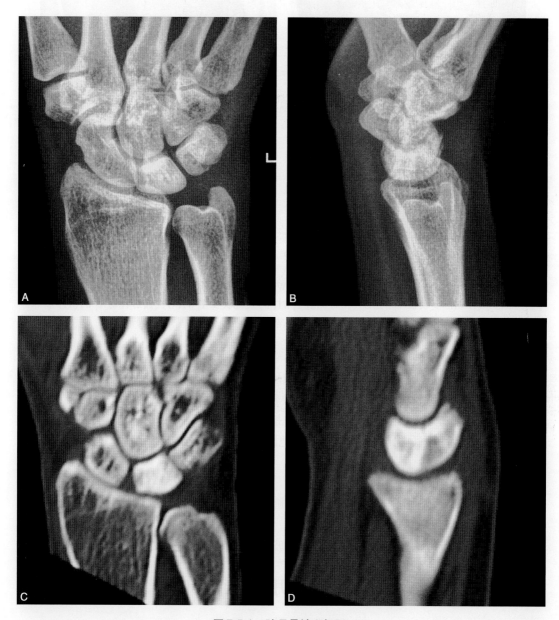

图7-5-1 腕月骨缺血坏死

女性,50岁,左腕疼痛半月就诊。A~D. X线平片正位、侧位和 CT 冠状位 MPR 和矢状位 MPR 示左腕月骨密度不均匀增高,外形大致正常

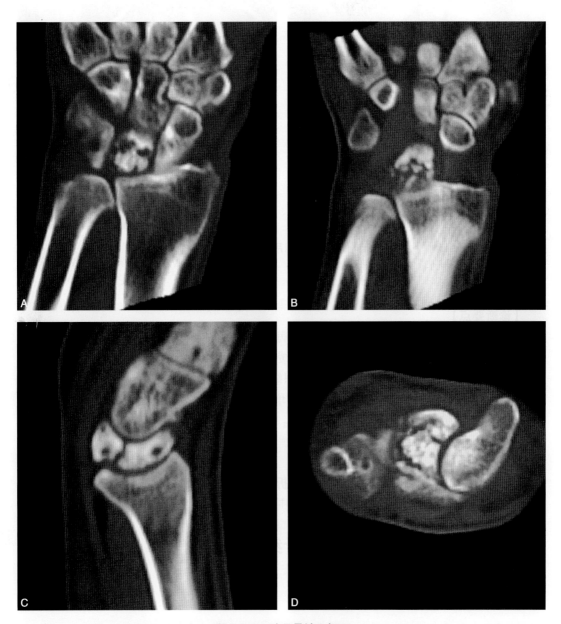

图 7-5-2　腕月骨缺血坏死

男性,45 岁,右腕部疼痛活动受限 1 年余。A ~ D. CT 冠状位 MPR、CPR、矢状位 MPR 和横轴位示右腕月骨塌陷、密度增高,内见裂隙样透光区

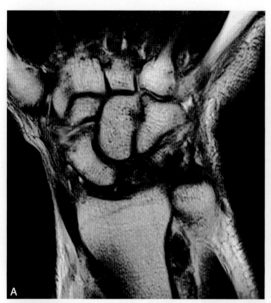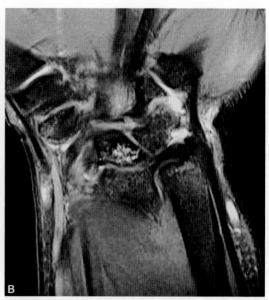

图 7-5-3 腕月骨缺血坏死

男性,33 岁。左腕疼痛数月,既往有外伤史。A、B. 左腕关节冠状位 T_1WI、脂肪抑制 T_2WI 示月骨外形大致正常,呈片状长 T_1,不均匀长 T_2 信号

【诊断要点】

①好发于 20 ~ 30 岁男性,右腕多见。病因不明,普遍认为与慢性损伤、骨折有关;②早期表现为腕部疼痛,可持续数日,后可缓解。晚期症状复发,出现运动障碍、疼痛及肿胀;③X 线及 CT 显示月骨密度增高,体积缩小,边缘尚光滑;随着症状加重,骨质密度不均匀,呈碎裂状。月骨变扁,关节间隙可增宽。晚期可出现创伤性关节炎;④MR 最敏感,可明确早期缺血性改变,呈长 T_1 长 T_2 信号。同时 MR 也可以判断治疗效果和病程的转归。

【鉴别诊断】

(1) 月骨骨折:常有明显的外伤史,且骨折线光滑锐利,骨质密度较均匀。

(2) 月骨结核:可见月骨骨质破坏,且周围腕骨常受累。

第六节　胫骨结节骨软骨病

胫骨结节骨软骨病见图 7-6-1 ~ 图 7-6-3。

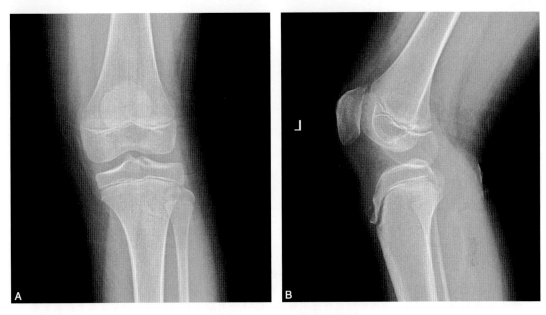

图 7-6-1　左胫骨结节骨软骨病

女性,13 岁,左膝局部疼痛 1 个月,左膝胫前压痛明显。A. X 线正位显示胫骨近端干骺端重叠处局部密度略高,似可见透亮线影;B. 侧位显示胫骨结节骨骺不规则,骨骺线增宽,局部可见碎裂骨片影,前方髌韧带增厚,肿胀

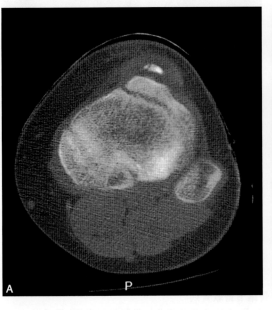

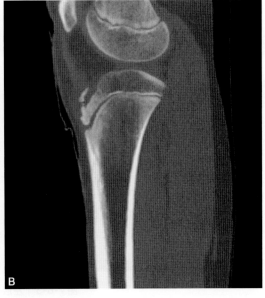

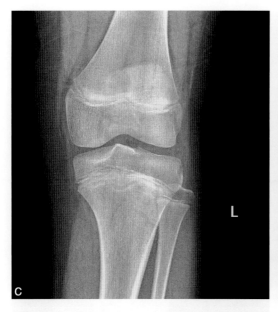
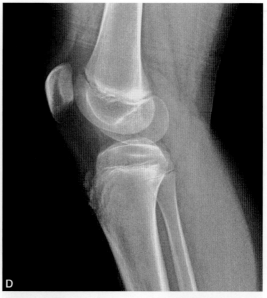

图 7-6-2　左胫骨结节骨软骨病

男性,14 岁,外伤后就诊。A、B. CT 平扫横轴位及矢状位 MPR 显示胫骨结节形态不规则,局部见碎骨片影,髌韧带局部肥厚。周围软组织肿胀不明显。C. 3 个月后 X 线正位显示胫骨近端干骺端重叠处局部密度略高,似可见透亮线影;D. 侧位显示胫骨结节骨骺不规则,局部可见碎裂骨片影,边缘较光滑,前方髌韧带增厚

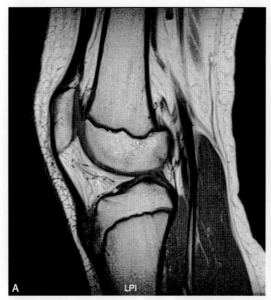
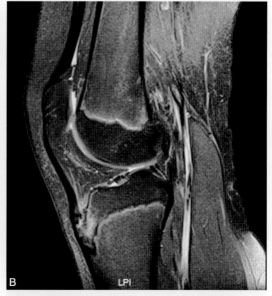

图 7-6-3　左胫骨结节骨软骨病

男性,15 岁,左膝外伤疼痛半年复发,胫前压痛。A、B. MR 矢状位 T_1WI、脂肪抑制 T_2WI 显示胫骨结节斑片状长 T_1 长 T_2 信号,边界模糊,前方髌韧带完整性欠佳,局部增粗,亦可见斑片状长 T_1 长 T_2 信号

【诊断要点】

①又称胫骨结节骨软骨炎,好发于 10～15 岁的青少年,男多于女,多为单侧,亦可双侧(约占 30%),好发于喜爱剧烈运动(如跑跳、球类等)的中学生,发病缓慢;②最初主诉行走较长时间后或活动锻炼后,膝前方髌韧带附着处疼痛,休息后缓解。以后疼痛逐渐加重,只要能引起股四头肌收缩或牵拉股四头肌的动作均引起疼痛;③X 线及 CT 显示胫骨结节骨骺可见一个或数个游离的碎骨片影,胫骨结节前方软组织肿胀及髌韧带肥厚。MR 可见胫骨结节及髌韧带呈长 T_1 长 T_2 信号。

【鉴别诊断】

(1)胫骨结节撕脱骨折:有明确急性外伤病史,局部软组织肿胀范围更大、伴有软组织淤血形成。X 线检查可见撕脱,或者骨骺有明显移位。

(2)骨骺变异:部分青少年在偶然的 X 线检查时,可见局部骨骺有多个,一般是多个骨化中心形成所致,局部无任何的不适症状,多可鉴别。

(郑园园　王纪鹏　郝大鹏)

参 考 文 献

1. 梁碧玲.骨与关节疾病影像诊断学.北京:人民卫生出版社,2006.
2. 刘吉华,高振华,徐爱德,等.早期成人股骨头缺血坏死的影像学对比研究及检查途径探讨.中华放射学杂志,2004,38:244-248.
3. 戴景儒,戴世鹏,庞军.3.0T 超高场强磁共振成像对膝关节早期剥脱性骨软骨炎的临床研究.实用放射学杂志,2010,26(12):1785-1788.
4. Resnick. Diagnosis of Bone and Joint Disease. 4th ed. Elsecier Pte Ltd. 2008.
5. 冯少仁,林云,胡金平,等.膝关节剥脱性骨软骨炎 MRI 分型.实用放射学杂志,2014,30(9):1520-1523.

第八章

骨关节化脓性感染

第一节　急性化脓性骨髓炎

急性化脓性骨髓炎见图 8-1-1 ~ 图 8-1-5。

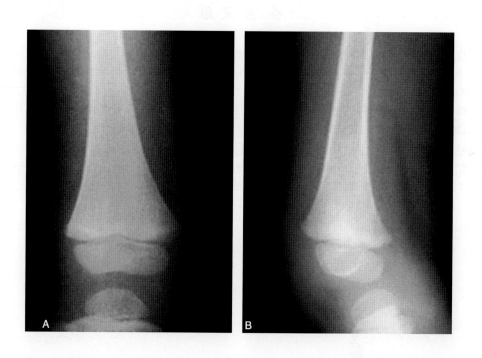

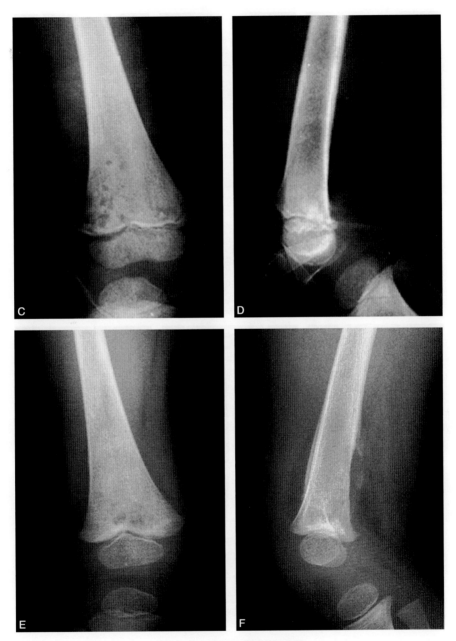

图 8-1-1　急性化脓性骨髓炎

男性,4 岁,右膝肿痛 7 天。A、B. X 线平片显示右股骨远端骨质未见明显异常,股骨周围软组织略肿胀;C、D. 第 18 天后,X 线平片显示股骨远侧干骺端可见斑点样骨质破坏,似虫蚀样改变,未见明显骨膜反应,周围软组织肿胀;E、F. 第 30 天后,X 线平片显示股骨远侧干骺端大片状骨质破坏,周围可见骨膜反应,后方骨膜掀起,周围软组织肿胀

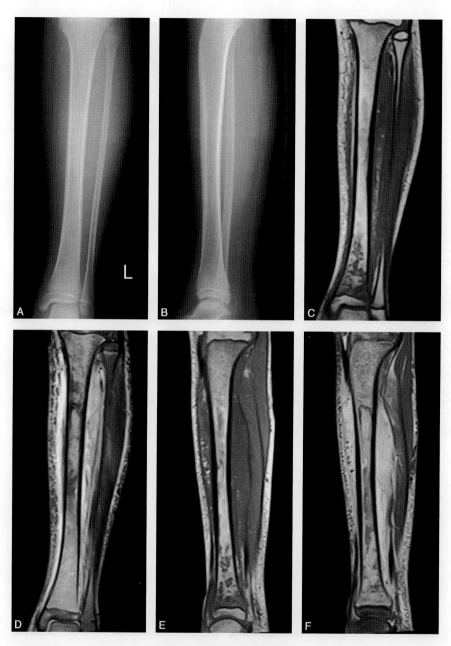

图 8-1-2　急性化脓性骨髓炎

女性,10岁,左小腿肿痛1周。A、B. X线平片显示左胫骨骨质未见明显异常,胫前软组织略肿胀;C~F. MR 冠状面 T_1WI、FS T_2WI、矢状面 T_1WI、FS T_2WI 显示胫骨干骺端及骨干之髓腔斑片状 T_1 低信号,病灶 FS T_2 呈高信号,骨皮质尚连续,周围软组织呈弥漫性长 T_1 长 T_2 信号

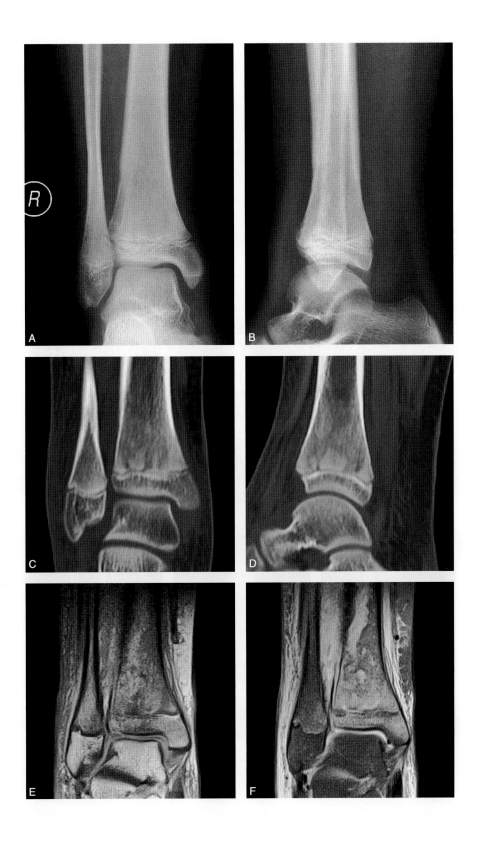

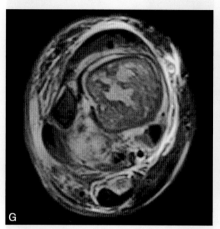
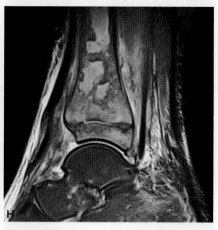

图8-1-3 急性化脓性骨髓炎

女性,11岁,右小腿下段肿痛10天。A、B. X线平片显示胫骨远侧干骺端密度欠均匀,似见斑点样低密度影;C、D. CT冠状面、矢状面重建显示胫骨远侧干骺端可见纵行条状、斑点样骨质破坏,髓腔密度减低;E~H. MR T_1WI(E)、T_2WI(F~H)显示胫骨远侧干骺端及髓腔斑片状长 T_1 长 T_2 信号,外侧骨皮质中断,周围软组织弥漫性肿胀

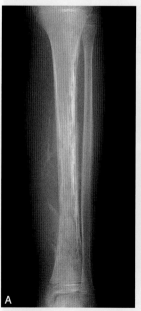
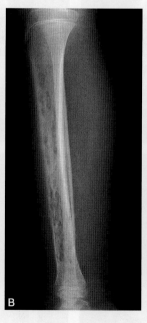
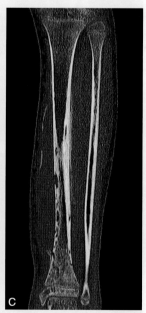

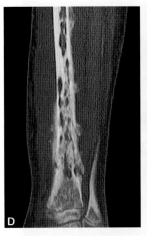
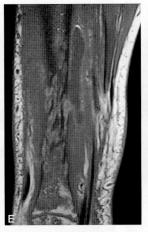
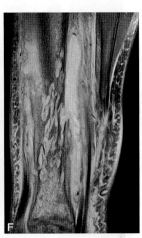

图8-1-4 急性化脓性骨髓炎

男性,9岁,左小腿肿痛20余天。A、B. X线平片显示左侧胫骨骨干及干骺端广泛骨质破坏,呈片状、条状密度减低区,其内似见小条状死骨影,内侧骨膜向内侧隆起,软组织明显肿胀;C、D. CT冠状面重建显示胫骨弥漫性骨质破坏,可见多发小条状死骨形成,骨皮质破坏、断裂,周围可见骨膜反应,内侧骨膜掀起,其下方呈液体密度,周围软组织肿胀;E、F. MR矢状面 T_1WI、T_2WI 显示胫骨远侧骺端及髓腔斑片状长 T_1 长 T_2 信号,其内多发条状死骨 T_1、T_2 均呈低信号,骨皮质中断,周围可见骨膜反应,周围脓肿形成,呈长 T_1 长 T_2 信号,周围软组织弥漫性肿胀

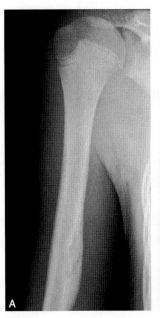
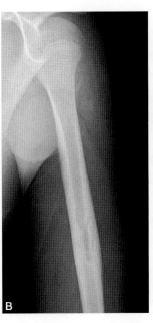
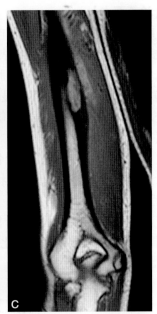

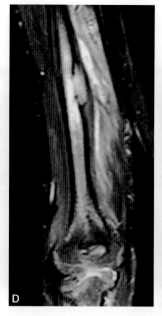
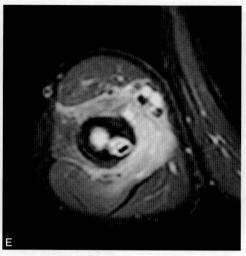

图8-1-5　急性化脓性骨髓炎

男性,14岁,右上臂肿痛两个月。A、B. X线平片显示右肱骨干内侧骨皮质可见椭圆形骨质破坏区,其内可见条状死骨,其周围可见致密骨膜新骨形成梭形包壳;C、D. MRI冠状面 T_1WI 及 T_2-FSE显示右肱骨干内侧骨皮质脓腔呈 T_2WI 高、T_1WI 等信号,边界清楚,肱骨干髓腔及病灶周围软组织呈大片状类似信号改变,边缘模糊;E. 行钆剂增强扫描横轴面显示骨皮质脓腔、骨髓腔及周围软组织异常信号灶明显强化,骨皮质脓腔内可见死骨片

【诊断要点】

①病变多见于儿童及青少年,起病急骤,进展迅速,症状严重;②病变好发于长骨干骺端,也可见于骨干;③早期X线表现阴性或仅见软组织肿胀;随后出现骨质破坏、死骨及骨膜增生,病变周围软组织肿胀或伴脓肿形成,少数干骺端病变可穿破骺板累及骨骺,甚至破坏关节软骨而侵入关节;④CT可显示小的骨质破坏病灶;⑤MR可显示髓腔内和骨周软组织的炎性浸润,对邻近关节受累亦较敏感。

【鉴别诊断】

(1) 尤因肉瘤:好发于长骨骨干,呈中心性浸润性破坏,边缘模糊,髓腔扩张,无死骨形成,骨膜反应呈洋葱皮样或放射状,对放疗高度敏感,临床上有低热、白细胞增高等表现但抗炎治疗无效。

(2) 嗜酸性肉芽肿:好发于长骨骨干或干骺端,呈囊状或溶骨性破坏,边缘清楚或模糊,周围骨质有不同程度的增生硬化,常见层状骨膜增生,MRI可显示穿破骨皮质的软组织肿块和病灶周围组织的水肿反应。

第二节　慢性化脓性骨髓炎

慢性化脓性骨髓炎见图8-2-1～图8-2-3。

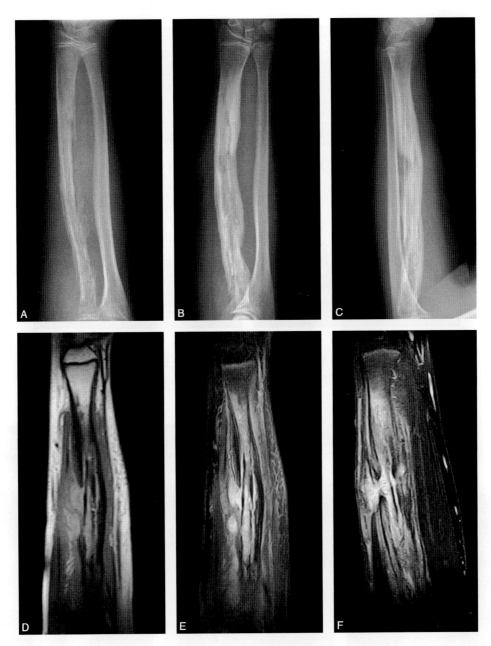

图 8-2-1　慢性化脓性骨髓炎

男性,14 岁,前臂发热肿胀 3 周。A. X 线平片显示桡骨干及干骺端髓腔及皮质多发骨质破坏,可见袖口样骨膜反应;B、C. 发病半年后复查,X 线平片显示桡骨中段大块死骨,周围骨质硬化,骨性包壳形成,骨性包壳背侧可见低密度影为瘘孔;D~F. MRT$_1$WI 和 T$_2$WI 显示桡骨髓腔内死骨均呈条状低信号,死骨周围可见长 T$_1$ 长 T$_2$ 脓腔包绕,骨性包壳 T$_1$ 和 T$_2$ 均为低信号,骨性包壳背侧、桡侧瘘孔处可见髓腔内脓腔突向软组织

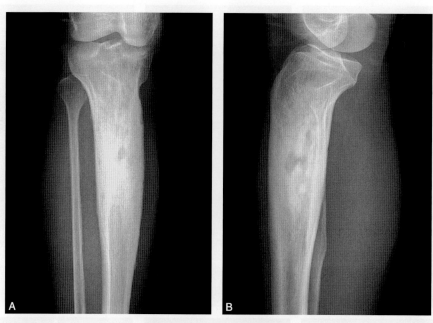

图 8-2-2　慢性化脓性骨髓炎

男性,33 岁,右小腿肿痛两年。A、B. X 线平片显示右胫骨上段呈梭形增粗,骨皮质增厚、硬化,髓腔密度增高,边缘模糊,其内可见不规则骨质破坏区及条状死骨,右小腿软组织肿胀,肌间隙消失

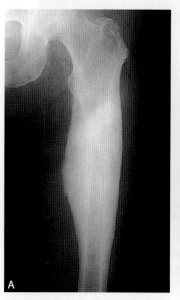

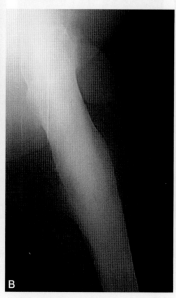

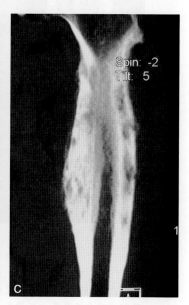

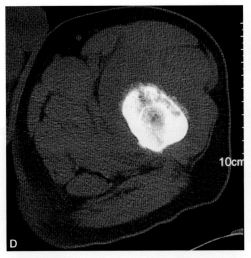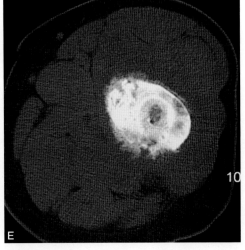

图8-2-3 慢性化脓性骨髓炎

男性,50岁,左大腿疼痛1年。A、B. X线平片显示左股骨中上段呈梭形增粗,骨皮质增厚、硬化,髓腔密度增高,边缘模糊;C~E. CT冠状面重建及横断面显示左股骨中上段皮质不均匀增厚,边缘可见不规则骨膜反应。周围软组织肿胀

【诊断要点】

①急性化脓性骨髓炎治疗不及时或不彻底,骨内遗留感染病灶或死骨,即转为慢性,抵抗力低下时可出现急性发作;②病变主要表现为范围广泛的浓密的骨质增生硬化,其内可见类圆形慢性脓腔和边缘清楚的死骨,急性发作时可见边缘模糊的骨破坏区,骨膜增生广泛可形成骨包壳,病变周围软组织肿胀;③CT可显示骨质增生硬化病灶中的骨破坏和死骨;④MR有助于寻找慢性骨髓炎中的残留活动病灶。

【鉴别诊断】

(1)慢性硬化性骨髓炎:好发于长骨骨干,骨干梭形增粗,呈局限或广泛的骨质硬化,骨膜增生,皮质增厚,边缘光滑,髓腔狭窄、闭塞,硬化区一般无骨质破坏,亦无死骨形成,病变与正常骨质分界不清。

(2)骨样骨瘤:好发于长骨骨干皮质内,瘤巢呈圆形或类圆形,瘤巢内可出现钙化,骨内外膜广泛增生硬化致骨干梭形增粗,以瘤巢所在处最明显,甚至掩盖瘤巢。CT可显示不易发现的瘤巢,MRI可显示髓腔和病变周围软组织的水肿反应。

第三节 化脓性关节炎

化脓性关节炎见图8-3-1~图8-3-3。

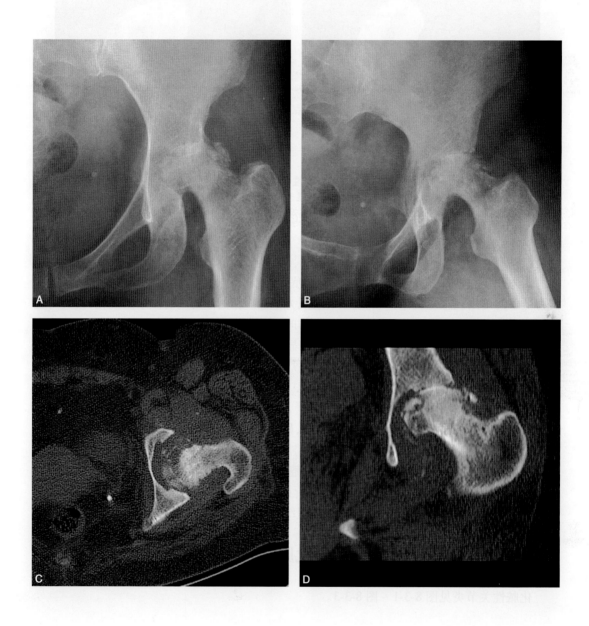

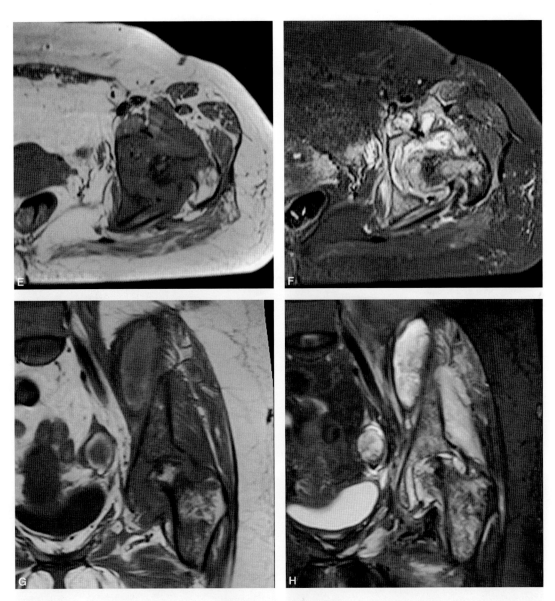

图8-3-1　化脓性关节炎

女性,48岁,左髋疼痛3个月,间断发热,加重伴关节活动受限1周。A、B. X线平片显示左侧髋臼及股骨头骨质破坏,股骨头变扁,密度不均匀,散在斑点样高密度,髋关节间隙明显变窄;C、D. CT横断面及冠状面重建显示髋臼及股骨头骨质破坏,股骨头不规则,散在斑点样高密度,髋关节间隙明显变窄,关节囊肿胀;E~H. MR横断面T₁WI及T₂-FSE、冠状面T₁WI及T₂-FSE显示左侧髋臼、股骨头颈及股骨近段及周围软组织可见弥漫性T₁WI低信号、T₂WI高信号影,边缘模糊,关节囊内可见大量液体样信号影,左侧髂窝可见囊状液体信号

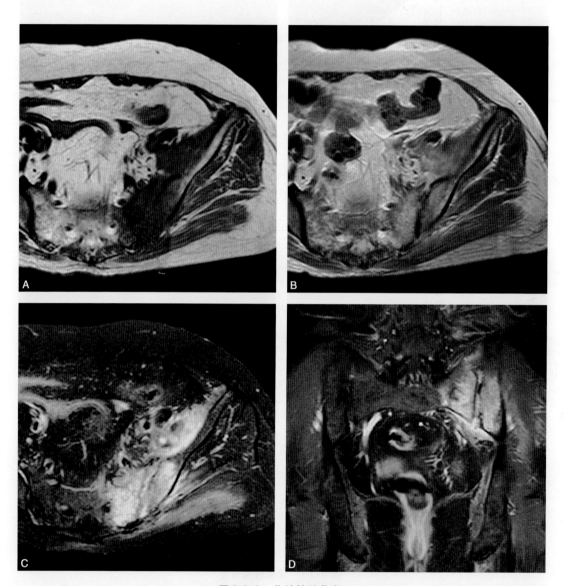

图 8-3-2 化脓性关节炎

女性,60 岁,左腰骶部疼痛 1 个月。A～D. MR 横断面 T_1WI、T_2WI 及 T_2-FSE 显示左侧骶髂关节及其周围软组织可见片状 T_2WI 高、T_1WI 等低信号影,边缘模糊,行钆剂增强扫描冠状面 MRI 显示病变明显均匀强化

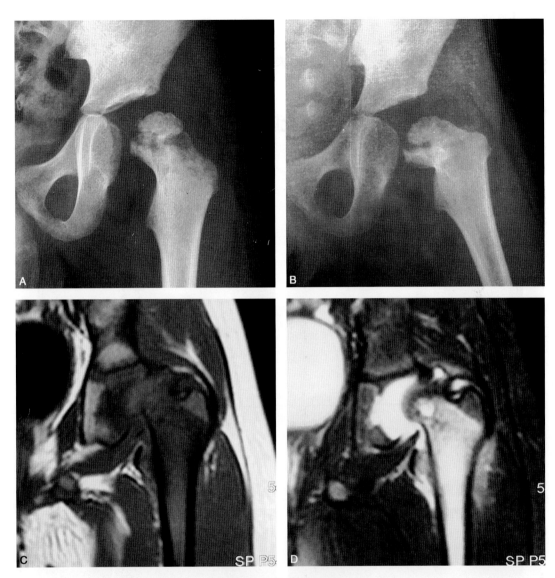

图8-3-3　化脓性关节炎

男性,3岁,发热伴左髋疼痛40余天。A、B. X线平片显示左股骨头向外上方移位,股骨头颈密度不均匀减低,左髋关节囊肿胀,关节间隙增宽;C、D. 冠状面 T_1WI 及 T_2-FSE 显示左股骨头颈及股骨近段及周围软组织可见弥漫性 T_1WI 低信号、T_2WI 高信号影,边缘模糊,关节囊内可见大量液体样信号影

【诊断要点】

①病变常见于青年和中年,男多于女,起病急骤,进展快,症状重;②病变好发于膝、髋等承重关节;③病变早期表现为软组织肿胀,关节附近骨质出现骨质疏松,关节软骨被破坏后导致关节间隙狭窄,继而发生骨性关节面破坏和不规则骨硬化,以关节承重区最为明显,感染严重时广泛累及骨端及干骺端,关节可出现骨性强直、病理性脱位或半脱位;④CT可显示骨性关节面的破坏和硬化;⑤MR可显示关节软骨破坏、滑膜增厚、关节积液等征象,行钆剂增强扫描可显示关节周围炎性肉芽组织的分布情况。

【鉴别诊断】

滑膜型关节结核:起病缓慢,症状轻微,临床上多有肺结核病史。关节附近骨质疏松出现较晚,关节软骨破坏一般局限于关节边缘,关节承重区软骨受累晚,关节间隙可长期保持,关节周围肌群萎缩。

第四节 化脓性脊椎炎

化脓性脊椎炎见图 8-4-1、图 8-4-2。

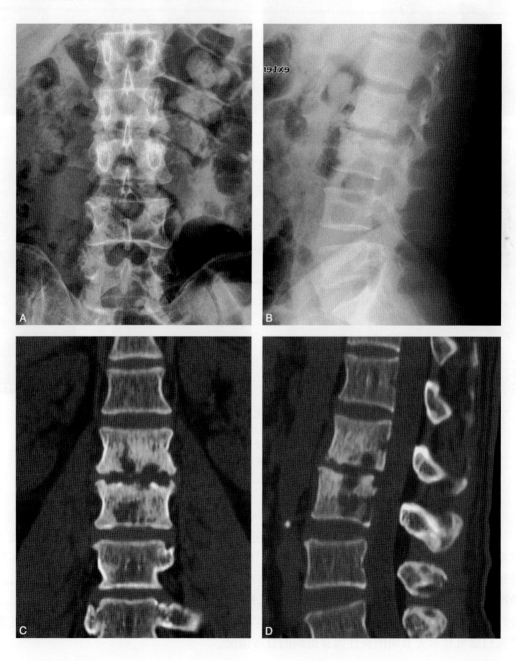

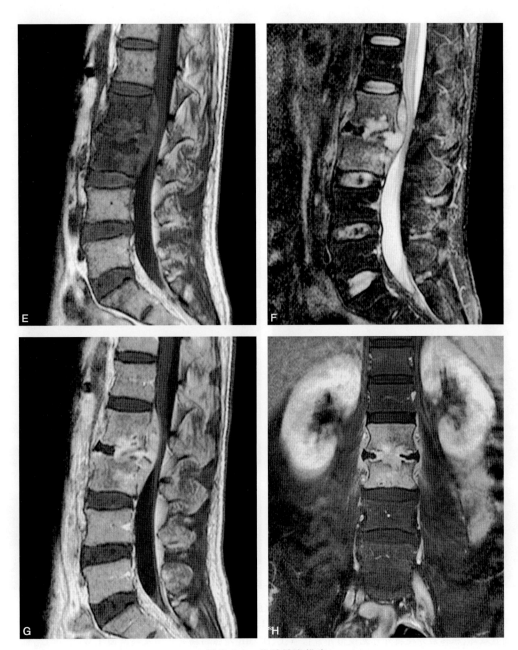

图 8-4-1　化脓性脊椎炎

男性,56 岁,腰痛两个月余。A、B. X 线平片显示 $L_{2,3}$ 椎间隙狭窄,椎体相对缘毛糙,L_2、L_3 椎体骨质硬化,L_2 椎体稍向后移位;C、D. CT 冠状面及矢状面显示 L_2、L_3 椎体可见多发鼠咬状骨质破坏区和片状骨质硬化区;E ~ H. 矢状面 T_1WI、T_2-FSE 显示 L_2、L_3 椎体弥漫性信号异常,$L_{2,3}$ 椎间盘破坏,增强扫描矢状面及冠状面 T_1WI 显示 $L_{2,3}$ 椎间隙、椎体及椎管内硬膜外炎性肉芽组织明显强化,局部可见小脓腔形成,$L_{2,3}$ 水平椎管狭窄,马尾神经受压

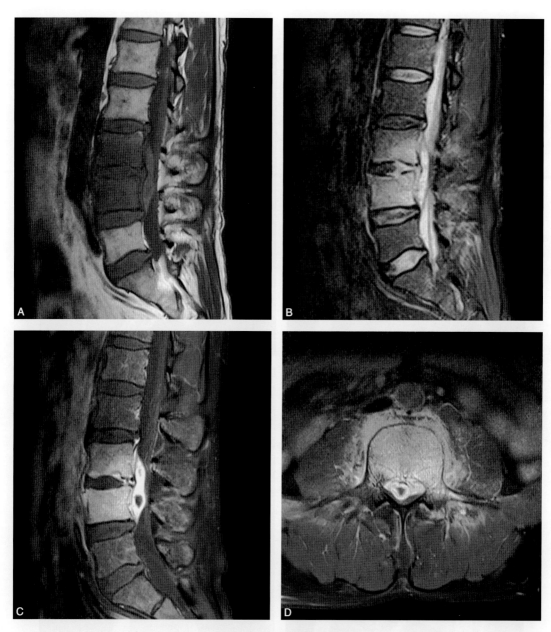

图 8-4-2　化脓性脊椎炎

男性,42 岁,腰痛 1 个月余。A、B. MR 矢状面 T_1WI、T_2-FSE 显示 L_3、L_4 椎体弥漫性信号异常,L_{3-4} 椎间盘破坏,椎体后方硬膜外可见梭形异常信号;C、D. MR 增强扫描矢状面及横断面 T_1WI 显示 L_{3-4} 椎间隙、椎体及椎管内硬膜外炎性肉芽组织明显强化,局部可见小脓腔形成,L_{3-4} 水平椎管狭窄

【诊断要点】

①病变多见于成年男性,进展迅速,疼痛显著,与脊柱外化脓性病灶、泌尿系感染、外伤、手术及侵入性检查有关;②病变好发于腰椎,其次为胸椎;③病变节段椎间隙狭窄,椎体终板破坏,伴有明显的椎体骨质增生硬化;④CT 可显示骨质破坏的细节和骨质硬化的范围;⑤MR 可显示炎性肉芽组织的分布情况及椎管受累的严重程度。

【鉴别诊断】

（1）脊椎结核：年龄偏小，进展缓慢，症状轻微，临床上多有肺结核或泌尿系统结核病史。常侵犯数个椎体，遗留脊柱成角畸形。病变以慢性进行性局限性骨质破坏为主，增生硬化少见，可见沙砾样钙化及死骨，椎旁常见冷脓肿形成，前纵韧带下流注脓肿常引起椎体前缘骨破坏，附件受累少见。

（2）布氏杆菌性脊椎炎：为人畜共患性地区性传染病，有相关职业史、病畜接触史。椎间盘及椎体终板破坏导致椎间隙狭窄，相连椎体上下缘骨质破坏伴有明显骨质增生硬化，很少形成椎旁脓肿，可出现椎旁韧带钙化或骨化，可累及小关节。

（杨毅 沈钧康 赵静品 刘杰）

参 考 文 献

1. 梁碧玲. 骨与关节疾病影像诊断学. 北京：人民卫生出版社，2006.
2. 吴恩惠. 影像诊断学. 第 6 版. 北京：人民卫生出版社，2008.
3. 陈喜兰，江桂华，田军章，等. 急性化脓性骨髓炎的 MRI 表现. 中华放射学杂志，2007，35（7）：533-535.
4. 白荣杰，程晓光，顾翔，等. 不典型骨髓炎的 X 线、CT 和 MR 影像比较分析. 中国临床医学影像学杂志，2008，19：488-492.

第九章

骨关节结核

第一节　脊椎结核

脊椎结核见图 9-1-1 ～ 图 9-1-4。

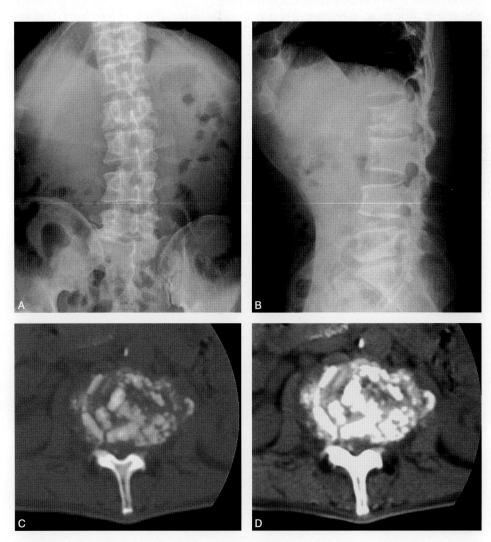

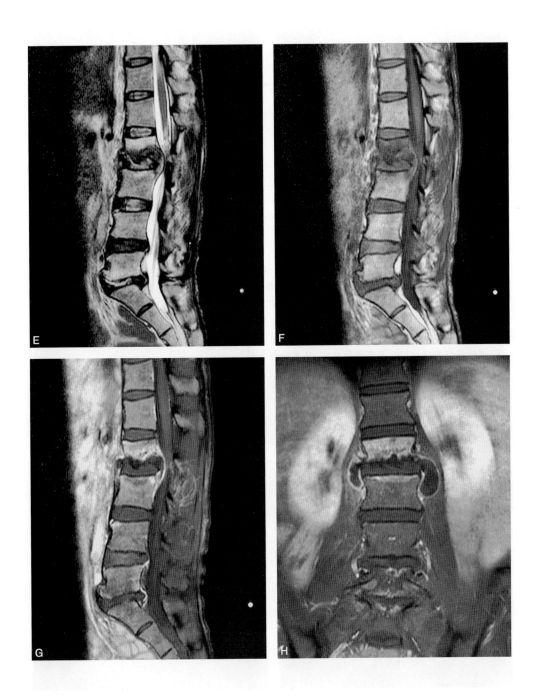

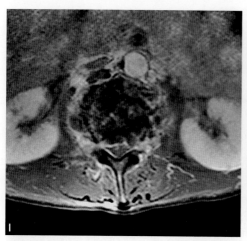
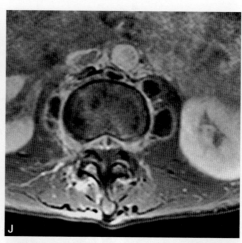

图 9-1-1 脊椎结核

男性,52 岁,腰痛半年。A、B. X 线平片显示 L$_2$ 椎体下部骨质破坏,密度不均,L$_{2-3}$ 椎间隙狭窄,椎旁软组织肿胀;C、D. CT 横断面骨窗及软组织窗显示 L$_2$ 椎体下部骨质破坏、多发沙砾样钙化及死骨;E~J. MRI 矢状面 T$_2$WI、T$_1$WI 及增强扫描矢状面、冠状面、横断面显示 L$_2$ 椎体信号异常,L$_2$ 椎体下部骨质破坏,累及 L$_{2-3}$ 椎间盘及 L$_3$ 椎体上部,椎旁软组织肿胀、明显强化,可见冷脓肿形成,脓肿壁环形强化,L$_{2-3}$ 水平椎管狭窄,马尾神经受压

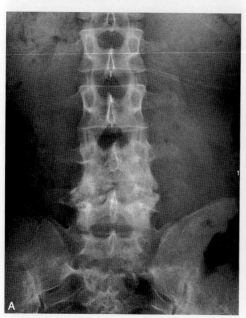
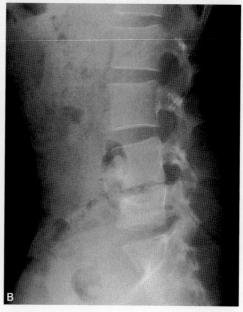

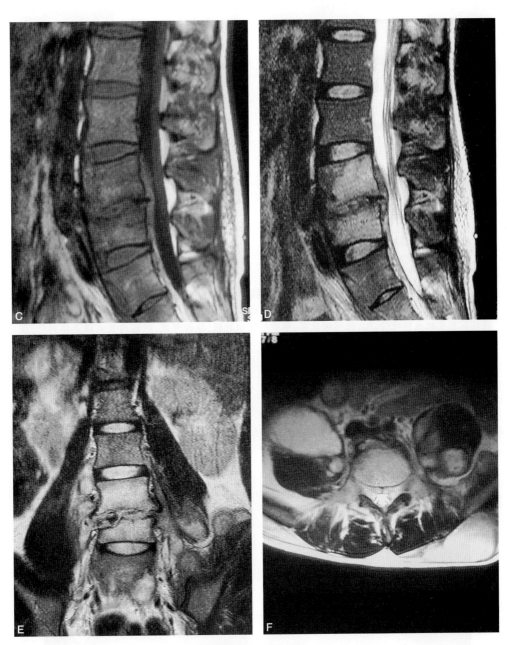

图 9-1-2　脊椎结核

男性,24 岁,腰背部疼痛 1 年,发现左骶髂关节肿物 3 个月。A、B. X 线平片显示 $L_{4,5}$ 椎体相对缘骨质破坏,密度不均,$L_{4,5}$ 椎间隙狭窄,椎旁软组织肿胀;C ~ F. MRI 矢状面 T_1WI、T_2WI 及冠状面、横断面显示 $L_{4,5}$ 椎体信号异常,椎体相对缘骨质破坏,椎旁软组织肿胀,两侧腰大肌及左臀部可见冷脓肿形成,$L_{4,5}$ 水平椎管狭窄

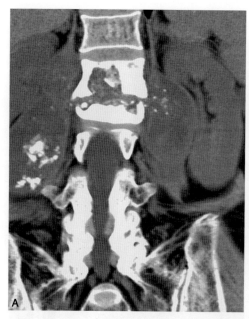
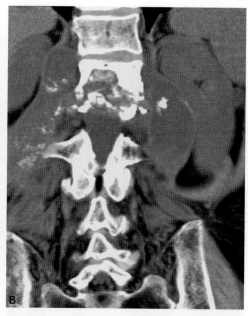

图9-1-3　脊椎结核伴椎旁脓肿、钙化

男性,40 岁,腰痛伴左下肢疼痛 2 年。A、B. CT 冠状面显示 $L_{2,3}$ 椎体相对缘骨质破坏,密度不均,破坏区散在斑点样死骨,$L_{2,3}$ 椎间隙狭窄,椎旁软组织肿胀,脓腔形成,脓腔内散在斑点样钙化,腰大肌受压移位

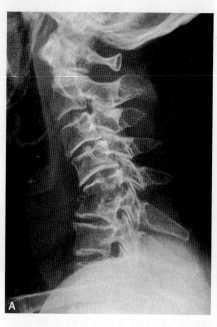
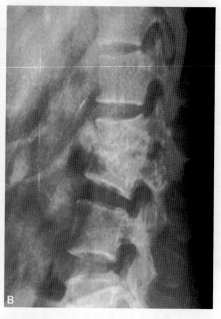

图9-1-4　脊椎结核

A. 男性,45 岁,颈部疼痛半年余,双上肢麻木 1 个月。X 线平片显示 $C_{5,6}$ 椎体相对缘骨质破坏,密度不均,椎间隙变窄消失,颈椎后凸畸形,椎前软组织明显肿胀;B. 男性,32 岁,腰部疼痛 1 年余,双下肢憋胀 3 个月。X 线平片显示 $L_{3,4}$ 椎体相对缘骨质破坏,密度不均,椎间隙变窄消失,局部椎管变窄,腰椎后凸畸形

【诊断要点】

①病变多见于青壮年,进展缓慢,症状轻微,临床上多有肺结核或泌尿系结核病史;②病变好发于腰椎;③X线平片显示椎体结构破坏及椎间隙狭窄;④CT可显示骨质破坏的范围、沙砾样钙化及死骨;⑤MR可显示骨结构、椎间盘及椎管受累程度及椎旁冷脓肿波及范围。

【鉴别诊断】

(1)化脓性脊椎炎:青壮年男性多见,临床症状重,椎间盘破坏明显,椎体骨质破坏与硬化并存,炎性肉芽组织强化较均匀,硬膜外脓肿较常见。

(2)骨转移瘤:有原发肿瘤病史,易累及附件结构,椎体破坏明显但椎间盘保留。

第二节 关 节 结 核

关节结核见图9-2-1~图9-2-5。

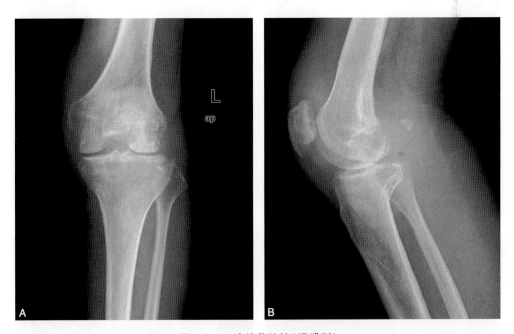

图9-2-1 膝关节结核(滑膜型)

男性,60岁,左膝关节疼痛半年。A、B. X线平片示左膝诸骨呈轻度骨质疏松表现,关节囊明显肿胀,关节边缘非承重面、股骨髁及胫骨髁后部骨质侵蚀破坏,边缘锐利

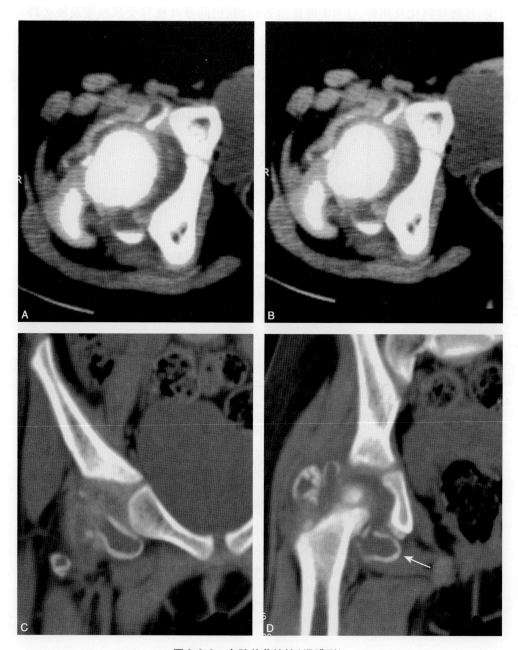

图9-2-2 右髋关节结核(滑膜型)
女性,5岁,跛行及右髋关节疼痛一年余。A～D. CT平扫及冠状面重建显示右髋关节囊明显肿胀,脓肿形成,边缘可见弧形钙化(箭)

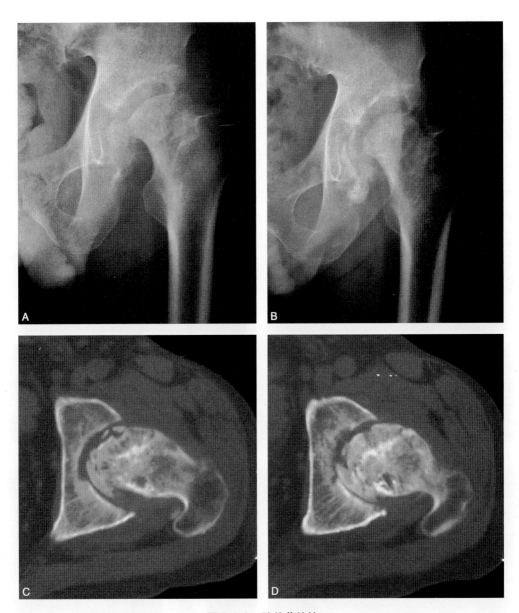

图 9-2-3　髋关节结核

男性,60 岁,间断发热 3 年,伴左髋关节疼痛 3 个月。A、B. 1 个月前及当前 X 线平片显示左髋关节骨质疏松,髋臼缘及股骨头可见骨质破坏,边缘毛糙,关节腔内可见团片状高密度影,关节囊肿胀,间隙增宽,病变有所进展;C、D. CT 平扫显示左股骨头变扁,碎裂,关节囊肿胀

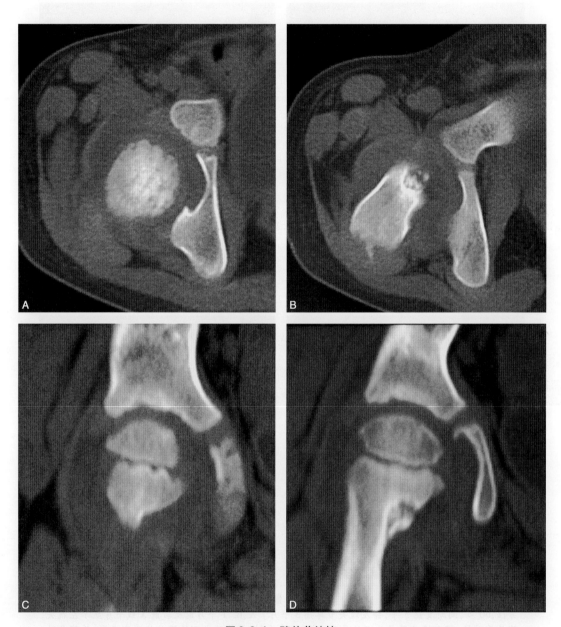

图9-2-4 髋关节结核

男性,5岁,右膝关节疼痛1年。查体右髋关节"4"字征阳性。CT平扫及重组显示右髋关节囊明显肿胀,右股骨颈可见骨质破坏,边缘稍硬化,局部可见沙砾样死骨

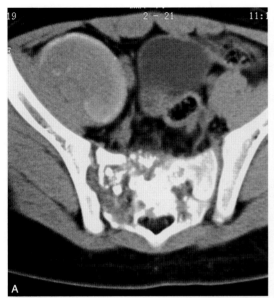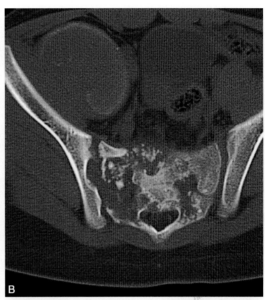

图9-2-5　右侧骶髂关节结核

男性,8岁,右下腹疼痛4个月。A、B. CT横断位显示右侧骶髂关节骨质破坏,骶骨破坏区内散在斑点样死骨,右侧髂窝区脓肿,中央呈低密度,脓壁呈环状高密度,边界清楚

【诊断要点】

①病变多见于儿童和青壮年,起病隐匿,病程较长;②病变好发于髋、膝、踝等大关节,分滑膜型和骨型两种,以前者多见;③X线平片显示关节周围软组织肿胀,关节间隙增宽或不对称性变窄,关节端骨质疏松,较少出现硬化,关节边缘可见鼠咬状骨破坏,边缘锐利,死骨少见;④CT可显示骨破坏的部位、大小;⑤MR可显示滑膜增生、关节积液、关节软骨和软骨下骨破坏及骨髓水肿。

【鉴别诊断】

(1)化脓性关节炎:病变进展迅速,关节软骨早期破坏,关节间隙狭窄甚至消失,关节面破坏以承重部为主,晚期形成骨性强直。

(2)色素沉着绒毛结节性滑膜炎(PVNS):好发于膝和踝关节,病程长。滑膜增厚形成结节或肿块,股骨或胫骨内外髁边缘有侵蚀性溶骨性破坏,一般无硬化边,亦无死骨或骨膜增生。滑膜病变出现MRI-T_2WI低信号对诊断有帮助。

第三节　骨　结　核

骨结核见图9-3-1~图9-3-4。

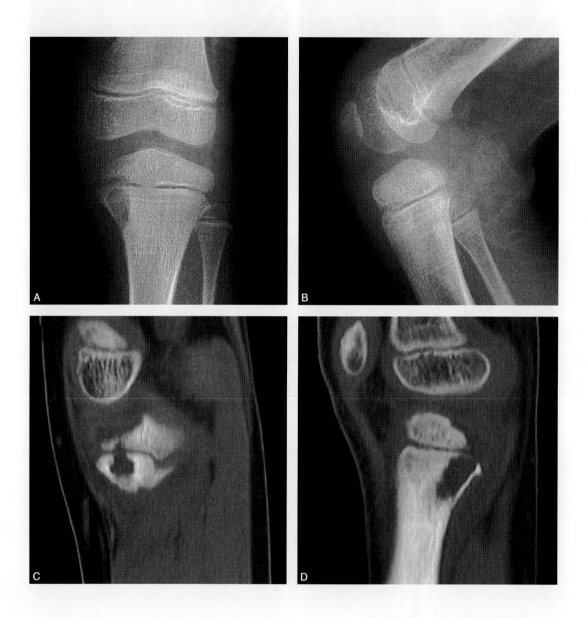

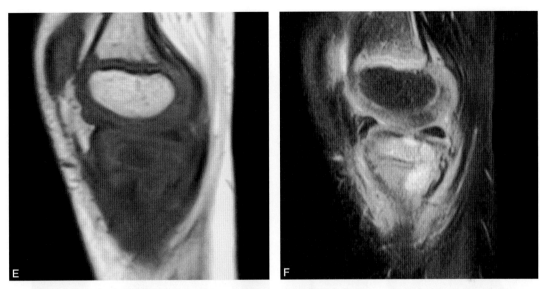

图 9-3-1　骨结核

女性,6 岁,左膝疼痛 3 个月余。A、B. X 线平片显示胫骨内侧干骺端椭圆形骨质破坏,破坏跨越骨骺软骨板,胫骨内侧骨骺密度减低;C、D. CT 冠状面、矢状面重建显示胫骨内侧干骺端骨质破坏,破坏区跨越骨骺软骨板侵及骨骺;E、F. MR 矢状面 T_1WI、T_2WI 显示胫骨干骺端破坏呈等 T_1 长 T_2 信号,病变侵及骨骺,关节软骨未见明显异常,周围软组织肿胀

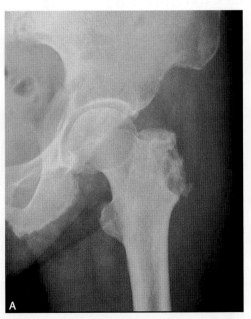

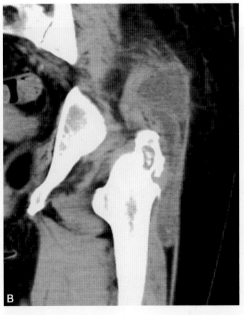

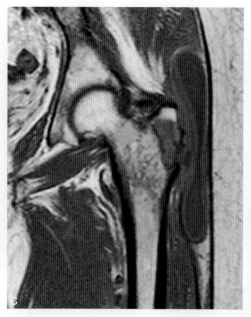
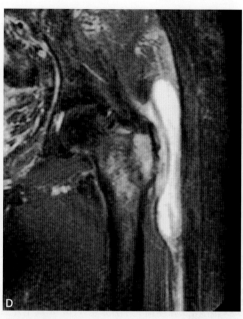

图 9-3-2 骨结核（边缘型）

女性，82岁，左髋痛半年。A. X线平片显示左侧股骨大粗隆边缘虫噬样骨质破坏伴薄层硬化边，局部可见钙化点和小死骨片；B. CT冠状位重组图像显示左侧股骨大粗隆骨质缺损伴沙砾样钙化，大粗隆外侧可见流注脓肿呈低密度，其下部可见点状钙化；C、D. MRI T₁WI、T₂WI-FS 序列显示左侧股骨大粗隆骨质缺损及其周围骨髓水肿，大粗隆外侧冷脓肿呈 T₂WI 高、T₁WI 低信号，脓肿壁较薄

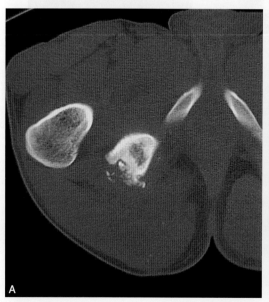
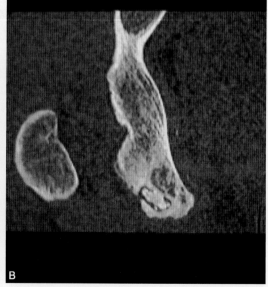

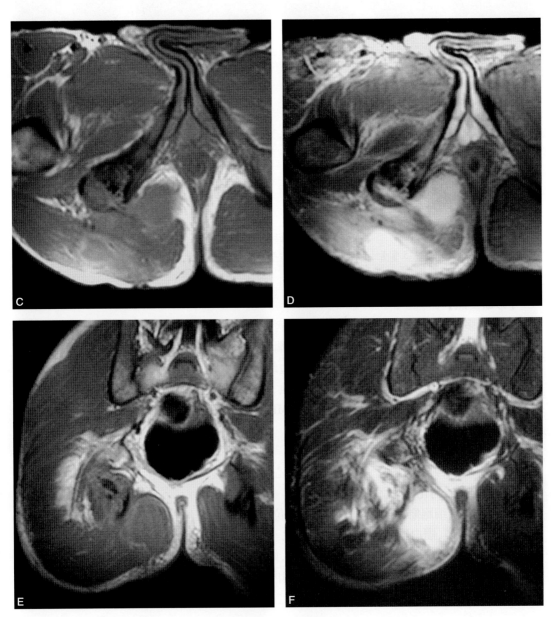

图9-3-3　骨结核

男性,34岁,右臀部疼痛10余天。A、B. CT横断面及冠状面重组图像显示右侧坐骨结节骨质破坏,并见沙砾样死骨,右臀部可见流注脓肿呈低密度,其内可见点状钙化;C~F. MRI T$_1$WI、T$_2$WI-FS序列横断面及冠状面显示右侧坐骨结节骨质破坏,右臀部侧冷脓肿呈T$_2$WI高、T$_1$WI低信号

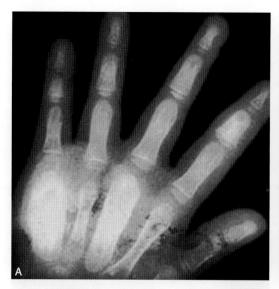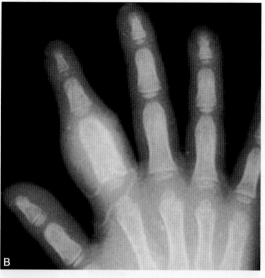

图9-3-4　骨结核

X线平片显示左手第3、5掌骨、示指中节指骨及右手示指近节指骨骨干增粗,骨质硬化,呈骨气臌样改变,周围软组织肿胀

【诊断要点】

①病变多见于儿童和青少年,症状轻微,病程较长;②病变好发于管状骨骨骺和干骺端,一般为单发,分为中心型和边缘型两种,干骺端结核两种均有,骨骺结核多为中心型;③X线平片显示中心型病变形成横跨骺线的空洞,边缘部分硬化,为特征性表现;边缘型病变多见于骺板愈合后的干骺端,表现为局部骨质侵蚀、凹形骨质缺损,可伴有薄层硬化边;④CT可显示骨质破坏的范围、沙砾样钙化及死骨;⑤MR可显示骨破坏周围骨质改变、冷脓肿累及范围和邻近关节受累情况。

【鉴别诊断】

（1）骨囊肿:好发于骨干或干骺端,呈中心性生长,其长径与骨干长轴一致,边缘清晰锐利,腔内无死骨或钙化,亦无骨膜增生。

（2）软骨母细胞瘤:好发于青少年,一般位于骨骺区,病灶较小,多呈圆形或类圆形,有硬化边,边缘清楚,瘤内可见斑点状、环状钙化。

（3）骨巨细胞瘤:多见于20~40岁成人,好发于长骨骨突部,常呈偏向性、膨胀性生长,边缘多较清晰,一般无硬化边,无骨膜增生,瘤内亦无死骨或钙化。

（杨毅　沈钧康　张泽坤）

参 考 文 献

1. 梁碧玲.骨与关节疾病影像诊断学.北京:人民卫生出版社,2006.

2. 吴恩惠.影像诊断学.第6版.北京:人民卫生出版社,2008.

3. 马跃,潘诗农,吴振华,等.儿童四肢关节结核MR影像特征分析.中国医学影像技术,2010,26(2):316-318.

4. 袁维军,骆世兵,王慧明.四肢关节滑膜结核的X线及MRI表现.放射学实践,2014,29(11):1311-1314.

5. 张忠民,付忠泉,金健,等.脊柱结核的MRI分型系统.中华骨科杂志,2011,31(5):418-423.

第十章

骨肿瘤与肿瘤样病变

第一节 骨 瘤

骨瘤见图 10-1-1 ~ 图 10-1-3。

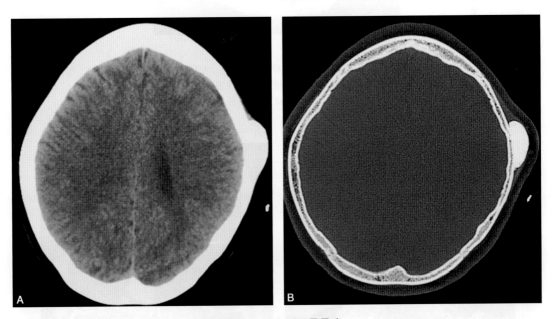

图 10-1-1 左侧顶骨骨瘤

女性,39 岁,自幼左侧头皮包块,无疼痛。A、B. CT 平扫显示左侧顶骨骨性密度肿块,表面光滑,基底部与颅骨外板关系密切,未见骨质破坏,周围未见软组织肿块形成

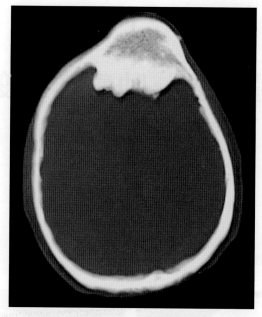

图 10-1-2 额骨骨瘤

男性,62 岁,发现额部质硬肿物 30 余年。CT 骨窗示额
部正中偏左与颅骨内外板相连的骨性密度影,向颅内、
外突出,边缘清楚,内部呈松质骨样密度

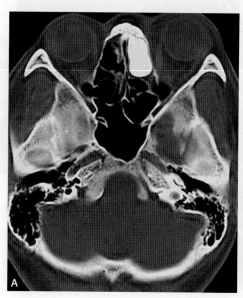

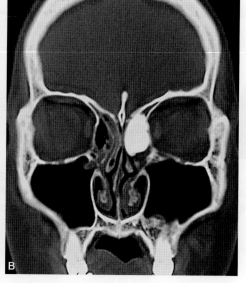

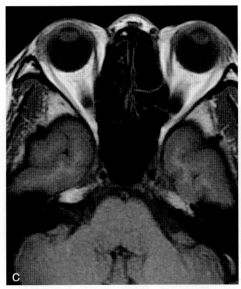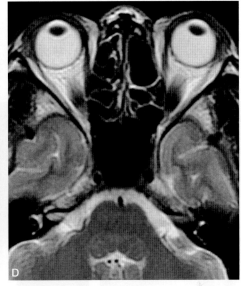

图 10-1-3 筛窦骨瘤

左眼球突出,复视伴疼痛 20 余天。A、B. CT 骨窗横断位和冠状位示左侧前组筛窦局部筛板消失,见团块状致密影,边缘清楚。C、D. MRI 平扫横断位 T_1WI、T_2WI 示左侧前组筛窦局部团块状无信号区,边缘清楚

【诊断要点】

①可发生于任何年龄,一般没有症状,检查时偶然发现;②单纯骨性肿块,位于骨表面(外生性)或骨内(内生性);③肿块边界清楚,无邻近骨质破坏和软组织肿块;④根据骨瘤的密度,骨瘤通常分为密质型、松质骨型和混合型;⑤颅骨是骨瘤的好发部位,其中松质骨型根据骨组织的多少,骨质密度差异较大。

【鉴别诊断】

(1) 骨样骨瘤:通常症状明显,有周围软组织炎症反应的表现,有瘤巢。

(2) 骨软骨瘤:通常位于软骨化骨的部位,长骨多见,有软骨帽。

(3) 颅骨脑膜瘤:通常增生硬化明显,有软组织肿块,有明显脑膜增厚和强化。

(4) 额骨内板增生症:常见于停经后的妇女,额骨内板明显增厚并呈波浪状不规则。

(5) 嗜酸性肉芽肿:常见于青少年;临床有疼痛症状;颅骨通常无明显膨胀,有"穿凿样"骨质破坏,边缘清楚,常伴周围软组织肿块和肿胀。

(6) 表皮样囊肿:通常位于颅缝位置,边缘清楚光滑有硬化,囊内呈低密度但较混杂。

第二节 骨 样 骨 瘤

骨样骨瘤见图 10-2-1、图 10-2-2。

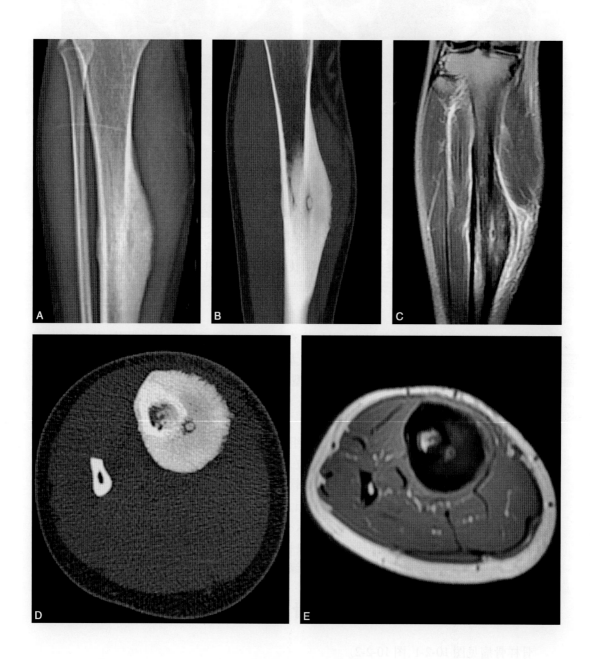

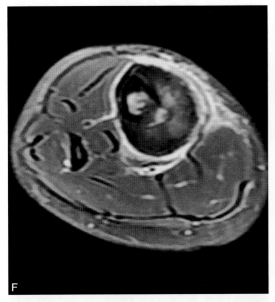
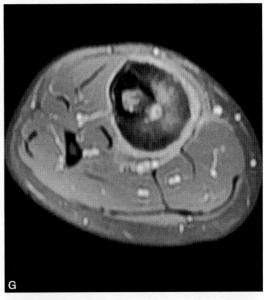

图 10-2-1 右胫骨中段骨样骨瘤

女性,14岁,右小腿疼痛不适、发现肿块1周。A. X线平片显示右侧胫骨中段内侧骨皮质广泛性增厚,其中可见透亮区;B、D. CT冠状面重组(B)及横断面(D)显示偏侧性骨皮质增厚,其中可见透亮区和透亮区中央钙化,骨髓腔明显狭窄,未见明确软组织肿块形成;C、E~G. MRI T_1WI 冠状面(C)显示增厚骨皮质中央低信号结节,结节 T_2WI 横断面(E)呈稍高信号,环绕胫骨可见带状高信号,边界不清楚,增强后 T_1WI 横断面(F、G),中央结节明显强化,骨髓腔和周围软组织带状强化

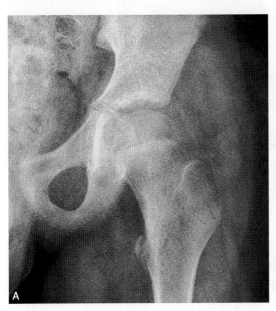
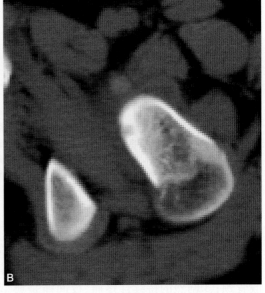

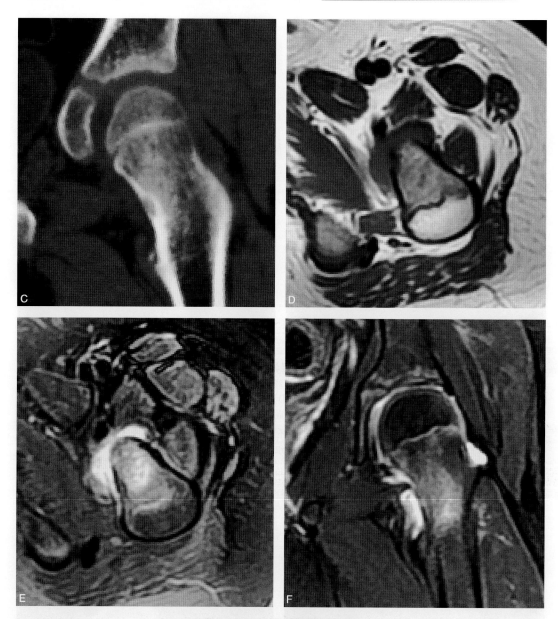

图 10-2-2 左股骨颈骨样骨瘤

男性,12岁,左侧髋关节疼痛3个月。A. X线平片显示左侧股骨颈内侧皮质增厚,其中可见微小卵圆形透亮区,边缘稍硬化,未见明显骨膜反应;B、C. CT横断面和冠状面重组显示股骨颈内侧小圆形透亮区,周边骨皮质增厚,无明确软组织肿块形成;D~F. T_1WI、T_2WI横断面及T_2WI-FS冠状面显示病灶呈长T_1长T_2信号影,周围可见广泛骨髓水肿和关节腔积液

【诊断要点】

①可发生于任何年龄,以5~24岁的青少年多见,男性多见;②70%以上发生在长管状骨,下肢骨多于上肢骨,骨干多于干骺端,骨骺和关节内少见;关节囊内骨样骨瘤好发于股骨颈;③剧烈的持续性疼痛、夜间痛是典型的临床症状;位于关节囊内的骨样骨瘤有不同的临床特点,通常表现为关节酸胀,疼痛症状不明显,也不表现出典型的夜间痛,患者症状与活动无关;④典型影像表现是中央圆形或卵圆形透亮区(瘤巢),大小不超过1.5cm,

中心发生钙化,周围广泛性骨皮质增厚及软组织肿胀。关节囊内骨样骨瘤影像学与典型骨样骨瘤不同,病灶较小,无明显骨膜增生,容易漏诊。通常可见邻近关节多量关节囊积液。MRI 显示明显而广泛的骨髓水肿,对诊断有重要的意义;⑤注射造影剂后瘤巢可强化,以 MRI 显示最佳。

【鉴别诊断】

(1) 慢性骨髓炎:常常患骨呈广泛性增生硬化,无瘤巢。

(2) 皮质内脓肿:影像表现类似,但无瘤巢钙化,MRI 对鉴别有帮助,中央脓肿不强化。

(3) 疲劳性骨折:有明确病史,疼痛方式不同。皮质常环形增厚,隐约可见骨折线,无瘤巢和瘤巢钙化。

(4) 嗜酸性肉芽肿:骨质破坏和软组织肿块常较明显。

(5) 滑膜炎:关节囊内骨样骨瘤常因关节囊内大量积液而误诊为滑膜炎。MRI 发现骨髓水肿对诊断有提示价值,仔细寻找微小的瘤巢对明确诊断很重要。

第三节　骨母细胞瘤

骨母细胞瘤见图 10-3-1、图 10-3-2。

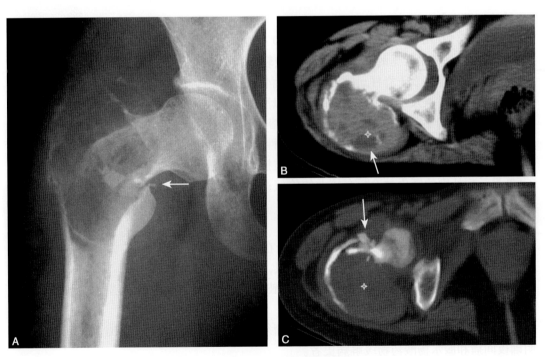

图 10-3-1　右股骨骨母细胞瘤

女性,29 岁,右髋疼痛 1 年余,加剧伴活动障碍 20 天。A. X 线平片见右股骨上段、大转子囊样膨胀性骨质破坏,边界尚清楚,硬化不明显,有菲薄的骨壁存在。股骨颈病理性骨折(箭);B、C. CT 平扫显示为膨胀性骨质破坏,骨壁有部分缺损,髓腔被软组织密度影所取代,密度不均匀,CT 值 36 ~ 57Hu,其中可见多个小囊变区,周围骨质有局限性轻度硬化,骨外未见软组织肿块,关节囊内见少量积液。股骨颈病理性骨折清晰显示(箭)

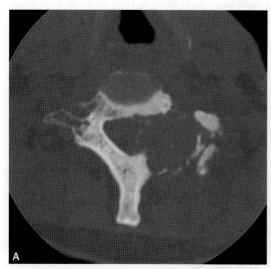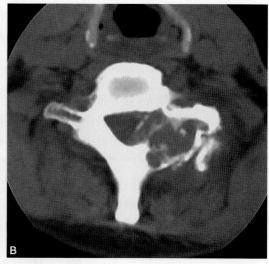

图 10-3-2 第 7 颈椎骨母细胞瘤

男性,68 岁,颈痛 4 年伴左上肢麻木无力 1 个月。A、B. CT 平扫显示第 7 颈椎左侧椎弓膨胀性骨质破坏区,边界清楚,其内可见点片状钙化,周围骨质增生硬化,骨皮质破坏,邻近椎管受累及

【诊断要点】

①绝大多数(70%)的骨母细胞瘤见于 10 ~ 30 岁,男女发病率约为 2∶1;②局限性疼痛是骨母细胞瘤病人最常见的临床症状,通常较轻,无骨样骨瘤夜间加重和服用水杨酸类药物后缓解的特点;③好发于脊柱、长管状骨、颅面骨及手足骨。椎体附件是骨母细胞瘤好发部位,常偏心生长并累及椎体附件;在长骨,又以股骨和胫骨常见,75% 的病变发生在骨干,其余见于干骺端,骨骺罕见;④影像学表现可分溶骨性、成骨性和混合性。在长管状骨,以溶骨性较为多见,肿瘤多起源于髓腔,呈囊样膨胀性骨质破坏,圆形或椭圆形,边界清楚,常有钙化,周围骨质有轻度增生硬化;⑤"单侧骨皮质插入征"是骨母细胞瘤的有价值的征象之一;⑥CT 显示病灶内的钙化对诊断有较大的价值;⑦MRI 显示广泛骨髓水肿和邻近关节积液、软组织肿胀等对诊断有较大帮助。

【鉴别诊断】

(1) 骨巨细胞瘤:常见于成人,发病年龄在 20 ~ 40 岁,好发于骨端关节面下。膨胀明显,病灶中央因反复出血造成含铁血黄素沉积,MRI 可见斑片状低信号。

(2) 动脉瘤样骨囊肿:常以膨胀性骨质破坏为主,病灶内部缺少实质成分,可见液-液平面。

(3) 骨样骨瘤:以成骨为主的骨母细胞瘤须与骨样骨瘤鉴别,后者病灶常<1.5cm,具有明确夜间痛和服水杨酸药物缓解病史者。

(4) 转移瘤:发病年龄较大,有原发肿瘤史,肿瘤周围骨髓水肿少见。

(5) 骨结核:常累及椎间盘和相邻椎体。

第四节 骨 肉 瘤

骨肉瘤见图 10-4-1 ~ 图 10-4-4。

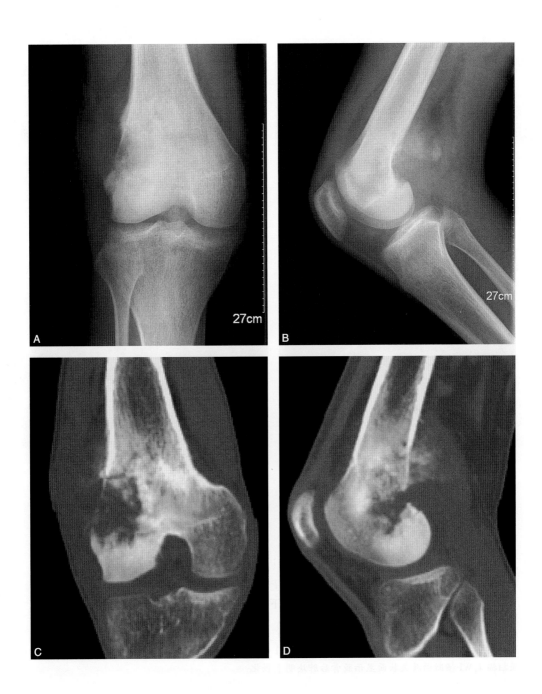

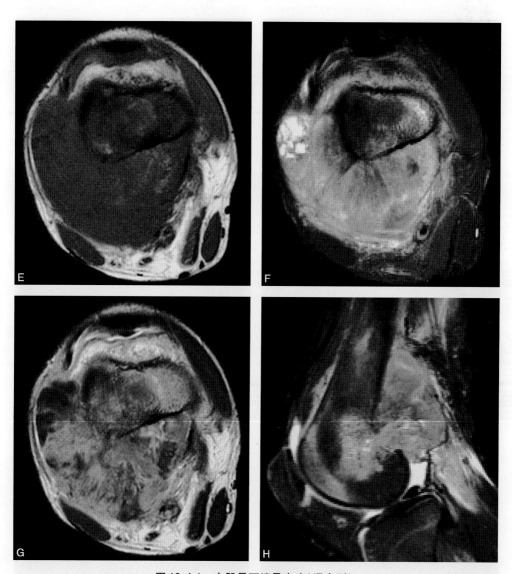

图 10-4-1 右股骨下端骨肉瘤（混合型）

男性,19 岁,右大腿疼痛伴功能障碍 2 个月。A、B. X 线平片显示右股骨下端混合性骨质破坏,其中内后方皮质缺损,伴软组织肿块和瘤骨形成;C、D. CT 冠状面和矢状面重组显示骨质破坏区边界不清楚,伴软组织肿块和针状骨膜反应;E ~ H. T_1WI 和 T_2WI-FS 横断面显示软组织肿块更加清楚,增强扫描 T_1WI 横断面及矢状面显示股骨后肿块明显强化

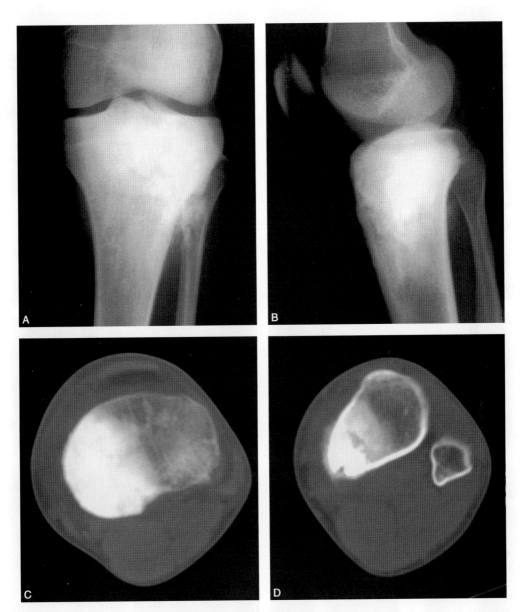

图 10-4-2　左胫骨骨肉瘤（成骨型）

男性,20 岁,左膝关节内侧肿痛伴功能障碍 3 个月。A、B. X 线平片示左胫骨近端骨质增生硬化,呈象牙质样改变,外侧软组织内见少量瘤骨,骨质破坏不明显;C、D. CT 平扫显示髓腔内致密瘤骨形成,无明显骨质破坏,骨表面有短簇垂直骨针。周围软组织略肿

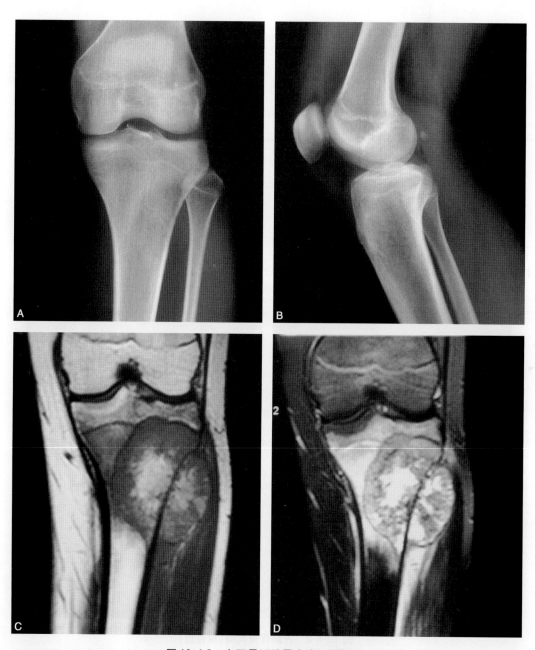

图 10-4-3 左胫骨近端骨肉瘤(溶骨型)

男性,17岁,左小腿近端疼痛1个月余。A、B. X线片示左胫骨干骺端外侧密度不均匀减低,边缘不清;C、D. MRI扫描示病变呈混杂长 T_1 长 T_2 信号,外侧皮质受侵变薄,其外可见软组织肿块影,与肿瘤信号相似;胫骨近端骨骺受侵呈长 T_1 长 T_2 信号;病变周围干骺端及骨骺呈长 T_1 长 T_2 骨髓水肿信号

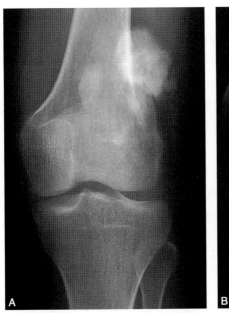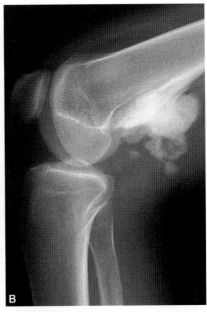

图 10-4-4　左股骨远段骨旁骨肉瘤

女性,22 岁,左膝疼痛 3 个月。A、B. X 线片示左股骨干骺端后方可见皮质旁可见团块状高密度影,局部骨皮质变薄,髓腔内未见明显异常,周围软组织肿胀

【诊断要点】

①骨肉瘤好发于青少年,其中 75% 的病例见于 10~25 岁,男女发病率为 2∶1。主要临床症状表现为局部疼痛、肿胀、肤温升高和运动受限;②骨肉瘤典型发病部位是四肢长骨(80%),尤其以股骨、胫骨及肱骨多见,50%~75% 的骨肉瘤发生在膝关节周围。少见部位有颅骨、肋骨、肩胛骨、锁骨、胸骨、尺骨、桡骨和手足骨;③起源于骨表面的骨肉瘤有三个亚型:骨旁骨肉瘤、骨膜骨肉瘤和骨表面高度恶性骨肉瘤,其中以骨旁骨肉瘤较为常见,约占原发性骨肿瘤的 1.7%,它是一种低度恶性骨肉瘤。骨旁骨肉瘤的平均发病年龄为 31.3 岁,明显高于普通骨肉瘤,女性多见。好发于四肢长骨,依次为股骨、肱骨、胫骨。骨旁骨肉瘤的发病部位有一定的倾向性,在股骨远端,有 50%~70% 起源于股骨后方骨皮质;在胫骨、肱骨和腓骨,绝大多数发生于近侧干骺端。临床上多数病人表现为无痛性逐渐增大的肿块,约 1/3 的患者可出现邻近关节活动受限。多数病人病程在 1 年以上;④骨肉瘤的 X 线表现根据其破坏骨质和形成瘤骨的多少可分为溶骨型、成骨型及混合型。其中以混合型最常见,典型表现为边界不清的骨质破坏伴有骨内外肿瘤新生骨形成,骨皮质被突破,在骨旁形成软组织肿块,可见"Codman's 三角"或放射状骨膜反应;CT 在显示肿瘤骨的分布,软组织肿块及其与邻近血管、神经的关系,骨髓腔受累程度及范围等方面有较大的优势;MRI 显示软组织肿块和肿瘤骨内蔓延范围最佳;⑤骨旁骨肉瘤的影像表现有其特征性,典型表现为高密度卵圆形或类圆形肿块,边界清晰,分叶状,宽基底与患骨的外层骨皮质相贴,骨皮质常有增厚,可见一条细窄的透亮线将骨皮质和瘤骨的主要部分分开。随着肿瘤的生长蔓延,透亮线可渐渐显示不清。

【鉴别诊断】

（1）尤因肉瘤：发病年龄更小，好发于长骨骨干，以溶骨性破坏为主，进展迅速。

（2）骨髓炎：成骨为主的骨肉瘤需鉴别慢性骨髓炎，后者累及范围较广，但不具有软组织肿块，可见脓腔。

（3）上颌骨骨肉瘤需与以下病变鉴别：筛窦肿瘤侵犯上颌骨：后者通常软组织肿块较明显，骨质呈轻度膨胀表现。转移瘤：颅面骨肿瘤转移较少见，常为纯溶骨性骨质破坏，骨膜反应和成骨现象少见。海绵状血管瘤：骨质受压改变，可有轻度膨胀，但不发生骨质破坏。

（4）骨旁骨肉瘤需与以下病变鉴别：骨化性肌炎：有外伤病史，主体位于软组织内，表现为周围高密度、中央低密度的"蛋壳样"改变，部分骨化性肌炎邻近骨皮质，需要与本病鉴别。骨痂：有外伤史，环绕骨折部位生长，无软组织成分。

第五节　骨 软 骨 瘤

骨软骨瘤见图 10-5-1、图 10-5-2。

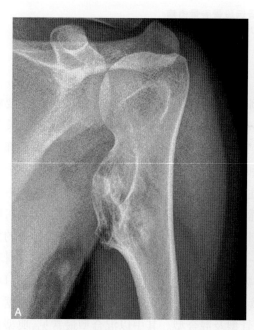
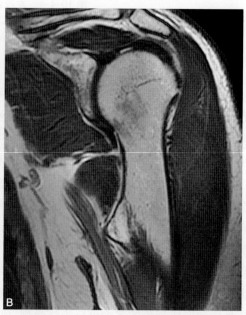

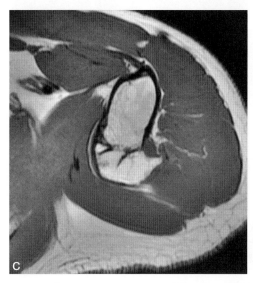
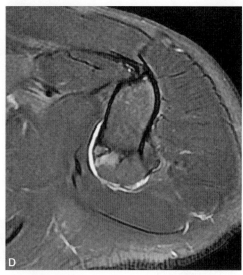

图 10-5-1　左肱骨近段骨软骨瘤

男性,23 岁,发现左上臂内侧局部肿块数日。A. X 线平片示肱骨近段宽基底骨性肿块,表面欠光整,可见斑片状钙化;B~D. MRI T₁WI 冠状面及 T₁WI、T₂WI 横断面示肿块内部为骨髓信号,并与肱骨骨髓腔交通,表面软骨帽菲薄,无明确软组织肿块形成

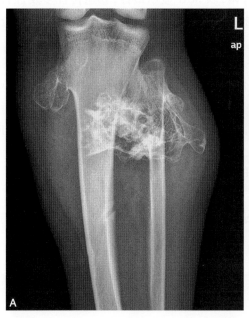
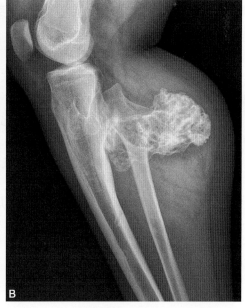

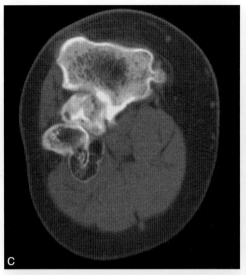 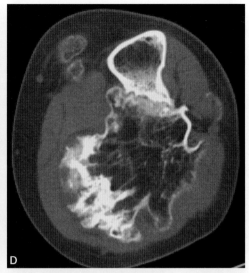

图 10-5-2 双侧胫腓骨多发骨软骨瘤（遗传性多发性骨软骨瘤）

男性，16 岁，自幼双膝多发肿块。A、B. X 线平片显示胫腓骨近端多发性外生骨疣，邻近骨质受压变形；C、D. CT 显示双侧骨疣与患骨髓腔交通，表面不光滑，可见局部软组织密度影和斑点状钙化

【诊断要点】

①最常见的良性骨肿瘤，多数无症状，检查时偶然发现。较大者可表现为局部质硬肿块；②多发生在长管状骨，典型部位在干骺端，并背向关节生长；③肿瘤皮质与母骨连续，髓腔交通；④CT 和 MRI 可以显示瘤体表面的软骨帽，以 MRI 显示最佳；⑤遗传性多发性骨软骨瘤，为常染色体显性遗传性骨病，表现为全身多处质硬肿块和骨骼变形等，其影像检查的重点是早期发现、诊断肿瘤恶变。

【鉴别诊断】

（1）软骨肉瘤：部分骨软骨瘤可恶变为软骨肉瘤。表现为软骨帽增厚、骨质破坏并软组织肿块形成。

（2）牵引性骨赘：肌腱和韧带附着点钙化，类似骨软骨瘤。但根据发生部位、走行方向、是否有骨髓腔与母骨交通等可以鉴别。

（3）肱骨髁上突：肱骨髁上面向关节生长的骨疣，为正常变异。

第六节　内生软骨瘤

内生软骨瘤见图 10-6-1 ~ 图 10-6-3。

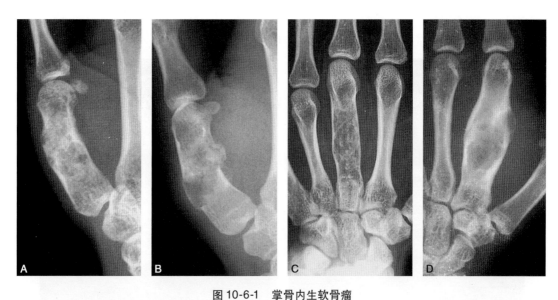

图 10-6-1 掌骨内生软骨瘤

A、B. X线平片见右手第一掌骨骨质囊样破坏,明显膨大,边缘光滑锐利,其内可见片状高密度影;
C、D. X线平片示左手第 3 掌骨及第 2 掌骨囊状膨胀性骨质破坏,边缘硬化、可见骨嵴,邻近未见骨膜反应和软组织异常

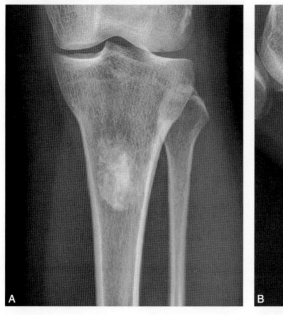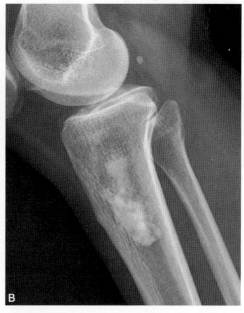

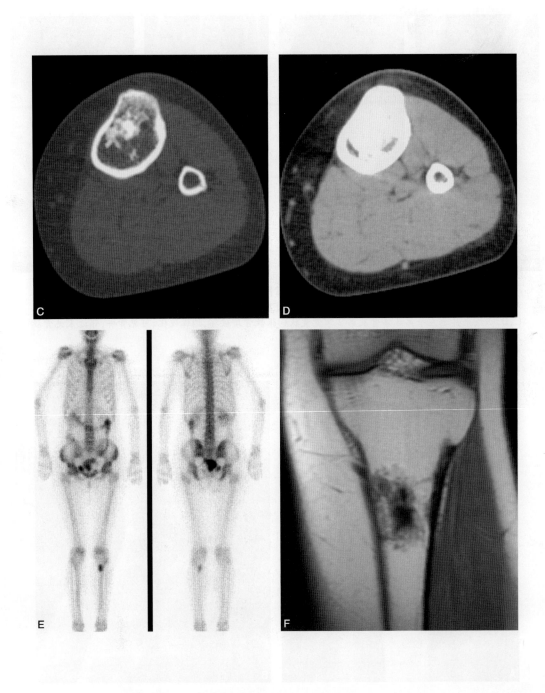

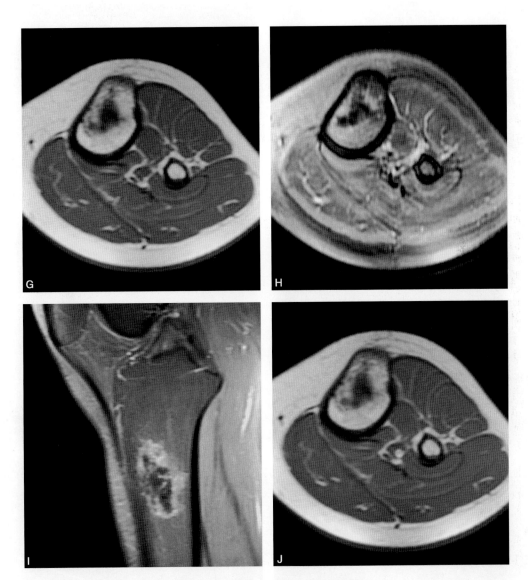

图 10-6-2　左胫骨近段内生性软骨瘤

女性,51 岁,8 年前有外伤史,摄片发现胫骨病变。A、B. X 线平片显示胫骨近段髓腔内片状高密度影,髓腔无扩大,骨质无破坏,未见骨膜反应;C、D. CT 显示髓腔内无定形钙化,未见软组织肿块影;E. ECT 显示局部核素浓聚;F ~ H. MRI T_1WI 冠状面及横断面和 T_2WI-FS 横断面显示髓腔中央低信号区,无骨髓水肿和软组织肿块;I、J. 增强扫描矢状面及横断面未见异常强化影

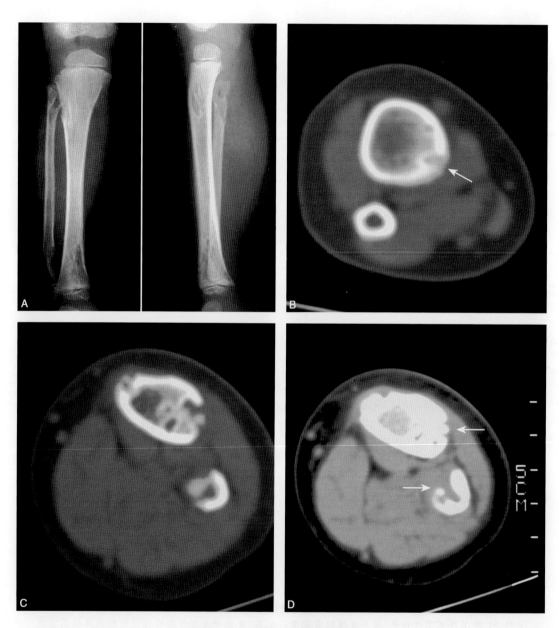

图 10-6-3 多发性胫腓骨软骨瘤

男性,4岁,右胫腓骨下段肿痛7、8个月。A. X线示右胫腓骨近、远侧干骺端均有骨皮质凹陷,边缘毛糙、轻度硬化;B~D. CT见左胫腓骨近远侧干骺端、右胫骨近侧干骺端多处骨皮质凹陷,部分呈小囊样改变,边界清楚、硬化。无明显骨膜反应和软组织肿块

【诊断要点】

①常见于20~40岁患者,男女发病率相似;②多发生在软骨化骨的骨骼。手足短管状骨最多见,长骨内生软骨瘤的典型部位是肱骨、股骨和胫骨;③临床症状多较轻微,发生在手足部位的病灶表现为无痛性肿块;④手足短管状骨的病灶多发生在骨干,X线表现为髓腔内边界清晰的圆形、椭圆形或分叶状透亮区,骨皮质轻度膨大、内层受侵蚀,病灶常有硬化边,少见骨膜反应。如病灶内见到环状或斑点状钙化,则具有特征性。对于长骨,中心性或偏心性生长、边界清晰的溶骨性病灶、骨皮质内层侵蚀及病灶内钙化是典型的X线表现;⑤CT和MRI对显示肿瘤范围,判断是否恶变有更大价值。

【鉴别诊断】

(1) 骨梗死:通常对称性出现,钙化位于病灶周边,MRI可见典型地图样表现。

(2) 骨内骨瘤:通常较小,密度更高,边界更清楚。

(3) 纤维异常增殖症:通常患骨形态发生改变,有膨大,病灶中央成"磨玻璃"样改变。

(4) 坐耻骨交界处软骨瘤需与以下病变鉴别:骨折:与陈旧的骨折需要鉴别,但外伤史、骨痂及软组织肿胀等征象可资鉴别;嗜酸性肉芽肿:有疼痛症状,周围软组织肿块和肿胀。

【诊断要点】

①皮质旁软骨瘤是一种少见的良性软骨类肿瘤,起源于骨膜下骨皮质表面或骨膜内,由透明软骨所构成;②多见于男性,男女比例约2:1,30岁以下青年和青少年好发,其中以10~20岁年龄段最常见;③肱骨近端、胫骨近端、股骨远端和掌骨的病灶占绝大多数,典型的发病部位在管状骨的干骺端。偶见于扁平骨或不规则骨;④临床表现包括局部轻微疼痛、肿胀和可触及的肿块;⑤皮质旁软骨瘤主要X线表现有:软组织肿块伴其下方骨皮质碟形凹陷或侵蚀;肿瘤基底部皮质凹陷、致密硬化;肿瘤与皮质表面交界处的骨膜新生骨呈唇样或风帆样增厚、翘起;因骨皮质内陷和骨膜新生骨而使髓腔变窄;肿瘤外围可见完整或不完整的薄壳;肿瘤内斑点状、环状钙化。

【鉴别诊断】

(1) 纤维结构不良:单侧发病,骨质形态和密度改变,皮质无缺损。

(2) 骨血管瘤:单骨或邻近多骨发病,常大范围累及骨髓腔和骨皮质,皮质可缺损,但无硬化边缘。

(3) 非骨化性纤维瘤:常单发,有典型的发生部位,X片和CT见局限性皮质缺损,后期可有钙化。

第七节 软骨黏液样纤维瘤

软骨黏液样纤维瘤见图10-7-1、图10-7-2。

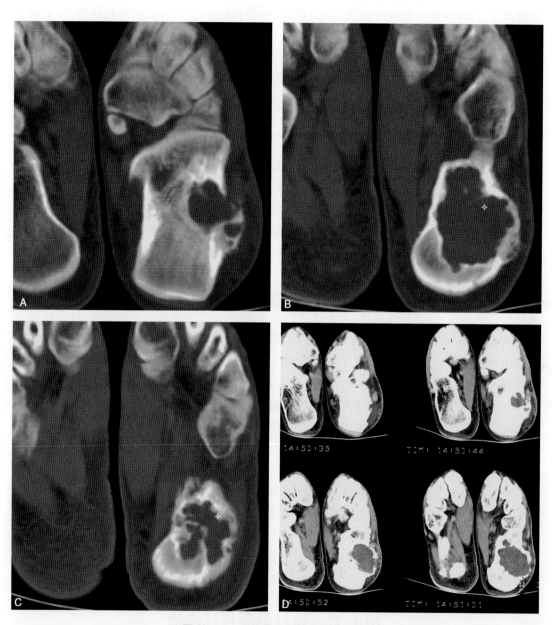

图 10-7-1 左跟骨软骨黏液样纤维瘤

男性,34岁,左跟痛5年,加重1年,查体无殊。A～D. CT显示左跟骨囊样膨胀性骨质破坏,骨壳尚完整,内壁极不光整且多粗大骨嵴,有较明显的硬化边。病灶中央为软组织密度影所充填,CT值35～44Hu。周围软组织有轻度肿胀

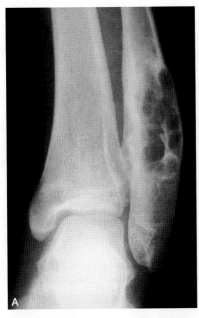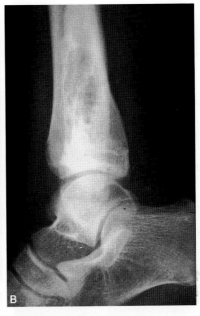

图 10-7-2 腓骨软骨黏液样纤维瘤

女性,16岁,小腿下段肿疼2年余。A、B. X线平片显示左腓骨下段多房性骨质破坏,其内可见较粗的分隔,稍膨胀,部分皮质变薄,皮质连续性可,未见明显断裂

【诊断要点】

①好发于 10~30 岁的青少年,男性略多于女性;②临床症状轻微,常因缓慢加重的局部疼痛、触痛、肿胀或肿块就诊;③下肢长骨是该肿瘤的好发部位,尤其是胫骨和股骨,约有42%的病变发生在膝关节上下。其他骨骼少见,如手足骨、脊柱、肋骨、胸骨、颅骨和锁骨等。在长骨,骨端和干骺端多见;④X线表现为局限性骨质破坏、边界清晰锐利、可见硬化边、膨胀的骨壳边缘分叶状或波浪状并有骨嵴突出、骨性间隔较粗大、皂泡样表现等。骨膜增生、钙化及病理性骨折少见;⑤CT可显示病灶中心软组织影,呈低或等密度,注射造影剂后强化不显著。

【鉴别诊断】

(1) 骨巨细胞瘤:位于关节面下,无硬化边,多见囊变、出血和坏死。

(2) 良性骨母细胞瘤:硬化边、骨嵴不明显,囊内常见钙化,周围常常炎性水肿。

(3) 跟骨脂肪瘤:X线常见跟骨规则边缘的透亮区,中央斑块样钙化,CT和MRI可资鉴别。

第八节 软骨母细胞瘤

软骨母细胞瘤见图 10-8-1。

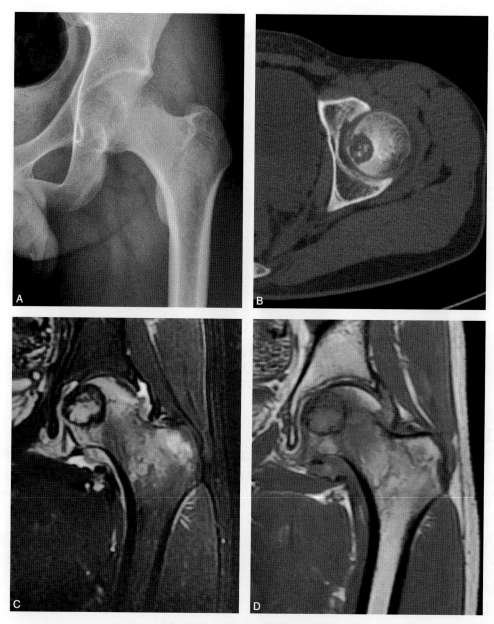

图 10-8-1　左侧股骨软骨母细胞瘤

男性,16 岁,髋关节痛数月。A. X 线平片显示左侧股骨骨骺内类圆形低密度影,边界较清楚有少许硬化;B、C. CT 平扫显示病灶内斑点状钙化,周围骨质增生硬化;D、E. T_1WI、T_2WI-FS 冠状面示病灶呈长 T_1 长 T_2 信号,其中信号欠均匀,股骨头和股骨颈广泛骨髓水肿表现,髋关节积液

【诊断要点】

①多见于骨骺闭合前的青少年;②好发于长骨骨骺,可累及骨性关节面或跨越骨骺板累及干骺端;③典型 X 线表现包括:骨骺偏心性骨质破坏,边界清楚,呈圆形、椭圆形、分叶状或扇贝状;有 1～2mm 宽的硬化边使肿瘤与邻近骨质分开;病灶内有程度不同的钙化;干骺端附近可见骨膜反应;④CT 显示病灶内的钙化敏感,提供定性诊断依据;⑤MRI 显示广泛骨髓水肿和邻近关节积液、软组织肿胀对诊断有较大帮助。

【鉴别诊断】

（1）骨巨细胞瘤：发病年龄在 20 ~ 40 岁，膨胀明显。

（2）动脉瘤样骨囊肿：膨胀明显，常见液-液平面，实质成分较少，周围水肿不明显。

（3）骨结核：常累及关节造成关节结核，有脓肿和淡薄钙化。

第九节 软 骨 肉 瘤

软骨肉瘤见图 10-9-1、图 10-9-2。

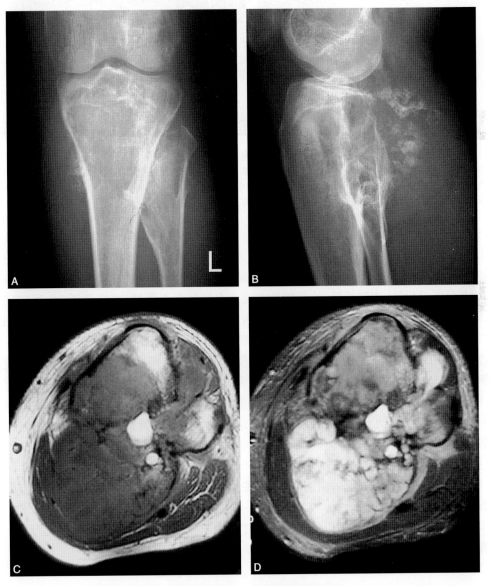

图 10-9-1 胫骨近端软骨肉瘤

男性，45 岁，左胫骨上段肿物 30 余年，近半年生长迅速。A、B. X 线平片显示左胫骨近端内后方不规则骨质破坏，周围可见大量的环形、半环形及絮状钙化，并伴有大的软组织肿块。腓骨近端可见多个骨软骨瘤；C、D. MRI 显示病灶呈不均匀长 T_1 长 T_2 信号，信号不均匀，平片所示钙化影为低信号

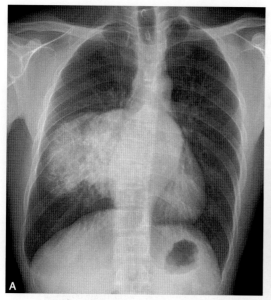
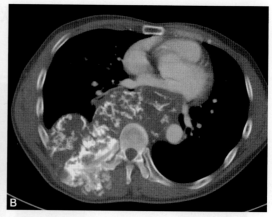

图10-9-2　右侧胸椎旁软骨肉瘤

男性,42岁,发现胸部肿物2周。A. X线平片显示右下肺大片密度增高影,边界清楚;B. CT平扫示右侧背部以肋骨为中心巨大肿块,形状不规则,肿块突入肺内、心后-脊柱前间隙和背部软组织内。肿块密度混杂,其中可见大量片状、条索状钙化,肋骨局部骨质破坏

【诊断要点】

①软骨肉瘤男性多见,常发生在30~60岁之间,平均年龄46岁;②疼痛和可触及的软组织肿块是主要的临床表现,病程1~2年;③最为常见的发病部位在骨盆,其中髂骨最好发,其次是耻骨及坐骨、四肢长骨,长骨软骨肉瘤大多数见于干骺端,可向骨骺(骨端)蔓延。锁骨、肋骨、胸骨及手足短管状骨相对少见,肋骨、胸骨的软骨肉瘤多起源于骨软骨连接处;④典型影像学表现为髓腔起源、纵向生长、轻微膨胀、多呈分叶状的溶骨性骨质破坏,骨质破坏的边缘多不清楚,可伴皮质增厚、骨内层皮质侵蚀、边缘不规则增生硬化、少量骨膜反应及软组织肿块。病灶内钙化较常见且是特征性改变;⑤CT能更好地判断钙化的形态、密度及分布,低度恶性软骨肉瘤钙化的分布较均匀,而恶性度高者常相反;⑥MRI显示肿块主体呈长 T_1 长 T_2 信号,注射后无强化,提示黏液样变,这是软骨肉瘤的特征性信号变化;注射造影剂后常呈花环样强化。

【鉴别诊断】

(1) 骨肉瘤:区分肿瘤骨和钙化是鉴别的关键,一般肿瘤骨无定形,边缘较不清楚,而钙化成条状、片状,边界较清楚。

(2) 转移瘤:少数转移瘤可以出现钙化或骨碎片,但以骨质破坏和软组织肿块为主。常边界清楚,实体成分较多,坏死不彻底。

(3) 动脉瘤样骨囊肿:边缘清楚,常见液平,软组织成分较少。

第十节　骨化性纤维瘤

骨化性纤维瘤见图 10-10-1。

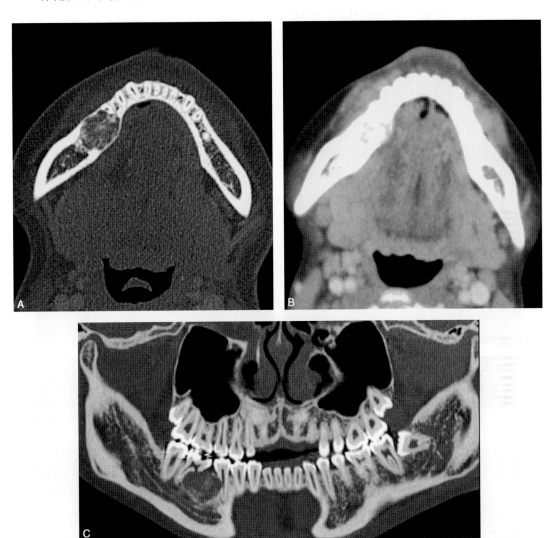

图 10-10-1　右下颌骨骨化性纤维瘤

女性,18 岁,龋齿检查发现下颌骨病灶。A、B. CT 平扫显示右侧下颌骨体部骨质破坏区,轻度膨胀,
边界清楚,其中可见斑片状钙化;C. CT 曲面重建显示病灶压迫并吸收邻近牙根

【诊断要点】

①常见于青年人,女性多于男性;②颌面骨,尤其是上、下颌骨多见;③生长缓慢,早期无
自觉症状,肿瘤增大后可造成面部畸形及牙移位;④典型 X 线表现为边界清楚的骨质破坏
区,其中密度不均匀,可见散在斑片状钙化。

【鉴别诊断】

(1) 造釉细胞瘤:膨胀明显,密度不均匀,破坏牙根。

（2）牙源性囊肿：膨胀明显，囊性密度，边界清楚，牙根通常推移改变。

第十一节 非骨化性纤维瘤

非骨化性纤维瘤见图 10-11-1、图 10-11-2。

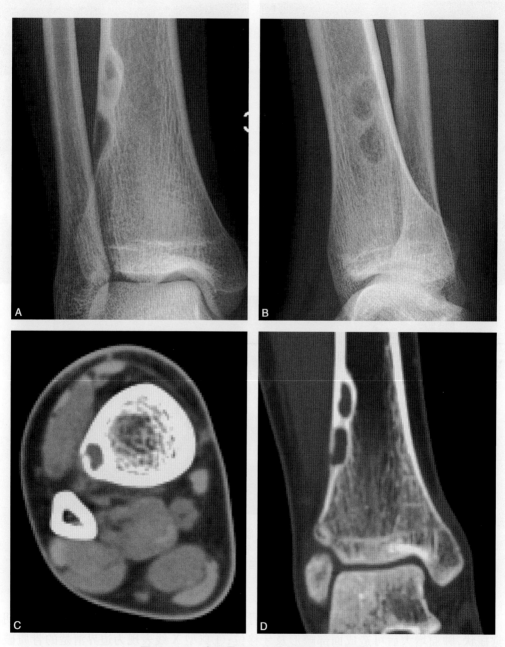

图 10-11-1 右胫骨下段外侧非骨化性纤维瘤

男性，16 岁，外伤摄片发现右胫骨病灶 2 周。A、B. X 线平片显示右胫骨下段外侧囊样骨质缺损，边缘明显增生硬化；C、D. CT 横断面及冠状面重组显示病灶位于皮质内，中心为软组织密度影，未见骨外软组织肿块形成，无骨膜反应

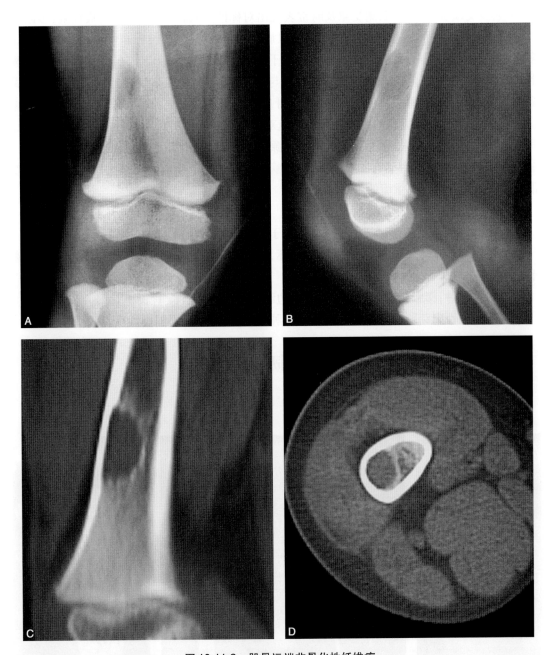

图 10-11-2　股骨远端非骨化性纤维瘤

男性,9 岁。A、B. X 线片示右股骨远端偏心性圆形骨质缺损区,周边骨质硬化;C、D. CT 示股骨远端内后侧骨皮质内圆形骨质破坏,边界尚清,轻度骨质硬化

【诊断要点】

①非骨化性纤维瘤是一种少见的良性骨肿瘤,好发于10~20岁的儿童及青少年,男性居多;②90%以上的肿瘤发生在长骨,其中以胫骨、股骨、腓骨和肱骨最常见。病灶多为单发,少数多发或多骨受累,双侧受累及时常表现出对称性发病;③本病临床症状轻微,多以局部隐痛或其他偶然原因摄片发现,少数病例以病理性骨折首诊;④长骨非骨化性纤维瘤病灶多起始于距骺板1~4cm的干骺端,并随着骨干的纵向生长发育逐渐远离骨骺板。肿瘤呈圆形或卵圆形的密度减低区,偏心性生长,纵轴与骨干一致,单房或多房分叶状,边界清楚,周缘可有部分或完整的薄层硬化带;⑤以侵犯骨皮质为主,致皮质变薄及轻度膨胀,有时边缘呈肥皂泡样改变,突入髓腔的内缘一般不累及对侧骨皮质;⑥CT对于判断皮质起源有帮助。病灶近端"V"字形表现提示病变从骨皮质起源,在定性诊断中有重要价值;⑦MRI呈长T_1、短T_2信号,80%左右的肿瘤有明显强化,其余病例则有周边或瘤内间隔强化。MRI信号可以很好地反映非骨化性纤维瘤的组织学特征。

【鉴别诊断】

(1)纤维结构不良:病变范围较广,起源于髓腔,典型磨玻璃样改变对鉴别诊断有价值。

(2)动脉瘤样骨囊肿:膨胀性骨质破坏,CT和MRI显示病灶中央囊样表现和液-液平面。

(3)骨囊肿:膨胀明显,内部密度均匀,边缘清楚。MRI呈长T_1长T_2信号。

(4)嗜酸性肉芽肿:髓腔起源,有软组织肿块和骨膜反应,周围炎症反应较明显。

第十二节　韧带样纤维瘤

韧带样纤维瘤见图10-12-1、图10-12-2。

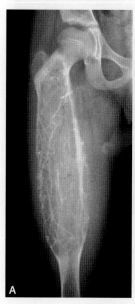
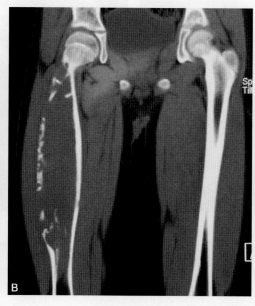
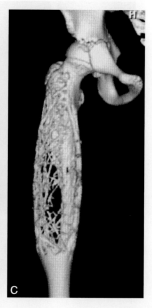

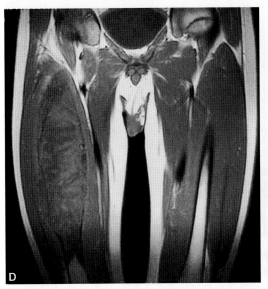
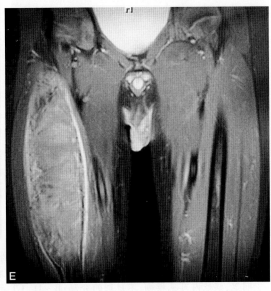

图 10-12-1 右股骨干韧带样纤维瘤

男性,14 岁,右大腿间歇性疼痛 3 个月余。A. X 片示右股骨中上段膨胀性骨质破坏,边界清楚,病灶内可见大量骨性分隔,呈网格状;B、C. CT 示右股骨中上段膨胀性、中心性囊样等密度区,边界清晰,可见大量骨嵴。无软组织肿块影;D、E. MRI 示右股骨中上段骨质破坏,信号不均匀,T_1WI 等信号肿物内可见大量条状低信号,T_2WI 肿瘤呈混杂高信号伴多发条状低信号,周围软组织内未见肿块

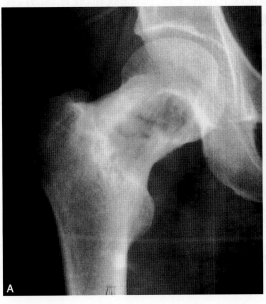
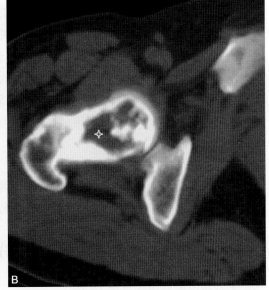

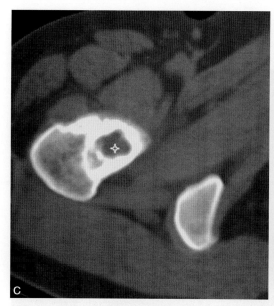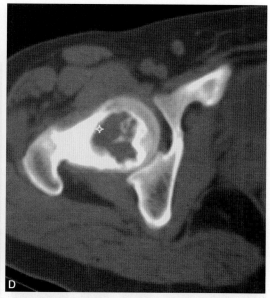

图 10-12-2　右股骨颈韧带样纤维瘤

女性,35岁,右髋部酸痛不适3个月余。A. X片示右股骨颈囊样骨质破坏,边界清楚有硬化,膨大不明显,病灶内可见模糊、不规则的分隔;B~D. CT示右股骨颈中心性囊样透亮区,边界清晰、有硬化且呈分叶状,可见粗大骨嵴,无软组织肿块影

【诊断要点】

①骨韧带样纤维瘤的平均发病年龄是23岁,75%的病人在30岁以下,6%超过50岁。男女发病率相似;②临床症状无特征性,表现为疼痛和局部可触及的肿块,病程几周到数月不等,有12%的病人发生病理性骨折;③发病部位以下颌骨、四肢长骨(股骨、胫骨、肱骨、桡骨)和骨盆最常见,在股骨,以股骨颈及粗隆部最为常见。在长管状骨,典型病变位于干骺端并向骨干发展,如骨骺板已愈合,则可蔓延至关节软骨下骨质;④影像表现复杂,可呈现四种主要表现:囊样型、溶骨型、小梁型及骨旁型。囊样型表现具有良性骨肿瘤的特点:囊样膨胀性骨质破坏,变薄的骨皮质呈波浪状或分叶状,界限较清楚,有不同程度的骨硬化环,骨破坏区内可见粗乱或纤细的骨嵴;⑤CT值为40~50Hu。肿瘤常沿着骨干长轴生长。骨膜反应少见,10%~15%的病例可发生病理性骨折;⑥MRI信号与肌肉相近,注射对比剂后可均匀强化,囊变坏死少见。

【鉴别诊断】

(1) 非骨化性纤维瘤:长骨多见,皮质起源,病灶无钙化。

(2) 软骨肉瘤:一般无硬化变边缘,边缘较不清楚。

第十三节　未分化多形性肉瘤

未分化多形性肉瘤见图 10-13-1。

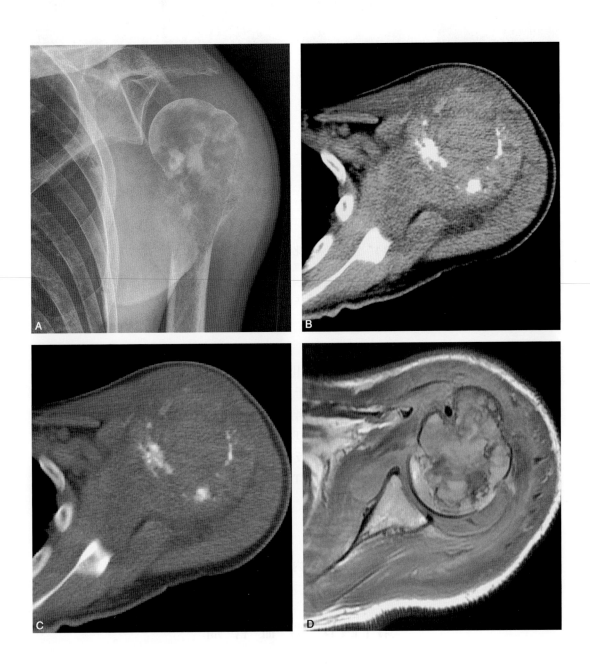

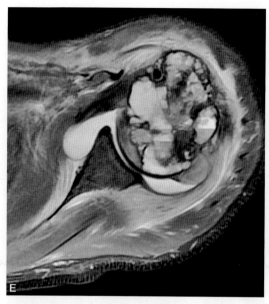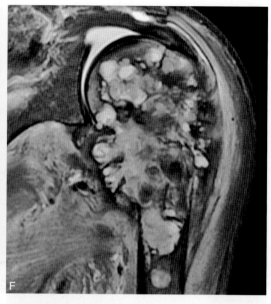

图 10-13-1 左肱骨未分化多形性肉瘤(WHO2013)

男性,63 岁,左肩疼痛活动受限数月。A. X 线平片显示左侧肱骨近端溶骨性骨质破坏,边界不清楚,周围软组织肿胀;B、C. CT 显示破坏区边界不清,周围软组织肿块形成,病灶中央少量瘤骨形成;D~F. MRI T₁WI 横断面及 T₂WI-FS 横断面及冠状面示病灶呈多房囊样骨质破坏,可见多处液-液平面形成,软组织肿块突破骨皮质生长。肩关节腔内多量积液

【诊断要点】

①未分化多形性肉瘤(原名:骨恶性纤维组织细胞瘤)是一种高度恶性的骨肿瘤,男性多见,男女比例约为 3:2,白种人的发病率远高于黄种人和黑人;②发病年龄有两个高峰,10~30 岁和 50~70 岁年龄组多见;③疼痛和逐渐增大的肿块是主要的临床症状;④好发于管状骨,颅面骨、髂骨和脊椎骨也可发生;⑤X 线表现为虫蚀样或穿透性溶骨性骨质破坏,边界通常模糊不规则,个别呈囊样膨胀性破坏,骨膜反应少但软组织肿块明显对本病有一定的提示作用;⑥CT 显示溶骨区软组织密度较均匀,CT 值 50~70Hu,瘤骨或钙化少见;⑦MRI 信号混杂,但缺乏特征性征象。

【鉴别诊断】

(1)骨肉瘤:鉴别诊断困难,依靠病理。

(2)软骨肉瘤:发病部位较不相同,病灶内钙化较少见。

(3)转移瘤:常有原发肿瘤病史。

第十四节 骨 血 管 瘤

骨血管瘤见图 10-14-1、图 10-14-2。

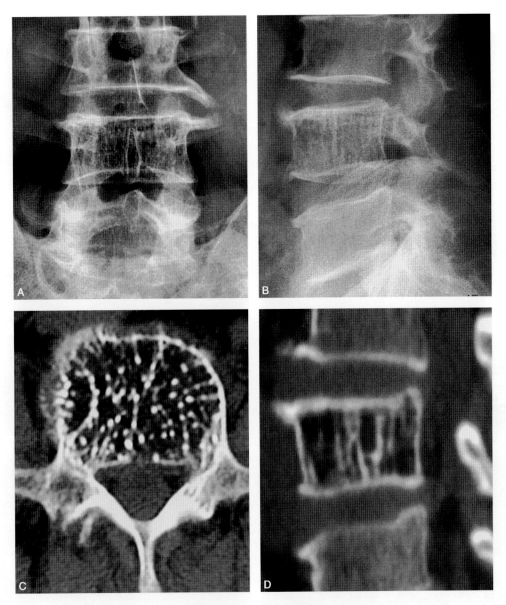

图 10-14-1　腰椎血管瘤

男性,58 岁,腰疼 1 个月。A、B. X 线示腰椎体张力骨小梁吸收,应力骨小梁增粗、硬化呈栅栏状改变,椎体边缘骨赘形成;C、D. CT 横断面呈斑点花纹状,矢状面重组可清晰的显示增粗的应力骨小梁

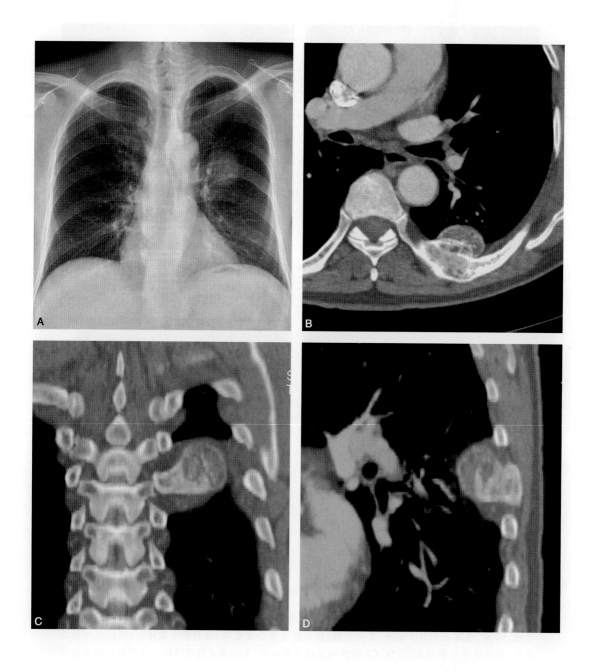

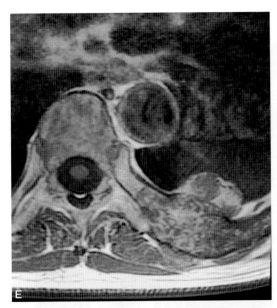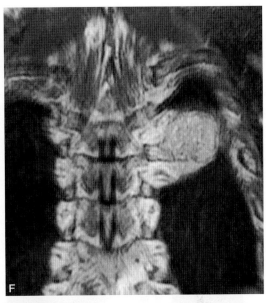

图 10-14-2 （左侧第 7 肋骨）血管瘤

女性，36 岁，胸片发现左肺肿块 2 天。A. X 线平片显示左肺门旁类圆形肿块，边缘模糊；B ~ D. CT 平扫、冠状面及矢状面显示右侧第 7 后肋骨质破坏，破坏区密度不均匀，可见散在钙化点，肋骨周围软组织肿块形成，肿块呈类圆形，边界清楚；E、F. T_1WI 横断面显示肿块呈高低混杂信号，T_2WI 冠状面信号不均匀增高，肋骨周围可见高信号软组织肿块环绕

【诊断要点】

①骨血管瘤少见，占原发性骨肿瘤的 0.85%，组织学上多为海绵状血管瘤；②脊椎发病最多，其次是颅骨，偶尔发生于四肢长骨、肋骨和骨盆；③发生在脊椎和长骨的血管瘤，典型表现为骨小梁呈栅栏状及网眼状，少数表现为囊样骨质破坏。发生于颅骨的血管瘤，表现为局限性颅骨缺损伴软组织肿块形成，肿块密度通常较高，伴或不伴骨膜反应；④肋骨血管瘤较少报道，肿瘤内可见明显的骨小梁、肋骨骨皮质完整、周围环绕软组织肿块可能是诊断本病有价值的线索。

【鉴别诊断】

（1）软骨肉瘤：常在骨软骨瘤基础上发生，骨质破坏和软组织肿块较明显，可见较多钙化。

（2）嗜酸性肉芽肿：骨质破坏区密度较均匀，可有明显的骨膜反应，骨旁有炎症反应，如软组织肿胀、胸腔积液等。

第十五节 骨 脂 肪 瘤

骨脂肪瘤见图 10-15-1。

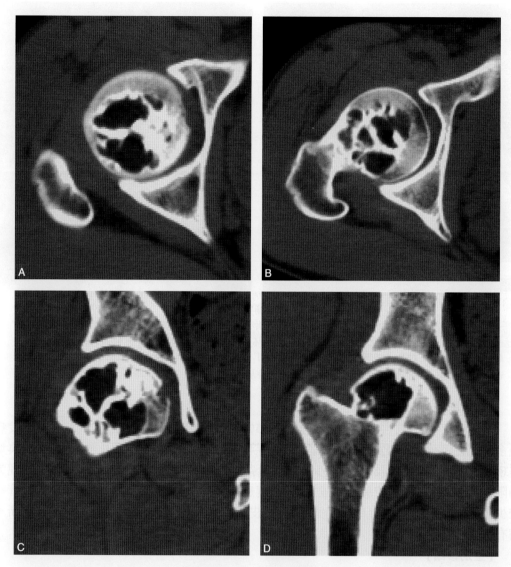

图 10-15-1 右股骨头脂肪瘤

男性,48 岁,右髋关节疼痛不适 3 年。A ~ D. CT 显示右侧股骨头内分房样异常密度影,可见粗大骨性分隔和脂肪密度团块,骨皮质完整,周围无软组织肿块

【诊断要点】

①骨脂肪瘤罕见;②X 片表现为骨髓腔内边缘光滑的透亮影,或多囊状溶骨性破坏。后者肿瘤内可见粗细不等的网状结构,通常无膨胀、无骨膜反应;③CT 和 MRI 发现肿瘤内脂肪成分即可确诊。

【鉴别诊断】

(1) 股骨颈疝窝:位于股骨头颈交界处的前上方,局部皮质有缺损,囊内为软组织密度,可有气体。

(2) 退行性假囊肿:合并骨关节炎存在,骨性关节面不完整,无脂肪密度。

(3) 脂肪肉瘤:骨质破坏和软组织肿块明显,可见除脂肪成分外的软组织成分。

第十六节　多发性骨髓瘤

多发性骨髓瘤见图 10-16-1。

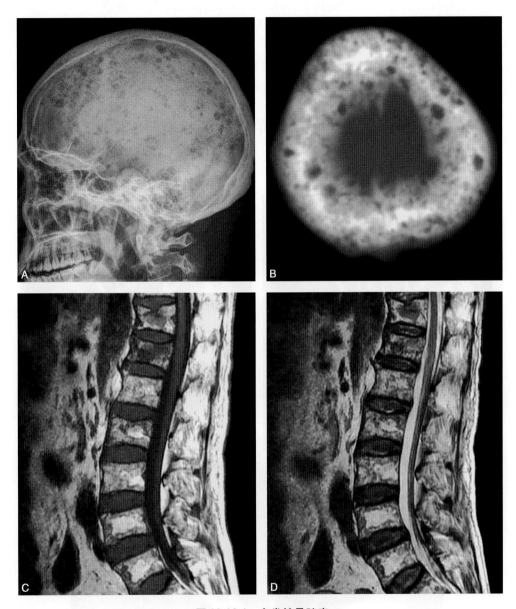

图 10-16-1　多发性骨髓瘤

男性,51 岁,乏力消瘦伴骨痛 1 个月余。A. X 线平片显示颅骨弥漫性穿凿样骨质破坏,大小不等;B. CT 平扫显示骨质破坏区更加清楚,破坏区周围无增生硬化,无明显软组织肿块形成;C、D. T₁WI 及 T₂WI 矢状面显示椎体信号弥漫性异常,其中 T₁₂、L₁ 椎体内可见骨质破坏区,伴椎体塌陷。椎管结构无殊

【诊断要点】

①发病年龄在 25~80 岁之间,中老年多见,发病率与年龄呈正相关关系;②多发性骨髓

瘤多见在中轴骨,其中颅骨和脊柱最为常见;③典型表现为类圆形、溶骨性骨质破坏,病灶通常小而弥漫,破坏区边缘清楚无硬化;④CT 和 MRI 显示软组织肿块部分,密度或信号较均匀,坏死少见,注射造影剂后可明显强化;⑤常伴严重的骨质疏松和病理性骨折。

【鉴别诊断】

(1) 转移性骨肿瘤:原发肿瘤病史,骨质破坏和软组织肿块更明显。

(2) 血液病骨髓浸润:白血病、再障贫血等血液系统疾病,可以引起 MRI 骨髓信号普遍性异常改变,但骨质破坏较少见。

(3) 甲状旁腺功能亢进致骨质破坏:破骨细胞活跃造成多发骨质破坏,常伴显著骨质疏松。对甲状旁腺的超声检查、甲状旁腺激素检查可资鉴别。

第十七节　单发浆细胞瘤

单发浆细胞瘤见图 10-17-1、图 10-17-2。

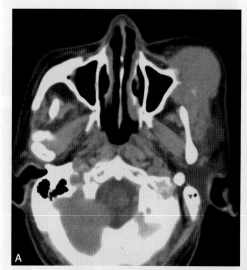
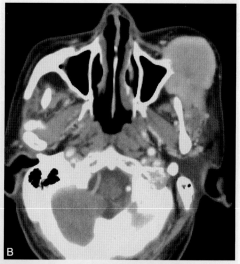
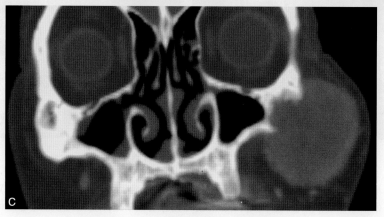

图 10-17-1　左侧上颌骨单发浆细胞瘤

男性,76 岁。A. CT 平扫显示左侧颌面部软组织肿块,边界清楚光滑,密度较均匀,邻近上颌骨骨质破坏;B. 注射对比剂后软组织肿块明显且均匀强化;C. 冠状面显示肿块主体位于左侧面部,颧骨受累

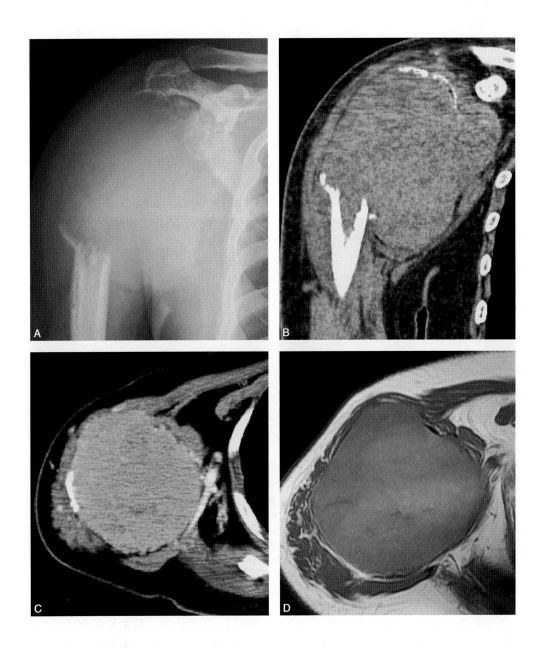

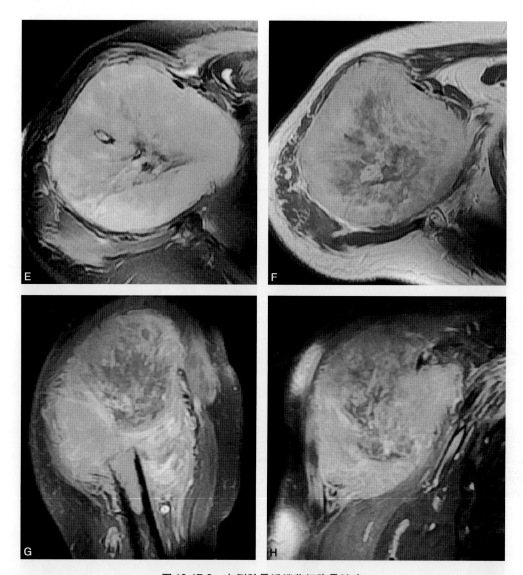

图 10-17-2　左侧肱骨近端浆细胞骨髓瘤

男性,48 岁,右肩酸痛 5 个月余。A. X 片显示右侧肱骨近端溶骨性骨质破坏,伴巨大软组织肿块形成,未见完整骨壳、骨膜反应和肿瘤新生骨;B、C. CT(B、C)显示软组织肿块边界清楚,肿块内密度较均匀,肿块边缘少量残余骨质;D、E. MRI T_1WI(D)和 T_2WI(E)信号较均匀,边界清楚,邻近软组织推移改变;F~H. 注射造影剂后(F、G)肿块明显强化,中心可见低强化区域,冠状位脂肪抑制 T_1WI(H)增强显示肱骨破坏端骨髓腔内肿瘤组织,提示肿瘤起源于骨髓腔

【诊断要点】

①骨的孤立性浆细胞瘤以男性多见,平均 50 岁左右;②发病部位最多见于脊柱(尤其胸、腰椎)和骨盆,其他少见部位有锁骨、颌骨、肱骨、肋骨、股骨、胫骨、胸骨、肩胛骨、颅骨等;③局部疼痛是主要的临床表现,发生在脊柱者可表现为背痛、神经根刺激症状和截瘫等;④孤立性浆细胞瘤的影像学表现多变,较常见的表现为多房囊样膨胀性骨质破坏,边缘较清楚,病灶多较大,其中可见不规则骨小梁残存,与骨巨细胞瘤很相像;⑤CT 显示破坏区完全被软组织肿块所替代,骨质膨胀,边界清楚,常突破骨皮质形成骨外软组织肿块;其次表现为纯溶骨性骨质破坏不伴骨膨胀;有少数孤立性浆细胞瘤骨质增生硬化、密度增高呈象牙质样改变。

【鉴别诊断】

（1）骨淋巴瘤：鉴别诊断困难,依靠病理。

（2）转移瘤：原发肿瘤病史,一般进展较迅速。鉴别诊断困难,依靠病理。

（3）骨肉瘤：一般软组织肿块较明显,密度较均匀。发病年龄较小,肿瘤内部有肿瘤骨,囊变坏死较常见。

（4）骨巨细胞瘤：病灶中常有新陈不一的出血,MRI 平扫增强信号混杂。

第十八节　骨淋巴瘤

骨淋巴瘤见图 10-18-1。

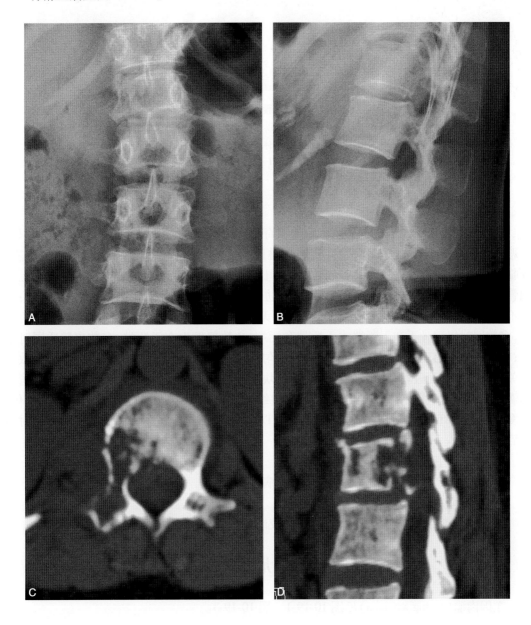

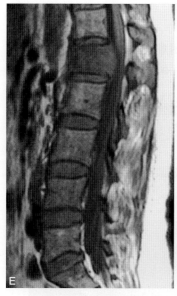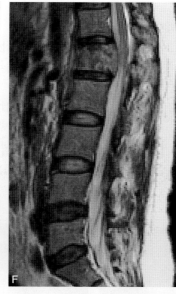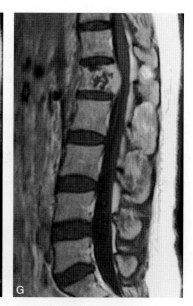

图 10-18-1 腰₁椎体淋巴瘤

女性,31 岁,腰痛 2 个月余。A、B. X 线平片显示 L₁椎体骨质破坏,部分塌陷;C、D. CT 横断面及矢状面显示椎体右半侧溶骨性骨质破坏,累及椎弓根,伴椎旁软组织肿块形成;E~G. T₁WI 及 T₂WI 矢状面示椎体后缘膨隆,病灶信号混杂,增强扫描 T₁WI 矢状面显示病灶明显强化,病灶中央可见坏死无强化区

【诊断要点】

①骨恶性淋巴瘤大部分是 B 细胞型非霍奇金淋巴瘤,霍奇金病(Hodgkin's disease)只占骨恶性淋巴瘤的 3%左右;②原发性骨恶性淋巴瘤多见于男性,平均发病年龄 42~46 岁;③临床上有病程长、发展慢、症状轻的特点;④长骨受累几率多于扁骨,好发部位依次为上下颌骨、中轴骨、股骨、胫骨和骨盆,少见部位有肋骨,肩胛骨,颅骨等;⑤影像学有以下表现:边界不清的溶骨性骨质破坏,骨皮质轻度膨胀;无或仅有少量线状、层状骨膜反应;累及范围广,多数同时侵犯骨干和干骺端或干骺端和骺端,少数仅发生在干骺端,多数皮髓质同时累及;软组织肿块表现突出,通常较大且密度均匀、边界清楚;病灶范围内可见骨碎片;少数侵犯关节造成关节面破坏和关节周围软组织肿块;少数病灶密度较高呈毛玻璃样或边界清楚的囊样;⑥CT 对于脊柱、骨盆部位病灶及软组织的显示很有帮助,软组织肿块轻中度强化;⑦多数病例 MRI T₁WI 等或稍高于肌肉信号,T₂WI 信号不均匀且高于肌肉信号。注射对比剂后明显强化。

【鉴别诊断】

(1) 椎体转移瘤:鉴别困难,依靠病史和病理。

(2) 椎体结核:累及椎间盘,伴椎旁脓肿。

(3) 椎体浆细胞骨髓瘤:破坏区常边界较清楚,软组织肿块小且密度(信号)均匀。

第十九节 尤 因 肉 瘤

尤因肉瘤(Ewing sarcoma)见图 10-19-1~图 10-19-3。

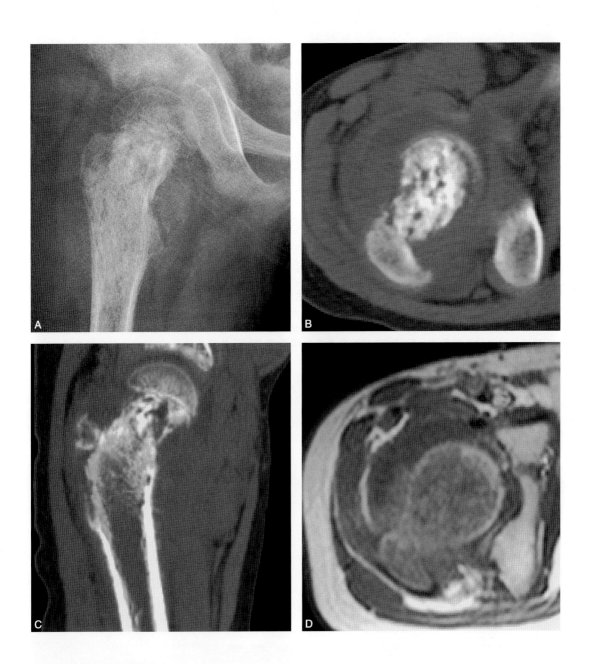

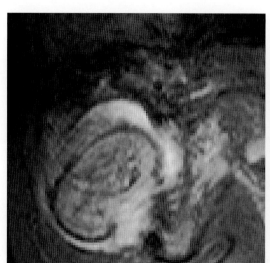

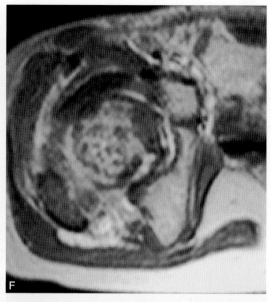

图 10-19-1　右股骨尤因肉瘤

女性,9 岁,右下肢疼痛 2 个月余。A. X 线平片显示右侧股骨颈和股骨近段溶骨为主骨质破坏,边界
不清楚,可见少许成骨反应;B、C. CT 横断面及冠状面示混合性骨质破坏,可见针状骨膜反应,骨外
明显软组织肿块形成;D~F. T₁WI 病灶区呈等低信号,T₂WI-FS 呈稍高信号,注射对比剂后轻中度强
化,病灶边界不清楚,髋臼未见破坏

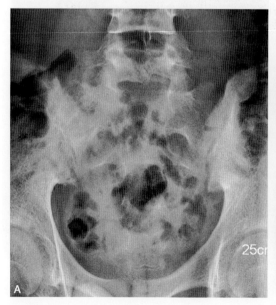

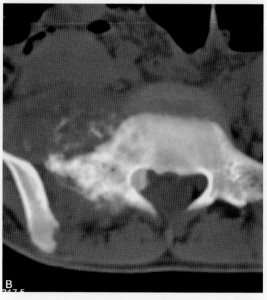

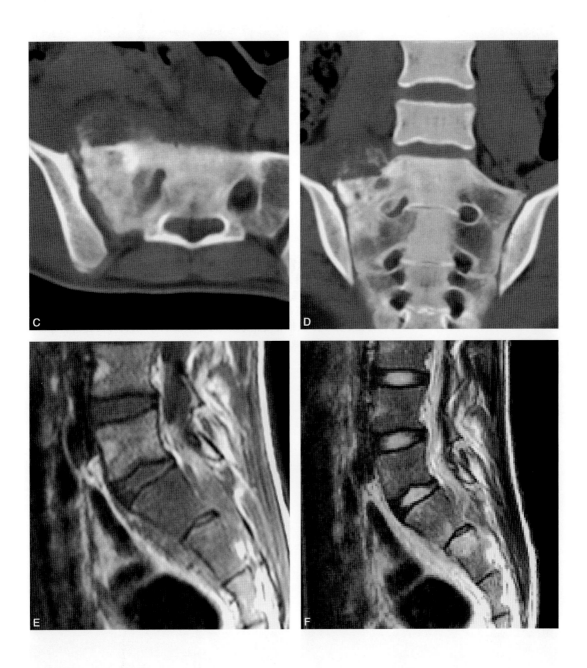

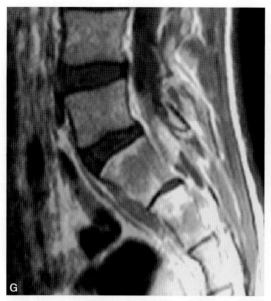
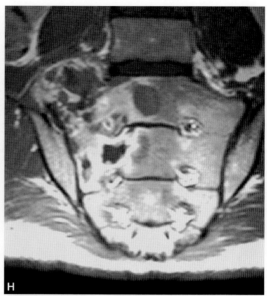

图 10-19-2 骶骨右侧尤因肉瘤

男性,15 岁,右侧腰骶部酸痛 1 月余。A. X 线平片显示骶骨右侧骨质破坏,伴骨质增生硬化,边界不清楚;B ~ D. CT 横断位(B、C)及冠状面重组(D)显示骶骨右侧骨质破坏,呈溶骨性和成骨性兼有的混合型骨质破坏,伴软组织肿块形成和多量骨膜新生骨,骨质破坏和软组织肿块边界均不清楚;E ~ H. T₁WI(E)及 T₂WI(F)矢状面显示第 1、2 骶椎骨质信号异常,伴软组织肿块,同时向腹侧和背侧椎管内生长,椎间盘无破坏,增强扫描 T₁WI 矢状面(G)及冠状面(H)患骨不均匀强化,软组织肿块中央有明显无强化的坏死区

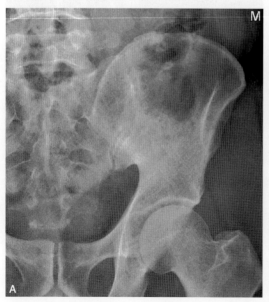
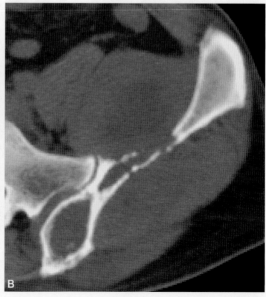

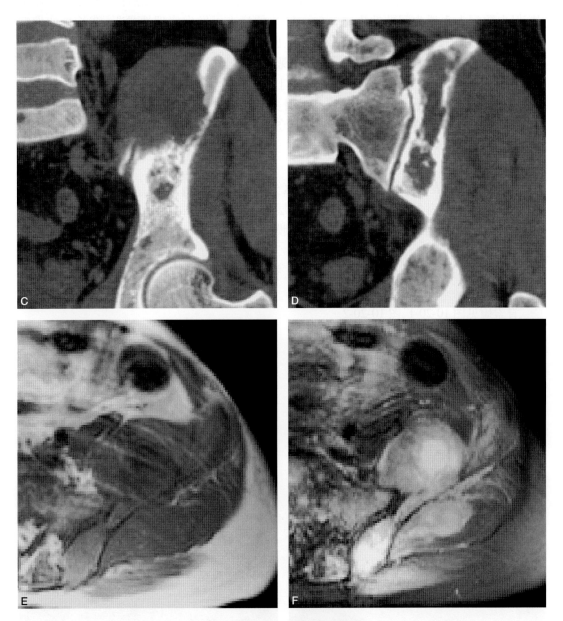

图 10-19-3 左侧髂骨尤因肉瘤

男性,43 岁,左臀部酸痛,伴发热 20 天。A. X 片显示左侧髂骨翼骨质破坏,边缘不清楚,未见明显硬化边缘,骶髂关节完整无破坏;B～D. CT 显示髂骨溶骨型骨质破坏,患骨无膨胀,部分骨皮质缺损,无骨膜反应。髂骨翼内外侧均可见明显的软组织肿块;E、F. MRI T_1WI 和 T_2WI 显示髂骨翼骨质破坏范围广泛,软组织肿块边界尚清楚,中央可见囊变区

【诊断要点】

①尤因肉瘤是一种高度恶性的骨肿瘤,90% 以上发生在 5～30 岁之间,发病高峰在 10～15 岁,男女发病率比为 2∶1;②主要临床症状表现为疼痛和肿胀,疼痛进行性加剧,但少数病人表现为间歇性疼痛,5%～10% 的病人可发生病理性骨折;③长骨的发病率占 50% 以上,按发病率排序依次为股骨、胫骨和肱骨。扁骨中髂骨和肋骨是最多发的两个部位;④长骨尤因肉瘤典型 X 线表现为中心起源的溶骨性骨质破坏(可混有骨质硬化区),累及骨干和干骺端,范围较大且与正常骨之间界限不清,常伴有层状或葱皮样骨膜反应,骨旁形成软组织肿块。扁骨尤因肉瘤有软组织肿块较大但骨质破坏相对较轻的特点,骨质破坏亦以溶骨性为主;⑤CT 和 MRI 对显示软组织肿块、病灶范围及邻近结构侵犯等有价值。

【鉴别诊断】

(1) 骨肉瘤:表现类似,发病年龄稍大,区分需要依靠病理。

(2) 嗜酸性肉芽肿:临床症状较轻微,有层状骨膜反应,周围软组织和骨髓腔水肿明显。

(3) 关节结核:常累及关节面及髋臼,骨膜反应少见,关节腔大量积液。

第二十节　脊　索　瘤

脊索瘤见图 10-20-1、图 10-20-2。

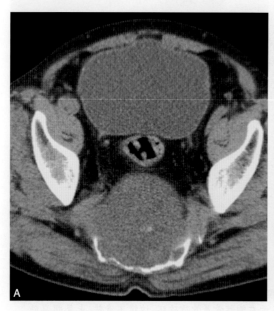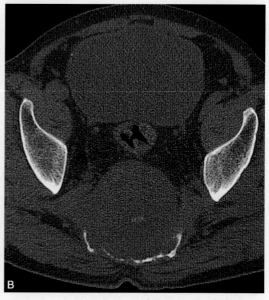

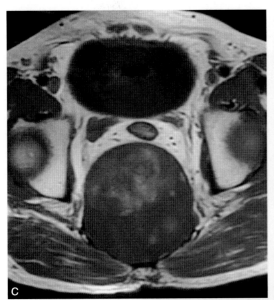
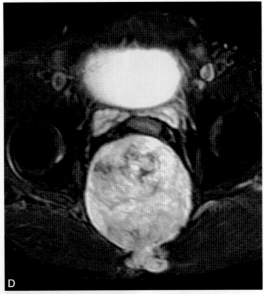
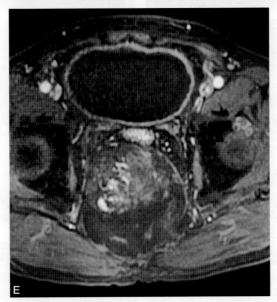

图 10-20-1　骶骨脊索瘤

男性,73 岁,排便不畅 9 个月。A、B. CT 显示骶骨前方边缘光整、类圆形肿块,其中可见小片钙化,骶骨骨质破坏;C~E. T_1WI 示肿块呈等低混杂信号,T_2WI-FS 呈混杂高信号,边界清楚,注射对比剂后 T_1WI 示肿块内部分轻度强化

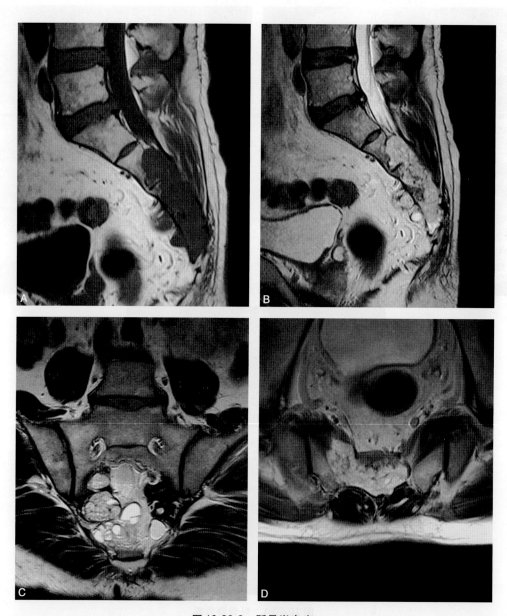

图 10-20-2 骶骨脊索瘤

男性,57 岁,腰骶部疼痛 1 个月。A ~ D. T₁WI 矢状位及 T₂WI 矢状位、冠状位及轴位显示骶骨 2 ~ 5 节可见溶骨性骨质破坏,呈长 T₁ 长 T₂ 信号,其内可见多个囊状长 T₂ 信号影,病变边界清楚,周围可见软组织肿块影

【诊断要点】

①脊索瘤可发生于任何年龄段,以 40～70 岁多见。骶尾部脊索瘤男性较女性多见,男女比例约为 2:1;②脊索瘤按其发生率依次是骶尾部(50%～60%),蝶枕部(25%～40%),脊柱其他部位(15%～20%);③肿瘤生长缓慢,症状常常轻微且缺乏特异性,骶尾部脊索瘤可产生渐进性会阴部疼痛和麻木,以及肿瘤对邻近脏器压迫所产生的便秘、便血、尿频、尿急、尿失禁、肌无力、感觉缺失等;④溶骨性骨质破坏伴或不伴骨膨胀性改变、钙化以及软组织肿块影是脊索瘤的主要影像学表现。骶尾部脊索瘤膨胀性骨质破坏较为常见,患骨向一侧或两侧膨大,周围有厚薄不匀的骨壳,骨壳多不完整,正常骨与破坏区之间的界限不清。在破坏区内或软组织肿块内可见斑点状、斑片状钙化影,分布大都散乱无定形。溶骨性骨质破坏一般范围较大,可以跨越骶髂关节累及髂骨翼,此时破坏骨往往失去正常骨结构,大量骨碎片散乱分布;⑤邻近脏器有推压表现。

【鉴别诊断】

(1) 骨巨细胞瘤:骨盆的骨巨细胞瘤常发生于髂骨累及骶髂关节和骶骨,呈膨胀性生长,骨壳常完整,病灶中央较少出现钙化和骨化,MRI 可见 T_2WI 低信号含铁血黄素团块。

(2) 单发浆细胞瘤:病灶以骨质破坏伴软组织肿块为主,密度常较均匀,无骨壳和病灶中央钙化。

(3) 神经源性肿瘤:可与脊索瘤表现相仿,单常伴有骶管和骶孔扩大,提示其椎管内外生长特点。

(4) 转移性骨肿瘤:常表现为骨盆多中心的骨质破坏。

第二十一节 造釉细胞瘤

造釉细胞瘤见图 10-21-1。

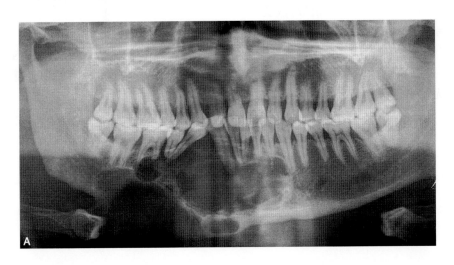

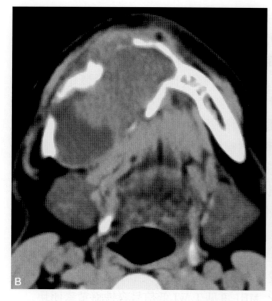
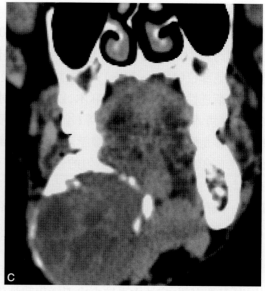

图 10-21-1　下颌骨造釉细胞瘤

女性,62 岁,右下颌骨突出伴疼痛 1 年余。A. 下颌骨全景片显示下颌骨右侧溶骨性骨质破坏,破坏区边缘不光整,可见粗大残留骨嵴。右侧第 1 磨牙牙根吸收,尖牙和第 1 前磨牙牙根分离;B、C. CT 显示下颌骨囊样膨胀性骨质破坏,部分骨壳缺损,囊内可见囊性和实质性密度成分混杂存在

【诊断要点】

①来源于牙源性上皮组织即牙板、造釉器或牙周上皮剩余组织等;②多见于 25～38 岁年轻患者,男性多于女性;③大多数发生在下颌骨,少数可发生于上颌骨,发生在其他骨骼者极少。发生于下颌骨的造釉细胞瘤多见于下颌角及升支,肿瘤可沿颌骨蔓延累及下颌骨大部分;④X 线典型表现为多房囊样透亮区,囊腔间隔厚薄不一、光滑锐利,较大囊腔呈分叶状。邻近囊腔的牙根被侵蚀吸收、压迫移位或脱落;⑤CT 和 MRI 可显示囊内软组织,多数表现为囊性和实质混杂的密度(信号)改变。

【鉴别诊断】

(1) 牙源性囊肿:通常为单房囊样透亮区,以牙根尖为中心生长,根尖突入囊内。

(2) 巨细胞修复性肉芽肿:常见于青少年,X 片呈膨胀性骨质破坏,有菲薄骨壁,囊内密度均匀,无骨性分隔。CT 显示囊内均匀软组织密度影,增强后有强化。

第二十二节　骨巨细胞瘤

骨巨细胞瘤见图 10-22-1 ~ 图 10-22-3。

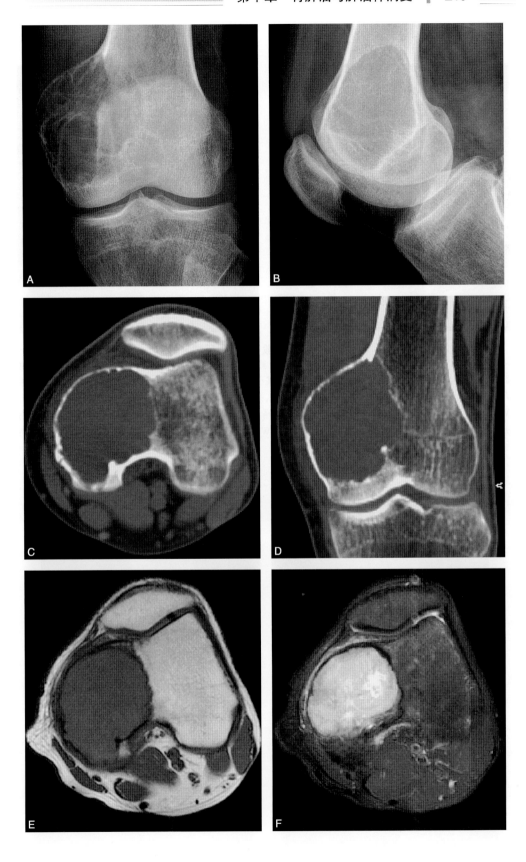

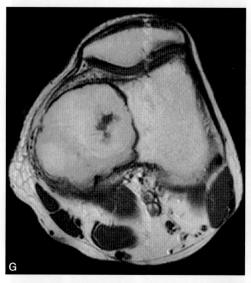
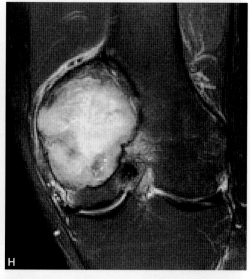

图 10-22-1　左侧股骨下端骨巨细胞瘤

女性,37 岁,左膝肿块、酸痛不适 1 年余。A、B. X 线平片显示左侧股骨下端内侧髁、关节面下囊样膨胀性骨质破坏,边界清楚,未见硬化边缘,未见明显骨膜反应,膨胀的骨壁菲薄,囊内可见"肥皂泡"样改变;C、D. CT 显示病灶边缘清楚,可见骨嵴突起,病灶内 CT 密度较均匀,未见骨性分隔;E～H. T_1 WI(E)及 T_2WI-FS(F)横断面显示长 T_1 长 T_2 信号骨质破坏,平扫信号较均匀,脂肪抑制 T_2WI 显示病灶边缘软组织和骨髓少许水肿,注射造影剂后 T_1WI 横断面(G)及压脂冠状位(H)灶内明显但不均匀强化,病灶周围软组织可见少许增强

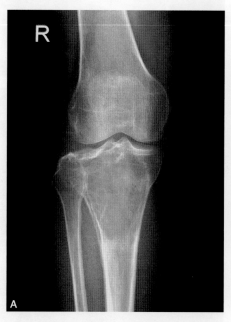
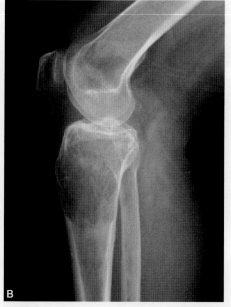

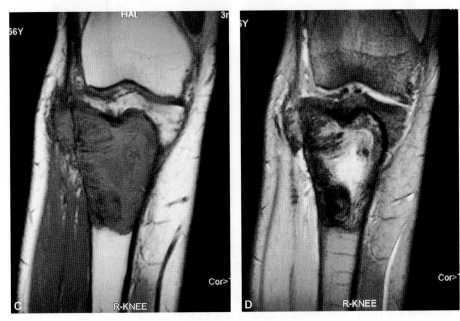

图10-22-2　胫骨近端骨巨细胞瘤

男性,57岁,右膝关节疼痛不适半年,局部压疼、肿胀。A、B. X线示右胫骨近端紧邻关节面的偏心囊状骨质破坏,轻度膨胀,其内可见骨嵴,肿瘤边界较清楚,骨皮质变薄,局部断裂;C、D. MRI示病变在 T_1WI 上为低信号,T_2WI 上为高信号,其内信号不均匀

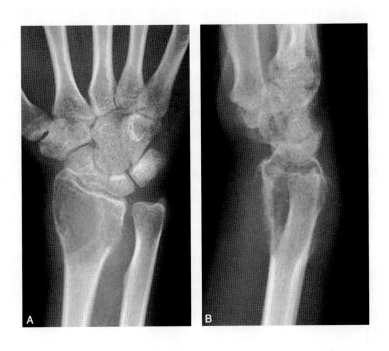

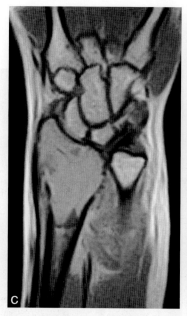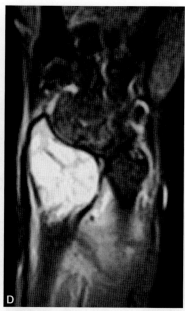

图 10-22-3 桡骨远端骨巨细胞瘤

女性,30 岁,右腕关节肿痛 1 个月。A、B. X 线示右桡骨远端膨胀性溶骨性骨质破坏,紧邻关节面,病灶内有少量网状纤细骨嵴,边缘无硬化边,无骨膜反应;C、D. MRI 示病变在 T_1WI 稍高信号,T_2WI 高信号

【诊断要点】

①骨巨细胞瘤占良性骨肿瘤的 20%。男女发病率相仿,绝大多数病人在 20 ~ 40 岁之间,儿童、青少年及老年人少见;②临床主要表现为疼痛、局部肿胀和关节活动受限等,脊柱和骶骨的骨巨细胞瘤会引起神经系统症状和体征;③主要发生在软骨化骨的骨骼,75% ~ 90% 的肿瘤发生在长骨,以股骨、胫骨和桡骨最多见,脊柱和其他部位偶见,颅面骨骨巨细胞瘤极为少见。骶骨是骨巨细胞瘤的常见发病部位之一;④长骨骨巨细胞瘤 X 线表现具有特征性:偏心性囊样膨胀性骨质破坏;边界清楚、皮质变薄、可见肥皂泡沫样表现;干骺端起源扩展至骨端,肿瘤边缘与关节面距离小于 1cm;硬化边和骨膜反应均少见;部分病例骨皮质被突破,形成骨旁软组织肿块。骨巨细胞瘤常破坏邻近椎间盘、骶髂关节,并蔓延至邻近椎体,或者通过骶髂关节蔓延至邻近髂骨,因此观察椎间盘、关节是否破坏,有重要的鉴别诊断意义;⑤CT 在显示肿瘤的范围、边缘硬化与否和判断骨皮质破坏状况等方面有着绝对的优势,尤其对于解剖结构复杂的部位;⑥MRI T_1WI 呈较均匀的低-等信号,T_2WI 呈不均匀高信号。T_2WI 中的低信号来源于肿瘤内的含铁血黄素和增生的胶原纤维。MRI T_2WI 显示病灶内片状、点状低信号影,而这些低信号影在 CT 呈等低密度,提示为含铁血黄素成分,对骨巨细胞瘤诊断有意义。MRI 能更好地显示骨内外肿瘤的范围、软组织的边界及内部坏死囊变和出血等情况、关节有无累及和邻近结构有无侵犯等。骨巨细胞瘤常见明显的瘤周反应,T_2WI 脂肪抑制和增强后 T_1WI 可显示病灶周围片状、带状异常信号,对诊断有意义;⑦骨巨细胞瘤内液-液平面多见,提示肿瘤内囊变坏死、陈旧性出血或伴动脉瘤样骨囊肿;⑧骨巨细胞瘤可以发生远处播散,肺是骨巨细胞瘤常见转移部位,发生率 1% ~ 3.5%。

【鉴别诊断】

(1) 动脉瘤样骨囊肿:常伴明显膨胀性骨质破坏,肿瘤实质成分较少,肿瘤内可见明显液平。

（2）骨母细胞瘤：通常发生于青少年，以溶骨性骨质破坏为主，分房状结构少见。

（3）脊索瘤：常见于老年人，女性多见。肿块内 CT 密度常不均匀，可见较多钙化，MRI 信号混杂，中央坏死多见。

（4）神经鞘瘤：常见骶孔扩大，有椎管内延伸至椎管外的过程。肿块 CT 密度常较均匀，MRI 因肿瘤内成分不同而呈现不同信号。

第二十三节　动脉瘤样囊肿

动脉瘤样囊肿见图 10-23-1、图 10-23-2。

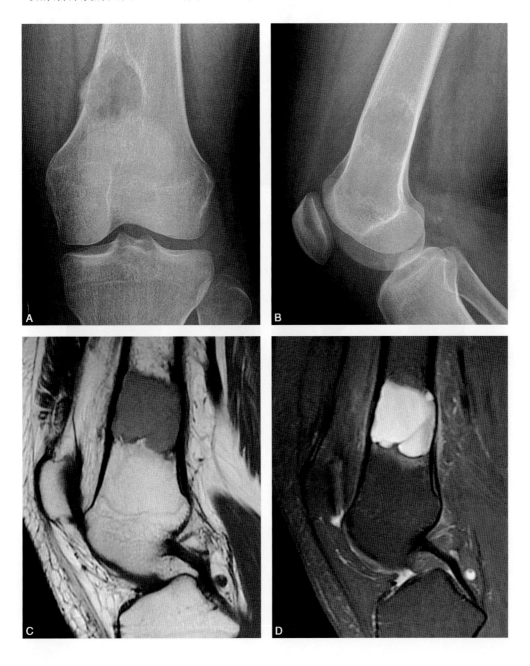

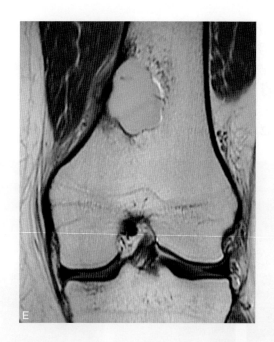

图 10-23-1 左股骨动脉瘤样囊肿
女性,17 岁,左膝酸痛 3 个月余。A、B. X 线平片显示左股骨下段内侧偏心性骨质破坏区,边界模糊,硬化边不明显,可见少许骨膜反应;C ~ E. T₁WI(C)及 T₂WI-FS(D)矢状面显示病灶内有分隔,内容物呈较均匀的长 T₁ 长 T₂ 信号,矢状位 T₂WI 压脂图像可见长液平,增强扫描后(E)病变稍强化

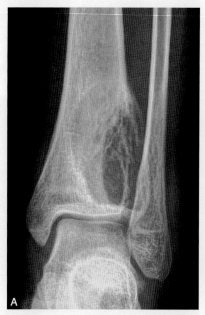

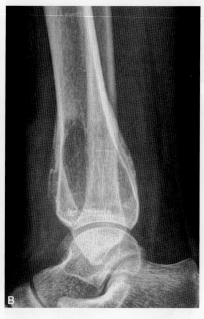

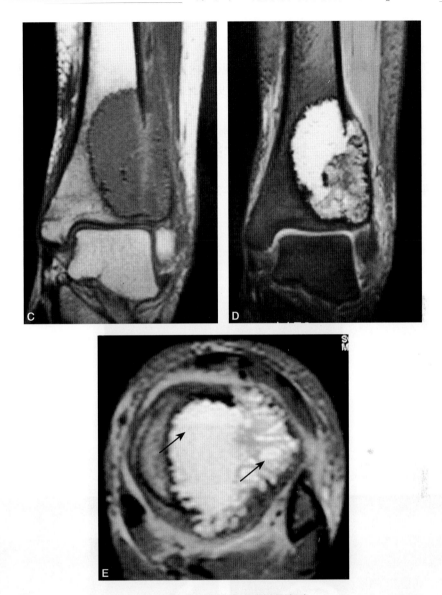

图10-23-2 胫骨动脉瘤样骨囊肿

女性,15岁,左小腿远端肿物3个月,可触及3cm×3cm×3cm质硬无压疼、边界清楚基底固定的肿物。A、B. X线平片显示左胫骨远端偏心膨胀性骨质破坏,内见分隔影,皮质变薄,未见明显断裂,周围未见明显软组织肿块;C、D. MRI显示病灶内上方信号较均匀,呈长 T_1 长 T_2 影,外下方信号不均匀,呈长 T_1 稍长 T_2 影;E. 横轴位隐约见液平(黑箭)

【诊断要点】

①原发性动脉瘤样骨囊肿多见于20岁以下青少年;②四肢长骨和脊柱是好发部位;③临床症状主要表现为疼痛和局部肿胀,其他表现则取决于病变的累及部位;④长骨动脉瘤样骨囊肿常发生在干骺端,典型X线表现为偏心性囊样膨胀性骨质破坏,边缘清楚,内有骨小梁或骨嵴间隔,层状骨膜反应常见,硬化边偶见;⑤CT观察骨壳及病灶内部结构明显优于普通X片,骨壳完整或不完整,内缘可见弧状压迹;病灶内密度常不均匀(5~150Hu),可见斑点状钙化和条纹状骨性房隔,液-液平面较常见,增强后CT值增加30~40Hu左右;⑥MRI T_1 WI呈高于肌肉的中高信号,T_2 WI呈不均匀高信号,囊间为低信号的间隔,病灶外周为纤

维包膜、骨硬化缘和骨壳形成的低信号环。

【鉴别诊断】

（1）孤立性骨囊肿：通常呈单房囊样表现，囊内容物CT密度较低呈水样，少见液平。

（2）骨巨细胞瘤：通常发生在骨端，膨胀更明显，囊内容密度（或信号）更不均匀，强化更明显。

第二十四节　骨纤维异常增殖症

骨纤维异常增殖症见图10-24-1、图10-24-2。

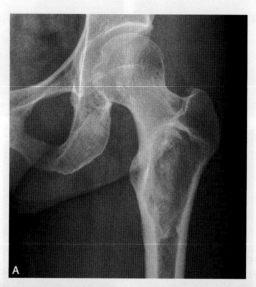

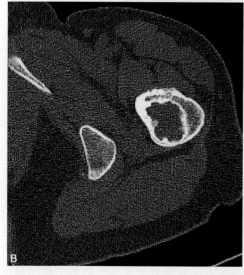
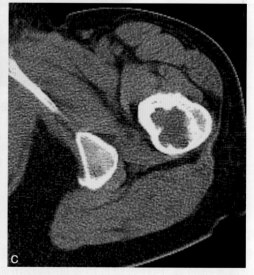

图10-24-1　左股骨骨纤维异常增殖症

女性，48岁，左髋疼痛不适数月。A. X片显示左侧股骨近段轻度膨胀性骨质破坏，边界清楚有硬化，病灶中心密度欠均匀，部分呈磨玻璃样改变，未见明确骨膜反应；B、C. CT显示边界清楚的骨质破坏区，硬化边厚薄不一致，病灶中央为软组织密度影，未见明确骨外软组织肿块和肿胀

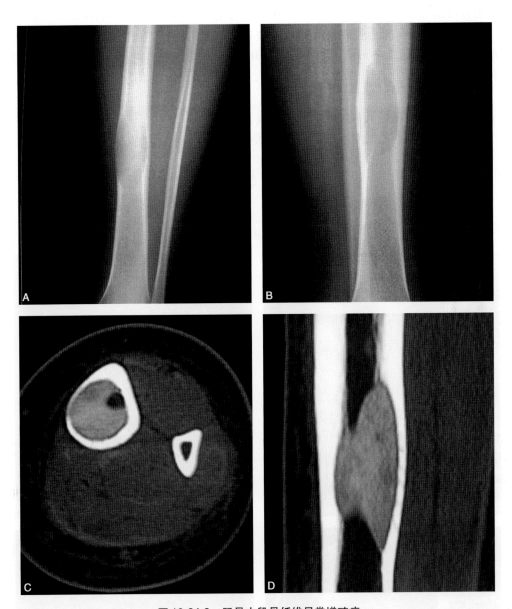

图 10-24-2 胫骨中段骨纤维异常增殖症
男性,20 岁,外伤后发现病变。A、B. X线平片显示左胫骨中段局部稍膨胀,部分皮质变薄,髓腔内密度减低;C、D. CT 显示左胫骨中段皮质变薄,髓腔明显变窄,病变呈磨玻璃样改变,稍膨胀

【诊断要点】
①骨纤维异常增殖症是一种骨骼发育异常,一般分单骨型、多骨型及 Albright 氏综合征三型;②70% ~80% 的骨纤为单骨型,发病年龄多在 11 ~30 岁之间;③常见部位有股骨、肋骨和胫骨;④临床症状表现为局部隆起伴硬性肿物、疼痛、运动障碍、畸形和病理性骨折等,部分病人无症状,因偶然检查发现;⑤长管状骨骨纤维异常增殖症多发生在髓腔且骨干占多数,偶见于干骺端、骨骺及骨骺板;⑥典型 X 线表现为中心性或偏心性骨密度减低区;局部膨胀;边缘常清楚、硬化或邻近骨皮质增厚;骨内膜扇贝状侵蚀及局部骨皮质变薄,皮质外层常

完整;患骨可出现弯曲变形但程度较轻。病灶内可呈囊样透亮区、磨玻璃样密度增高、象牙质样或斑片状致密影、混合性改变及骨皮质破坏,其中以磨玻璃样密度增高最常见和典型;⑦"磨玻璃样"骨质改变的 CT 值常在 70~130Hu 之间,如出现钙化,则 CT 值更高。MRI SE 序列 T_1WI 多为低信号,而 T_2WI 信号变化较大,强化程度也强弱不等。

【鉴别诊断】

(1) 孤立性骨囊肿:通常呈单房囊样表现,囊内容物 CT 密度较低呈水样。

(2) 骨巨细胞瘤:通常发生在骨端,膨胀更明显,囊内容密度(或信号)更不均匀。

第二十五节 邻关节骨囊肿

邻关节骨囊肿见图 10-25-1、图 10-25-2。

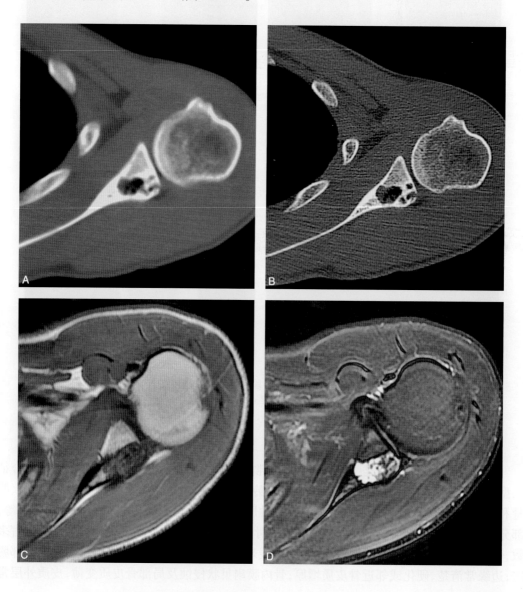

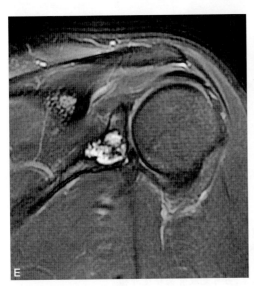
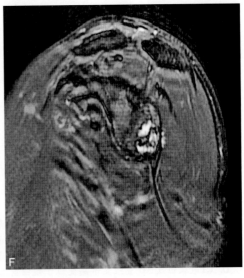

图 10-25-1　左肩胛骨邻关节骨囊肿

男性,46 岁,左肩酸痛不适 2 个月,活动无殊;A、B. CT 平扫显示左侧肩胛骨关节盂多房囊样骨质破坏,边缘清楚有硬化,囊内可见软组织密度影和少量气体;C~F. T_1WI 横断面及 T_2WI-FS 横断面、冠状面及矢状面显示病灶内以长 T_1 长 T_2 为主的混杂信号,邻近骨质未见骨髓水肿表现,未见明确骨旁软组织肿块和肿胀

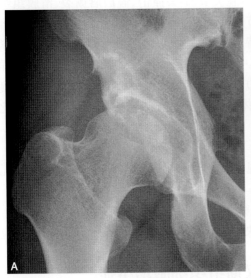
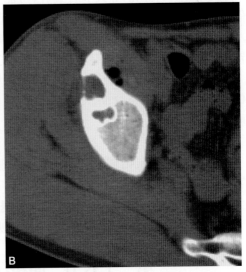

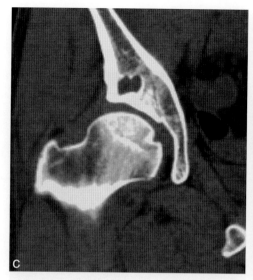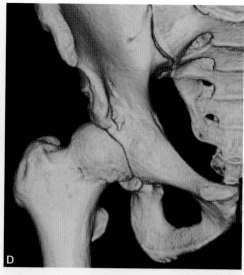

图 10-25-2 右髋臼邻关节骨囊肿

男性,47 岁,右髋关节疼痛数年。A. X 线平片显示右侧髋臼角增大,髋臼边缘囊样缺损,可见硬化边缘;B. CT 显示髋臼前上缘不规则囊样骨质缺损,边界清楚硬化,囊内为软组织密度,CT 值 32Hu;C、D. CT 冠状位及 3D 重组显示病变位于髋臼前上缘,另可见股骨头轻度外移

【诊断要点】

①邻关节骨囊肿又称为骨内腱鞘囊肿,男性多见,发病年龄在 20～60 岁之间;②临床症状因囊肿的类型不同而有所差异,运动和体力活动时疼痛加重,病程一般较长;③常见部位有股骨头、尺桡骨远端、股骨远端、胫骨近端和内踝,不规则骨中以髋臼、月骨和(腕)舟状骨较多见;④发生在髋臼的邻关节骨囊肿,可能与髋关节臼-头撞击、髋臼唇撕裂、滑膜组织侵入有关。髋臼前上缘是常见位置;常伴髋关节发育不良,病变呈偏心性圆形或卵圆形溶骨区,紧邻关节软骨下骨板;⑤X 线表现有以下特点:病变呈偏心性圆形或卵圆形溶骨区,紧邻关节软骨下骨板;病灶轻度膨胀,皮质变薄,其中可见粗细不匀的条状间隔或呈多房囊样表现,部分囊内含气体影;囊腔周围有轻度硬化边;部分病例可见小裂隙与关节腔相通;⑥囊内容 CT 值常在 30～50Hu 之间。部分囊内含气体影;⑦MRI 呈长 T_1、长 T_2 信号。注射对比剂后通常无明确强化。

【鉴别诊断】

(1) 孤立性骨囊肿:通常呈单房囊样表现,囊内容物 CT 密度和 MRI 信号较均匀,无气体存在。

(2) 退行性假囊肿:常常伴明显的关节退行性变,囊内无气体存在。

(3) 骨母细胞瘤:呈类圆形骨质破坏,中央为软组织成分,可以强化,周围有骨膜反应。

第二十六节 朗格汉斯组织细胞增生症

朗格汉斯组织细胞增生症见图 10-26-1、图 10-26-2。

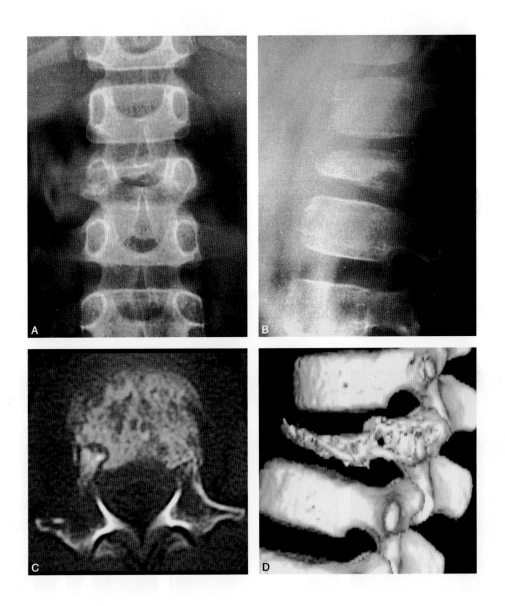

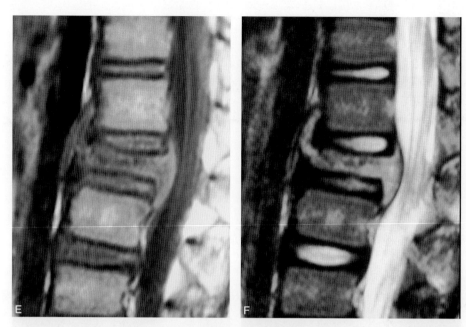

图 10-26-1 腰椎朗格汉斯组织细胞增生症

男性,8 岁,腰背部疼痛 2 个月余。A、B. X 线平片示腰$_2$椎体压缩变扁;C、D. CT 示呈溶骨性,呈斑片状;E、F. MRI 上呈稍长 T$_1$长 T$_2$信号,局部后突压迫椎管

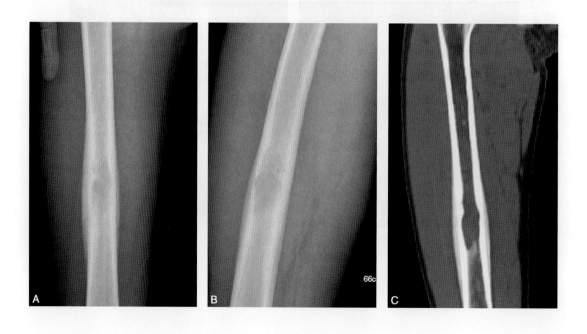

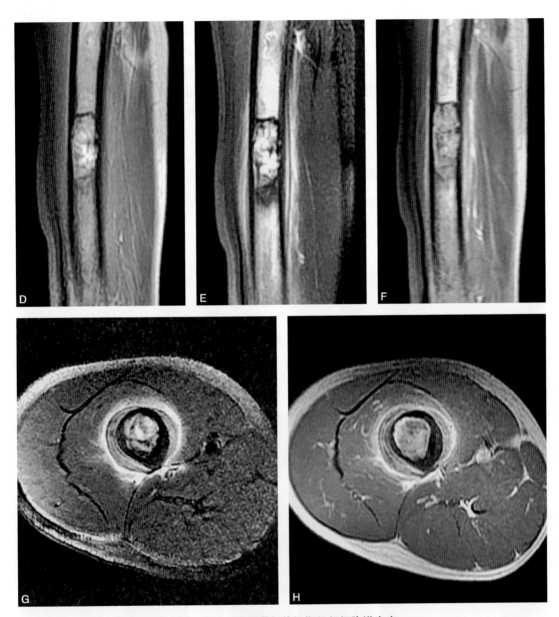

图 10-26-2　右股骨朗格汉斯组织细胞增生症

女性,12 岁,右侧大腿疼痛 2 个月余,加重 1 周。A、B. X 线平片显示右侧股骨中下 1/3 处卵圆形骨质破坏区,边缘增生硬化且模糊不清,可见明显层状骨膜反应,范围明显超过骨质破坏区;C. CT 冠状面显示髓腔内骨质破坏,可见软组织肿块,但未突破骨皮质,周围骨膜反应;D. T_1WI 矢状面显示病灶区边界清楚,信号混杂,股骨髓腔大范围信号减低;E、G. T_2WI-FS 矢状面及横断面显示病灶呈混杂高信号,另可见骨髓腔、股骨干周围大范围信号异常增高,轴位图像显示环绕股骨的带状高信号影;F、H. 注射对比剂后 T_1WI 矢状面及横断面显示病灶周围软组织少许强化

【诊断要点】

①朗格汉斯(Langerhans)组织细胞增生症又称骨嗜酸性肉芽肿,好发于 20 岁以下的青少年和儿童,男性多见,男女比例为 2.5∶1;②病变最多见于颅骨和脊柱,其次为股骨、骨盆、肋骨、下颌骨和锁骨等;③临床症状较轻微,偶有局部疼痛、低热、血沉加快、嗜酸性粒细胞增多等;④长骨病变常发生在骨干或干骺端,显示为中心性溶骨性骨质破坏,沿骨干长轴扩展,或者呈洞套洞状的囊样改变,边缘清楚扇贝状,常见硬化边。患骨常梭形膨大伴葱皮样骨膜增生;病灶呈囊样骨质破坏,伴层状骨膜反应,形成梭形外观是典型 X 线表现;⑤CT 显示病灶内死骨和钙化较好;⑥MRI 显示软组织情况最佳,软组织肿块 T_1WI 呈中等至高信号,T_2WI呈高信号,注射造影剂后有显著强化,病灶周围软组织和骨髓常有明显的水肿。MRI 对诊断本病有较大价值,其中超越病灶范围的骨髓水肿和邻近软组织炎症反应,是朗格汉斯组织细胞增生症的特征性表现。

【鉴别诊断】

(1) 骨髓炎:临床全身和局部感染症状常较明显,X 线和 CT 显示骨膜反应和病灶内死骨明显,MRI 常见脓腔形成。

(2) 尤因肉瘤:局部骨质破坏形态相仿,但软组织肿块通常更明显,且进展较快,无周围骨髓水肿和环周信号异常。

第二十七节　单纯性骨囊肿

单纯性骨囊肿见图 10-27-1、图 10-27-2。

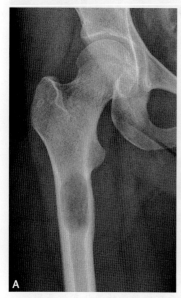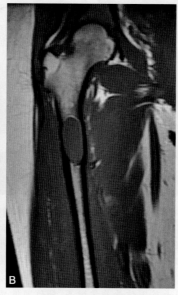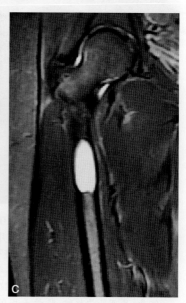

图 10-27-1　右股骨单纯性骨囊肿

女性,25 岁,扭伤右髋部疼痛,拍片发现股骨上端骨缺损。A. X 线平片显示右股骨中上段卵圆形透亮影,边缘光整,未见明显膨胀、硬化边和骨膜反应;B、C. MRI 显示病灶成液体信号影,边缘清楚,周围结构无改变

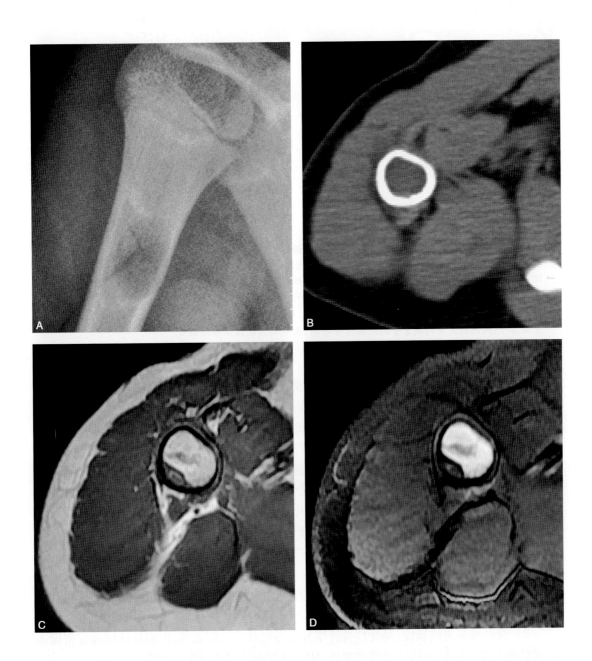

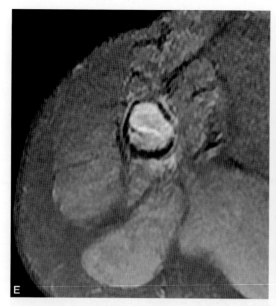
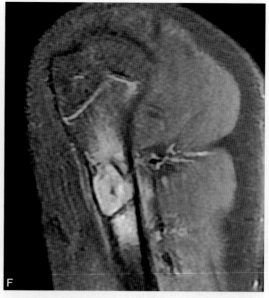

图 10-27-2　右肱骨单纯性骨囊肿伴骨折、出血

男性,14 岁,右肩酸痛 1 天。A. X 线平片显示右侧肱骨近段囊样骨质破坏,边界清楚,无明显膨胀和硬化边缘,未见骨膜反应,可见斜跨病变区的骨折线,内侧皮质断裂;B. CT 显示肱骨髓腔内均匀低密度影,周围皮质完整无破坏;C、D. T₁WI 及 T₂WI-FS 横断面显示髓腔内病灶均为高信号,骨皮质完整,周围可见少许软组织信号异常(半环形);E、F. 增强扫描 T₁WI-FS 横断面及矢状面显示病灶内仍呈高信号,周围髓腔和内侧骨旁软组织信号增高,未见明显软组织肿块形成

【诊断要点】

①骨囊肿好发于 20 岁以下青少年,男性发病率是女性的 2 倍;②骨囊肿不发生病理性骨折一般无症状,病理性骨折通常由轻微外伤引起;③20 岁以下年轻病人的骨囊肿多见于长管状骨,其中以肱骨、股骨和胫骨最常见。长骨骨囊肿多发生在干骺端,有 85% 的肱骨囊肿和 83% 的股骨囊肿见于近侧干骺端,骨干骨囊肿少见,发生在骨骺或侵犯骨骺的骨囊肿罕见;④骨囊肿典型 X 线表现为中心性、膨胀性透亮区,皮质变薄且无骨膜反应,部分边缘呈分叶状改变并有薄层硬化边。周围结构清楚,无骨破坏和软组织肿块。病理性骨折是骨囊肿常见的并发症,长条状的骨片落入病灶内(骨片陷落征),对明确诊断很有帮助;⑤MRI 显示长 T₁长 T₂信号,边界清楚,无强化。发生病理性骨折后,MRI 信号混杂,囊内容物 T₁WI 和 T₂WI均为高信号,提示出血。

【鉴别诊断】

(1) 嗜酸性肉芽肿:疼痛症状常较明显,有明显骨膜反应和骨旁水肿,MRI 可见病灶内软组织成分和周围组织广泛的水肿。

(2) 骨纤维异常增殖症:局灶性骨纤维异常增殖症有类似表现,但病灶区域通常密度不均,囊性成分少。病灶 X 线片呈磨玻璃样,MRI 呈混杂信号或纤维信号影,出血少见。

第二十八节　表皮样囊肿

表皮样囊肿见图 10-28-1。

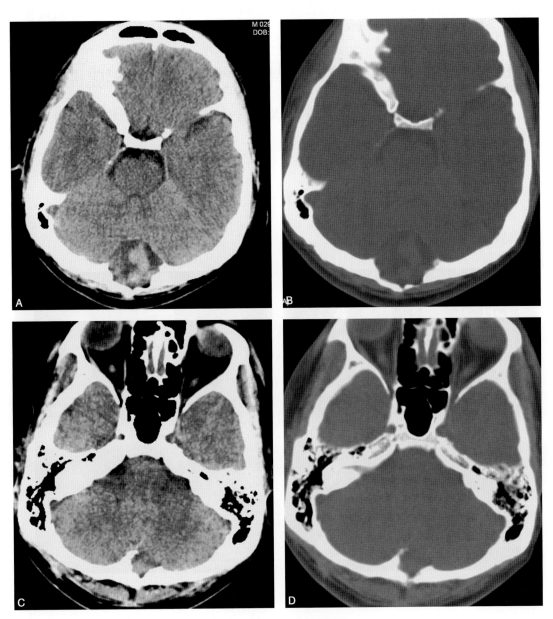

图 10-28-1　颅骨表皮样囊肿

男性,29 岁,头痛 4 天,晕厥 1 次。A ~ D. 头颅 CT 显示枕骨枕内隆突位置膨胀性骨质破坏,边界清楚,部分骨壳不完整,颅骨外板亦可见裂隙样缺损,病灶内呈高低混杂软组织密度

【诊断要点】

①患者多为年轻人,无明显自觉症状;②病变靠近中线或位于颅缝位置;③颅骨呈圆形、卵圆形或分叶状缺损,边缘清晰锐利。板障增宽,内外板变薄,甚至完全消失;④病灶内容物CT密度多种多样,可显示为脂肪密度、水样密度、均匀等密度和钙化斑点等,注射对比剂部分可有轻度强化;⑤MRI T_1WI 呈混杂低信号,T_2WI 呈高信号,DWI呈明显高信号,具有特征性。

【鉴别诊断】

(1) 蛛网膜颗粒压迹:表现为颅骨内板缺损,外板可膨隆变薄,常呈分叶状,边缘光滑锐利,病灶内为液体密度。

(2) 嗜酸性肉芽肿:穿凿样骨质破坏,累及颅骨内外板,无明显膨胀,软组织成分为等密度病变,注射对比剂后明显强化。

(3) 骨髓瘤:常多发,无膨胀。

第二十九节 转 移 瘤

转移瘤见图 10-29-1 ~ 图 10-29-5。

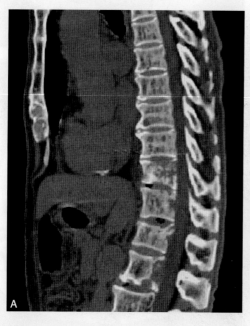
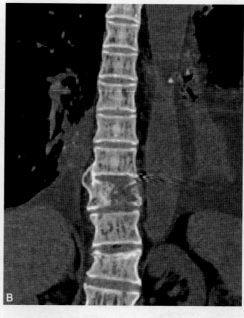

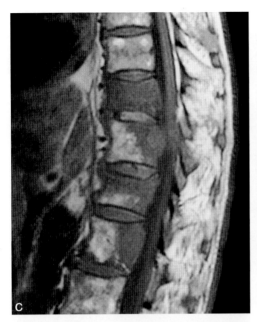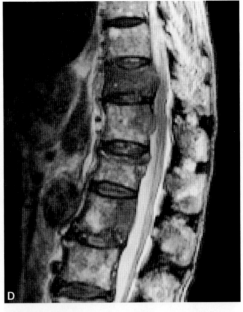

图 10-29-1　腰椎多发溶骨型骨转移

男性,86 岁,贲门癌术后,腰痛不适 2 个月。A、B. CT 矢状位和冠状面显示胸$_{11}$-腰$_2$椎体溶骨性骨质破坏,其中胸$_{11}$、腰$_1$椎体压缩变扁;C、D. T$_1$WI 及 T$_2$WI 矢状位显示多个胸腰椎椎体骨髓信号混杂不均匀,其中胸$_{11}$-腰$_2$椎体内软组织肿块形成,并突入椎管致脊髓圆锥受压,上述椎体间椎间盘未见异常

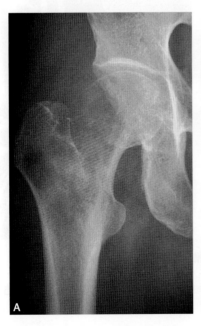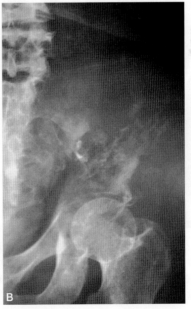

图 10-29-2　多发溶骨型骨转移

女性,35 岁,有乳腺癌病史。A、B. X 线片双侧股骨近端及左侧髂骨多发溶骨性破坏,边缘模糊,无骨膜反应,无明显软组织肿块

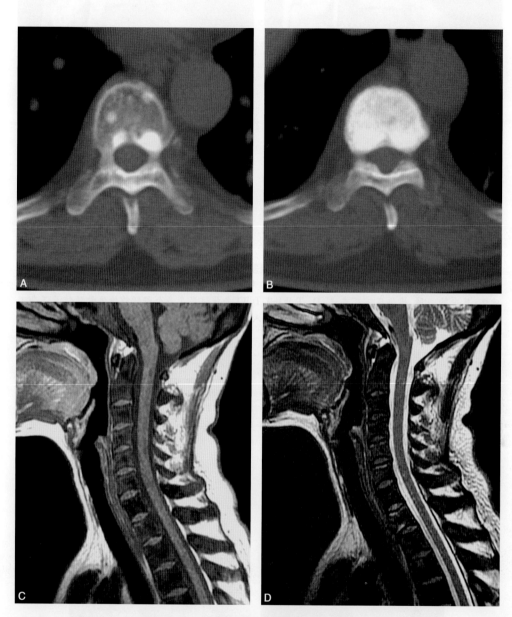

图 10-29-3　颈椎、胸椎椎体多发成骨型转移

女性,48 岁,确诊肺癌 7 个月余。A、B.　CT 显示多个胸椎椎体内团块样高密度影,边界清楚,受累椎体形态未见明显改变;C、D.　T_1WI 及 T_2WI 矢状位显示各颈椎椎体均呈低信号,椎体形态完整。椎管内结构无殊

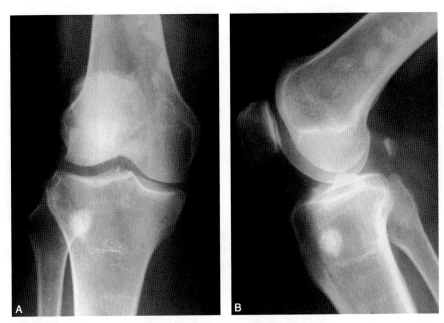

图 10-29-4 多发成骨型骨转移

女性,66 岁,乳腺癌病史 5 个月。A、B. X 线片示右侧膝关节可见多发类圆形及不规则形高密度影,边缘模糊

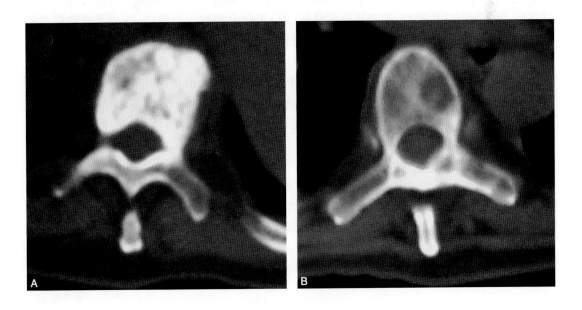

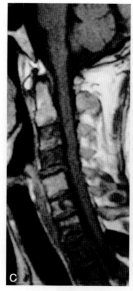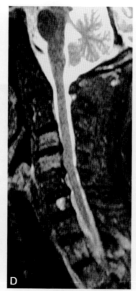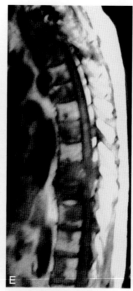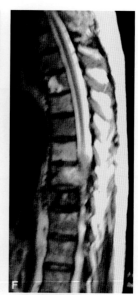

图 10-29-5　混合型骨转移

男性,74 岁,有前列腺癌病史。A、B. CT 横断面示椎体骨质破坏,呈溶骨性或硬化性;C ~ F. MRI 上呈长 T_1 长 T_2,大部分边缘欠清楚,部分可见周围软组织肿块突入椎管内

【诊断要点】

①转移性骨肿瘤的原发肿瘤中,肺癌、乳腺癌和鼻咽癌占据前三位。肿瘤通过血行播散、淋巴转移及直接侵犯等途径转移至骨骼系统,其中以血行播散占主导地位;②转移瘤常易侵犯椎体、骨盆、肋骨、颅骨、肱骨及股骨,肘、膝关节以下少见,手足骨罕见;③肿瘤骨转移50 岁以上病人占 74%;④早期一般无症状,逐渐出现间歇性疼痛,而后演变为持续性并进行性加剧,伴有局部功能障碍、神经压迫症状和(或)可触及的软组织肿块;⑤成骨型转移主要见于前列腺癌、鼻咽癌的转移,但肺癌、乳腺癌和食管癌亦可表现为成骨性转移。X 线和 CT表现为骨小梁增粗紊乱呈斑片状或棉球样,偶呈大片致密象牙质样改变;MRI 在任何序列上均呈低信号,通常无强化;⑥溶骨型转移多见于肺癌、乳腺癌及消化道肿瘤的转移;转移可发生在松质骨和(或)骨皮质,表现为虫噬状、溶冰状骨质破坏,边界不清;多个椎体破坏,但椎间盘完好无损;椎体受压变扁,后缘膨隆;⑦混合型转移多见于肺癌、乳腺癌、前列腺癌等的转移,为溶骨性和成骨性混合存在。

【鉴别诊断】

(1) 多发性骨髓瘤:实验室检查有贫血、血沉加快、血免疫球蛋白升高、尿 Bence-Jones蛋白阳性等异常。骨质破坏的大小比转移瘤均匀,有些呈穿凿状,边缘清楚或模糊。少数呈硬化型或混合型。MRI 检查骨髓常有弥漫性异常,呈胡椒盐状。放射性核素检查常为阴性。

(2) 多发性淋巴瘤:患者年龄相对较轻,症状相对较轻。部分病例有系统性淋巴瘤病史,没有其他原发肿瘤病史。影像学表现难以鉴别。

(龚向阳　陈勇)

参 考 文 献

1. 梁碧玲. 骨与关节疾病影像诊断学. 北京：人民卫生出版社,2006.
2. 吴恩惠. 影像诊断学. 第 6 版. 北京：人民卫生出版社,2008.
3. 丁建平,李石玲,刘斯润. 骨与软组织肿瘤影像诊断学. 北京：人民卫生出版社,2009.
4. 白荣杰,程晓光,顾翔,等. 长骨骨干骨肉瘤 X 线、CT 及 MRI 表现. 中华放射学杂志,2011,45(1):60-64.
5. 李玉清,张泽坤,吴文娟,等. 胫骨远端骨肿瘤及肿瘤样病变的病种及影像分析. 实用放射学杂志,2013,29(12):2005-2009.
6. 彭旭红,吴元魁,陈斌,等. MRI"皂泡征"和"环征"对骨巨细胞瘤的定性诊断价值. 实用放射学杂志,2010,26(5):699-702.

第十一章

代谢及营养障碍性疾病

第一节 骨质疏松

骨质疏松见图 11-1-1 ~ 图 11-1-3。

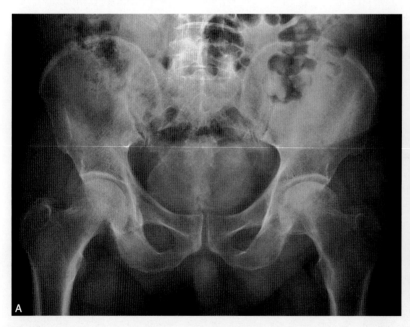

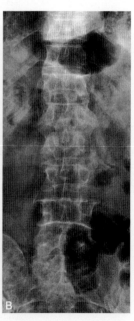

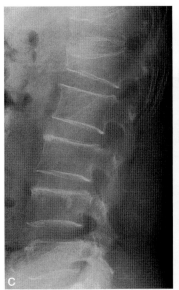
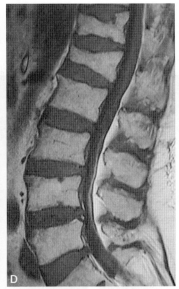
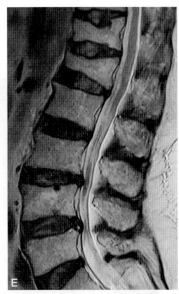

图 11-1-1　骨质疏松

男性,65 岁。A. X 线骨盆正位片显示诸骨骨皮质变薄,骨小梁稀疏,双侧股骨头密度不均,结构乱;
B、C. X 线腰椎正侧位片显示椎体弥漫性骨质密度减低,胸$_{12}$、腰$_1$ 椎体明显变扁;D、E. 腰椎 MR 矢状
位 SE T$_1$WI 和 FSE T$_2$WI 椎体骨髓呈不均匀短 T$_1$ 长 T$_2$ 异常信号,胸$_{12}$、腰$_{1,4}$椎体不同程度变扁

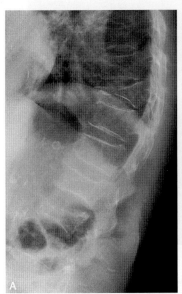
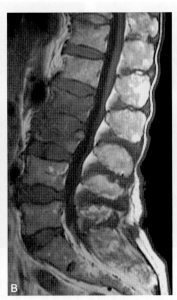
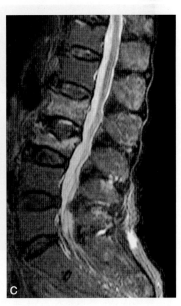

图 11-1-2　骨质疏松

女性,63 岁。A. X 线胸腰段侧位片显示椎体弥漫性骨质密度减低,胸$_{11}$、腰$_{2,3}$椎体明显变扁;B、C. 腰
椎 MR 矢状位 SE T$_1$WI 和 STIR 椎体骨髓呈不均匀短 T$_1$ 长 T$_2$ 异常信号,其中腰$_{2,3}$椎体呈长 T$_1$ 长 T$_2$
异常信号,腰$_{2,3}$椎体不同程度变扁

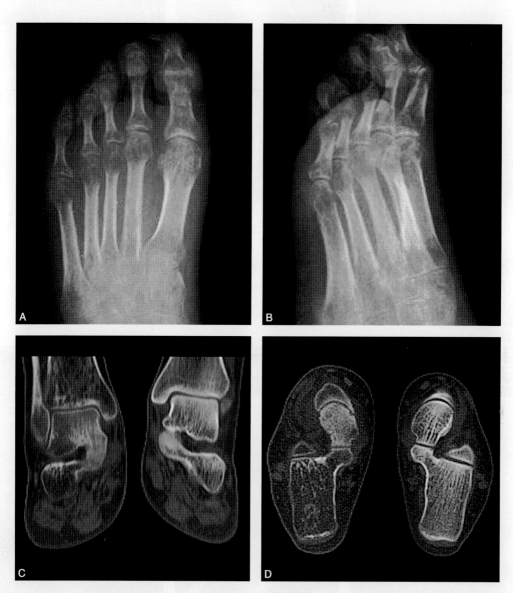

图 11-1-3　骨质疏松

女性,24 岁,右足外伤后制动 1 个月。A、B. X 线右足正斜位片显示诸骨骨质密度普遍减低,骨小梁
稀疏;C、D. 双侧踝关节 CT 显示右踝诸骨较左侧密度明显减低,骨皮质变薄,骨小梁变细、变少

【诊断要点】

①骨质疏松是指单位体积内骨组织的含量减少,即有机成分和无机成分同时等比例减少;②骨质密度减低;③骨皮质变薄和出现分层现象;④骨小梁变细,数量变少,边缘清晰,张力骨小梁减少、消失,应力骨小梁可不规则增粗;⑤可伴有病理骨折,如椎体压缩骨折、股骨颈骨折等。

【注意事项】

(1) X线平片对骨质疏松不敏感,当骨内钙盐丢失达30%~50%时,X线片才显示阳性征象。

(2) 双能X线吸收法和定量CT是目前较常用的早期诊断和定量检测骨质疏松的方法。

(3) 双光子吸收法、超声和MRI也用于骨质疏松的测量和诊断。

第二节　维生素 D 缺乏症

维生素 D 缺乏症见图 11-2-1、图 11-2-2。

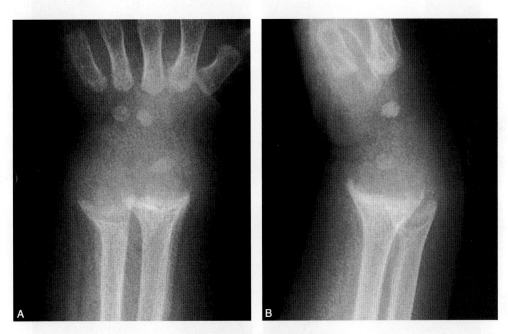

图 11-2-1　维生素 D 缺乏症

男性,1岁。A、B. X线左腕正侧位片显示腕关节诸骨骨质密度减低,尺桡骨远侧干骺端增宽,呈杯口状,骨小梁稀疏呈毛刷样,骨骺软骨板增宽

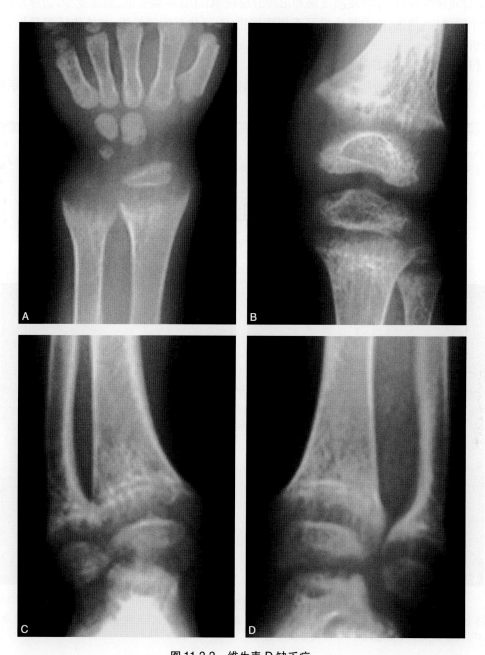

图 11-2-2　维生素 D 缺乏症

男性,2 岁。A~D. 左腕、左膝、双踝正位片显示诸骨骨质密度减低,干骺端增宽,呈杯口状,骨小梁稀疏呈毛刷样,骨骺软骨板增宽,胫腓骨弯曲

【诊断要点】

①多见于出生数月～3岁小儿;②常伴有囟门闭合延迟、乳牙萌出迟缓、方颅、腕部手镯畸形和串珠肋等;③实验室检查血磷、血钙减低,碱性磷酸酶升高;④骺板先期钙化带变薄、模糊或消失,骨骺软骨板增宽;⑤干骺端增宽、外展,呈杯口状,骨小梁稀疏呈毛刷样;⑥骨骺骨化中心出现延迟;⑦全身骨质软化,承重长骨弯曲畸形;⑧胸部畸形有鸡胸,肋骨前端与肋软骨交界处膨大呈串珠状;⑨颅骨呈方形,囟门闭合延迟。

【鉴别诊断】

（1）与其他代谢性佝偻病鉴别主要依靠临床表现及实验室检查。

（2）骨质疏松主要表现为密度减低,骨小梁稀少,骨皮质变薄,但边缘清晰,骨骼畸形少见。

第三节 维生素 C 缺乏症

维生素 C 缺乏症见图 11-3-1、图 11-3-2。

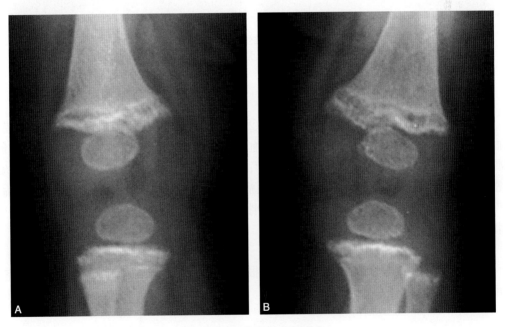

图 11-3-1　维生素 C 缺乏症

A、B. 双膝正位片显示诸骨骨质密度减低,股骨、胫骨干骺端增宽,可见维生素 C 缺乏症线及透亮带,干骺端边缘可见骨刺征

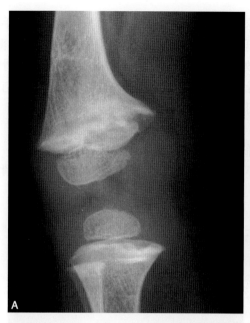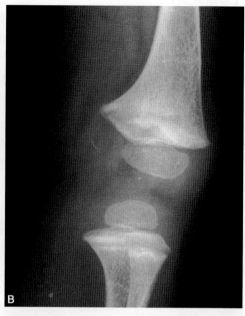

图 11-3-2 维生素 C 缺乏症

A、B. 双膝正位片显示诸骨骨质密度减低,股骨、胫骨干骺端增宽,可见维生素 C 缺乏症线及透亮带

【诊断要点】

①多见于 6 个月～2 岁的人工喂养小儿;②临床多有精神不振、皮肤苍白、皮肤和黏膜下出血及瘀斑、尿血和便血;③实验室检查空腹血浆维生素 C 含量降低,血清碱性磷酸酶降低;④骨质普遍骨质疏松,皮质菲薄如铅笔画线样;⑤坏血病线及透亮带,骺板先期钙化带增宽、致密形成高密度带状影像称为坏血病线,坏血病线的骨干侧可见横形低密度透亮带;⑥骺板先期钙化带骨折变形;⑦骺板先期钙化带向骨干外侧延伸形成骨刺征;⑧环形骨骺改变;⑨骨膜下出血。

【鉴别诊断】

需要和维生素 D 缺乏症进行鉴别诊断。根据其特征 X 线特征、人工喂养史及实验室检查可以做出明确诊断。

第四节 肾性骨病

一、肾小球性骨病（图11-4-1～图11-4-4）

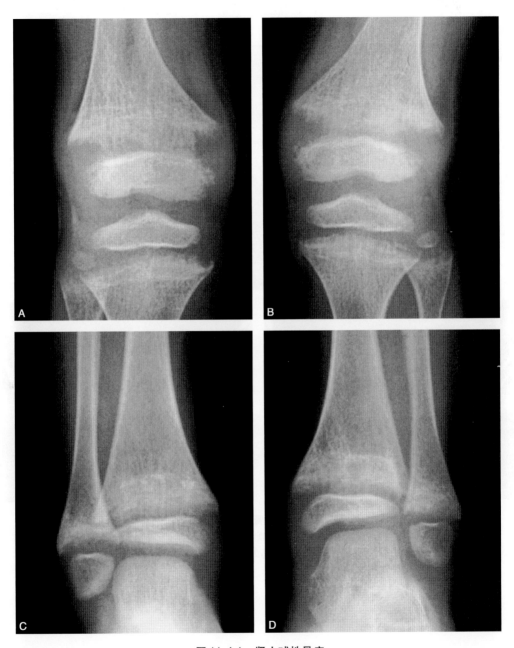

图11-4-1 肾小球性骨病

女性,9岁。A～D. X线双膝、双踝正位片显示诸骨骨质密度减低,干骺端增宽,骨小梁稀疏呈毛刷样,骨骺软骨板增宽

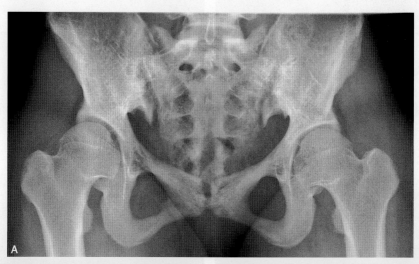

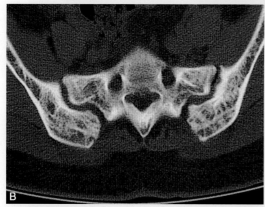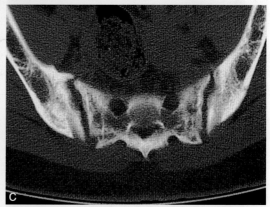

图 11-4-2 肾小球性骨病

女性,20岁,硬化性肾小球性骨病继发甲状旁腺功能亢进。A. X线平片显示骨盆诸骨骨质密度增高、骨质硬化;B、C. CT 显示双侧髂骨骨小梁粗大,骨质硬化,骶髂关节间隙增宽

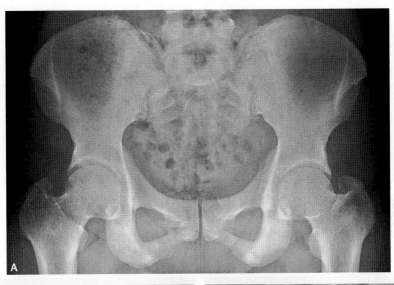

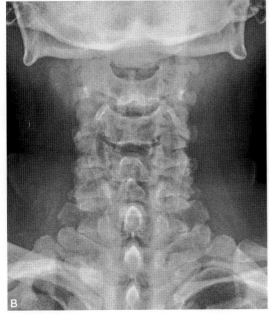
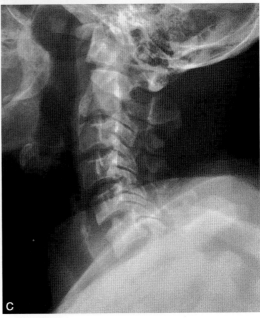

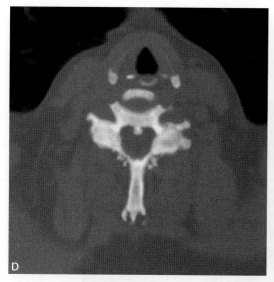
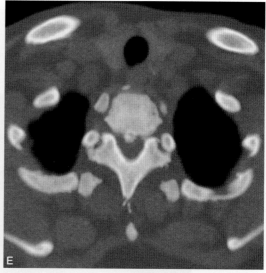

图 11-4-3 肾小球性骨病

女性,46 岁,硬化性肾小球性骨病。A～C. X 线平片显示骨盆、颈椎诸骨骨质密度增高、骨质硬化;
D、E. CT 显示颈椎椎体、附近及双侧肋骨骨质硬化

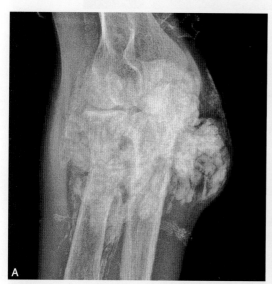
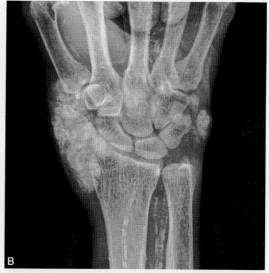

图 11-4-4 肾小球性骨病

女性,29 岁。A、B. X 线平片显示右肘关节、腕关节周围软组织处可见团状钙化,局部可见钙化的血管壁

【诊断要点】

①多有慢性肾小球功能衰竭病史;②常合并甲状旁腺功能亢进;③儿童和青少年以佝偻病样改变为主,成人则以甲状旁腺功能亢进的骨改变为主;④普遍骨质疏松、骨质软化及佝偻病样表现;⑤可继发甲状旁腺功能亢进的骨改变,骨膜下骨吸收和纤维囊性骨炎;⑥骨质硬化以长骨干骺端及椎体上下缘明显;⑦软组织异位钙化,多见于关节周围、皮下组织、血管壁及内脏。

【鉴别诊断】

本病应与骨质疏松及原发性甲旁亢引起的骨改变相鉴别,本病有明确的肾脏病史及相应的实验室检查结果。

二、肾小管性骨病(图11-4-5)

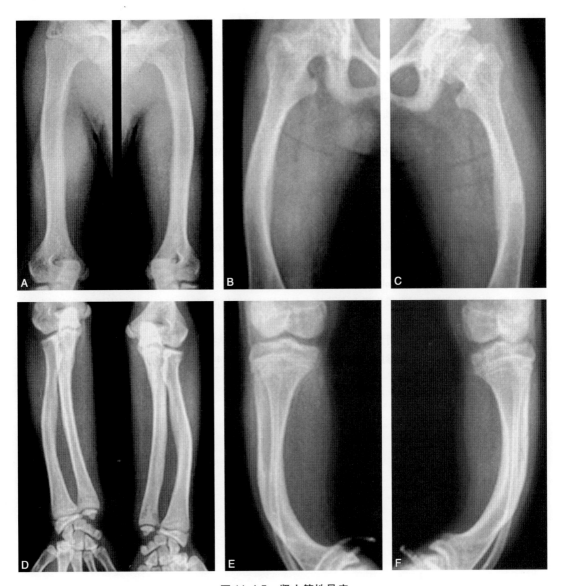

图 11-4-5　肾小管性骨病

女性,11岁,双下肢弯曲10年,有家族遗传史。A~F. X线双侧肱骨(A)、股骨(B、C)、尺桡骨(D)、胫腓骨(E、F)正位片显示诸骨骨质密度减低,骨小梁稀疏、模糊,肱骨、尺桡骨、股骨、胫腓骨不同程度弯曲

【诊断要点】

①多见于先天性肾小管功能异常,儿童多见;②典型表现为骨质密度普遍性降低,骨质软化表现(骨关节畸形及假骨折等);③少数可表现为椎体、髂骨体部及耻骨骨质硬化,呈无

结构均匀密度增高区;④继发甲状旁腺功能亢进可有骨膜下骨吸收、软组织钙化。

【鉴别诊断】

与其他类型肾性骨病在影像学上不易鉴别,要综合考虑临床及实验室检查,最终做出正确的诊断。

(张泽坤　张平　丁建平)

参 考 文 献

1. 梁碧玲.骨与关节疾病影像诊断学.北京:人民卫生出版社,2006.

2. 吴恩惠.影像诊断学.第6版.北京:人民卫生出版社,2008.

3. 顾翔,李佳录,于爱红,等.骨质疏松椎体骨折与相关椎体骨疾患的影像鉴别诊断.中国骨质疏松杂志,2012,18(11):1011-1016.

4. 王振虹,刘吉华,聂佩.骨质疏松和骨转移瘤致椎体压缩骨折的MRI鉴别诊断.实用放射学杂志,2011,27(5):747-753.

5. Lorentzon M,Cummings SR. Osteoporosis:the evolution of a diagnosis. Journal of Internal Medicine,2015,277(6):650-661.

6. Robert Adler. Osteoporosis. The Journal of Rheumatology,2014,41(6):1255.

7. 刘倩,张雪宁,王植,等.骨质疏松症影像评价新进展.国际医学放射学杂志,2015,(2):157-160.

8. Sonmez FM,Donmez A,Namuslu M,et al. Vitamin D Deficiency in Children With Newly Diagnosed Idiopathic Epilepsy. Journal of Child Neurology,2015,30(11):1428-1432.

9. 廖祥鹏,张增利,张红红,等.维生素D与成年人骨骼健康应用指南(2014年标准版).中国骨质疏松杂志,2014,(9):1011-1030.

10. 王立兴,朱吉高,刘娟.肾性骨病的影像诊断分析.广西医学院学报,2010,13(1):34-35.

11. 郎志谨.肾性骨病的影像学诊断.医师进修杂志,2002,25(5):14-16.

第十二章

内分泌性骨病

第一节 巨人症与肢端肥大症

巨人症与肢端肥大症见图 12-1-1 ~ 图 12-1-3。

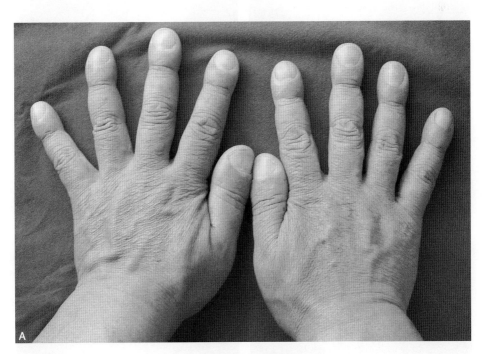

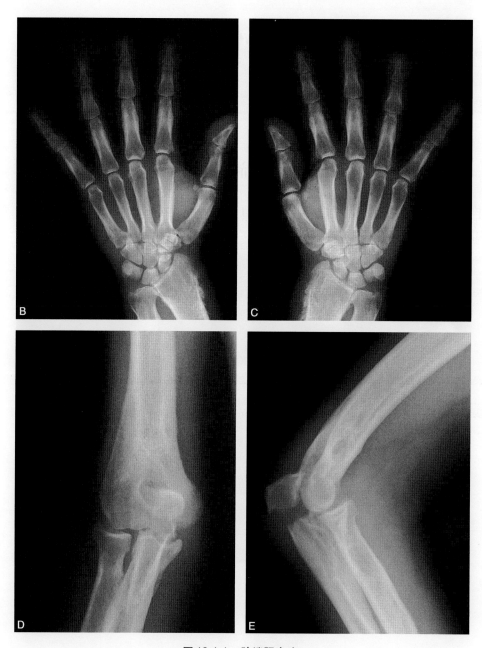

图 12-1-1 肢端肥大症

男性,56 岁。A. 双手粗大,远端呈杵状;B ~ E. X 线双手正位(B、C)及右肘正侧位片(D、E)
显示,诸骨增粗,骨皮质增厚、骨小梁增粗,尺骨鹰嘴骨质断裂

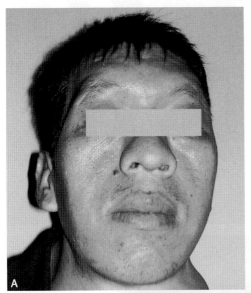
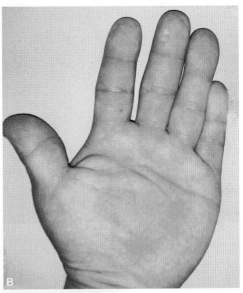
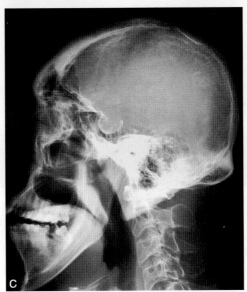

图 12-1-2 肢端肥大症

男性,42 岁。A、B. 前额、下颌增大,面部皮肤粗糙,双手粗大,远端呈杵状;C. X 线颅骨侧位片显示,蝶鞍增大,额骨稍隆起,下颌骨肥大明显,下颌角增大

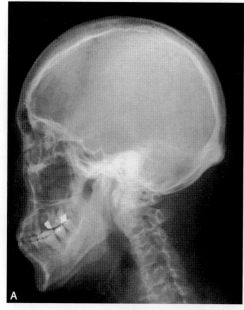
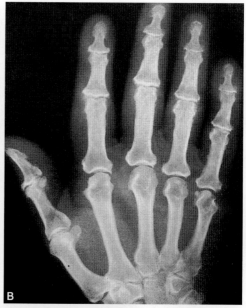
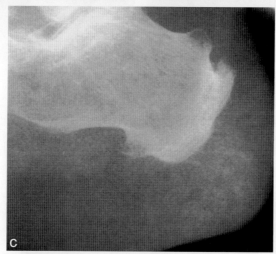

图 12-1-3 肢端肥大症

A. X 线颅骨侧位显示颅板增厚,枕外粗隆增大,下颌突出,齿槽窝加深,蝶鞍增大,后床突增厚;
B. X 线手正位显示掌指骨骨干肥大,爪粗隆呈丛状增大,软组织广泛增厚,籽骨增大;C. X 线跟骨
侧位显示跟腱及足底跖腱膜附着处骨化,跟垫明显增厚

【诊断要点】

①巨人症与肢端肥大症均为生长激素过度分泌所致,实验室检查血清生长激素均升高;
②巨人症生长激素过度分泌发生于骨骺闭合前,多自幼发病,身高臂长,肌肉发达,手足过
大;③肢端肥大症生长激素过度分泌发生于骨骺闭合后,多始于 20～30 岁,身材一般不高,
前额、颞部及下颌增大,舌大肥厚,四肢粗大;④巨人症表现为全身骨骼均匀性增长、变粗,二
次骨化中心出现及闭合延迟;⑤肢端肥大症表现为颅骨增大,颅板增厚,下颌骨增大,鼻窦、
乳突过度发育,四肢长骨增粗,皮质增厚,小梁增粗,肢端明显,指骨爪粗隆增生变宽,跟垫增

厚;⑥两者均有蝶鞍增大,垂体病变需行 CT 或 MR 检查。

【鉴别诊断】

（1）家族性身材高大:应与巨人症鉴别,前者身材发育均称,具有遗传性,无内分泌异常。

（2）巨脑畸形:婴幼儿期生长速度超常,5 岁后停止发展,头颅增大、手足粗大,合并智力低下,眼距增宽,血清生长激素正常。

第二节　甲状旁腺功能亢进

甲状旁腺功能亢进见图 12-2-1 ~ 图 12-2-3。

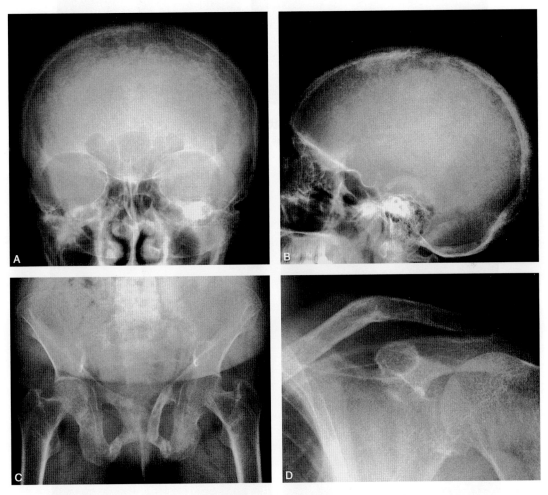

图 12-2-1　甲状旁腺功能亢进

女性,30 岁,双髋疼痛 2 个月。A、B. X 线平片显示颅骨内外板及板障模糊,可见颗粒状低密度影;C. X 线平片显示骨盆骨质密度减低,骨盆环变形,骨皮质变薄,骨小梁稀疏;D. X 线平片显示锁骨骨质疏松,远端骨质吸收,弯曲变形

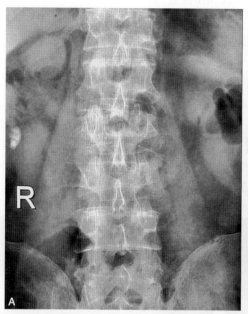
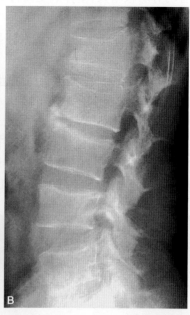

图 12-2-2 甲状旁腺功能亢进

男性,54 岁,腰腿疼半年。A、B. X 线腰椎正侧位片显示腰椎骨质疏松,骨小梁稀疏,椎体双凹变形,右肾区结石

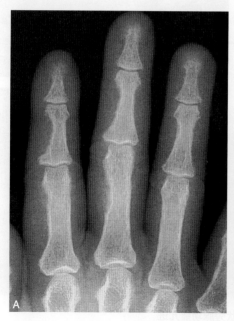
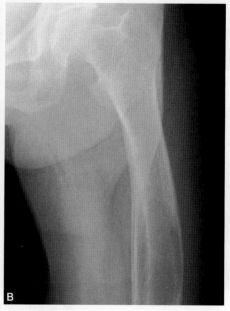

图 12-2-3 甲状旁腺功能亢进

女性,56 岁。A. X 线平片显示双手骨质疏松,示指、中指、环指近节、中节指骨桡侧骨膜下骨质吸收;B. X 线平片显示股骨骨质疏松,稍弯曲变形,股骨中段轻度膨胀性透亮区(棕色瘤),边缘清晰,股骨粗隆处骨小梁稀疏、模糊

【诊断要点】

①多见于 30~50 岁女性,多发骨质吸收常引起全身性骨关节疼痛及病理骨折,钙、磷代谢异常;②实验室检查血甲状旁腺激素、血钙、尿钙及碱性磷酸酶增高,血磷减低;③甲旁亢患者 1/3 无骨骼改变,1/3 仅表现为骨质疏松;④广泛性骨质疏松,颅骨内外板模糊伴有颗粒样骨质吸收,椎体双凹变形,长骨骨皮质内出现纵行条状骨质吸收;⑤特征性表现为骨膜下骨吸收,多见于中节指骨桡侧缘,呈花边样骨缺损,齿槽硬板骨吸收也较常见;⑥软骨下骨吸收多见于锁骨肩峰端及耻骨联合;⑦纤维囊性骨炎(棕色瘤)多见于长骨和下颌骨,呈囊状透亮区,边界清晰,MRI 上呈明显长 T_1 长 T_2 信号;⑧尿路结石,多为双侧肾盂多发结石;⑨软组织钙化多继发于甲旁亢,多见于关节周围。

【鉴别诊断】

（1）肾性骨病继发性甲旁亢时,骨骼改变与甲旁亢类似,但以儿童多见。

（2）骨软化症:多见于妊娠及哺乳期妇女,表现为骨骼弯曲变形,假骨折,无骨膜下吸收,血清钙减低。

（3）畸形性骨炎:可多骨发病,但大部分骨骼正常,病变骨骼增粗,变形,骨小梁粗疏,长骨骨皮质呈松变性增厚。

（4）多发骨髓瘤:多见于老年人,多骨发病,但多见于躯干部和四肢长骨近端,呈点状或圆形溶骨性破坏,无骨膜下吸收,尿中本-周氏蛋白阳性。

（张泽坤　张平　丁建平）

参 考 文 献

1. Pantanetti P,Sonino N,Arnaldi G,et al. Self Image and Quality of Life in Acromegaly. Pituitary,2002,5(1):17-19.

2. 童钟杭,沈建国.生长激素瘤的实验室检查及其临床评价.中国实用内科杂志,2002,22(1):37-39.

3. 傅月玥,姜涛.原发性甲状旁腺功能亢进症的临床特征研究.中国全科医学,2015,(19):2294-2300.

4. 杨敏星,王武.甲状旁腺功能亢进的骨影像学表现.中华全科医师杂志,2014,13(5):351-353.

5. 钱占华,白荣杰,闫东,等.原发性甲状旁腺机能亢进性骨病影像学表现.中华医学杂志,2013,93(1):30-33.

6. 梁碧玲.骨与关节疾病影像诊断学.北京:人民卫生出版社,2006.

7. 吴恩惠.影像诊断学.第 6 版.北京:人民卫生出版社,2008.

8. 曾献军,何来昌,潘志明,等.骨型甲状旁腺功能亢进的影像学诊断.实用临床医学杂志,2008,9(1):103-104.

9. 杨晓平.无垂体瘤影像学证据的肢端肥大症.中华内分泌代谢杂志,2011,27(2):168-169.

第 十 三 章

慢性关节病

第一节　类风湿关节炎

类风湿关节炎见图 13-1-1、图 13-1-2。

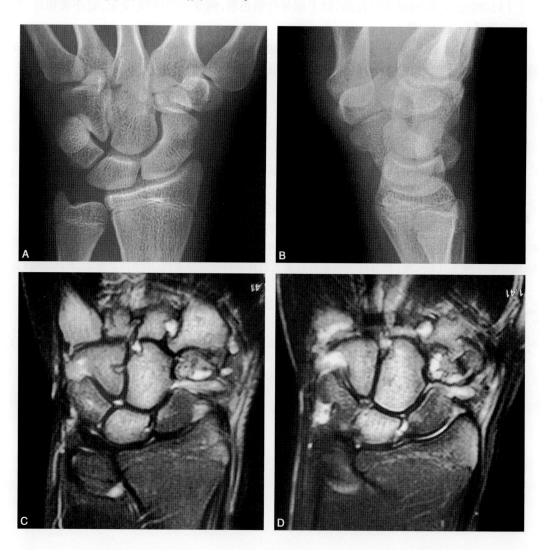

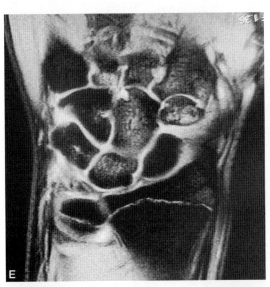
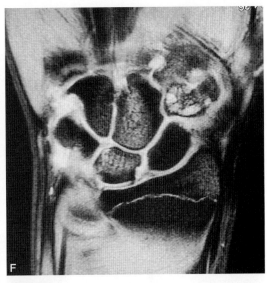

图 13-1-1 类风湿关节炎

男性,16 岁,双腕肿胀、疼痛 1 年。A、B. X 线平片显示腕关节诸骨骨质密度略减低;C~F. MRI 冠状面 T$_2$WI(C、D)和 T$_2$WI+FS(E、F)显示腕关节滑膜增厚,小多角骨、头状骨、钩骨三角骨、桡骨茎突可见多发 T$_2$ 高信号,骨髓水肿,腕关节可见少量液体信号影

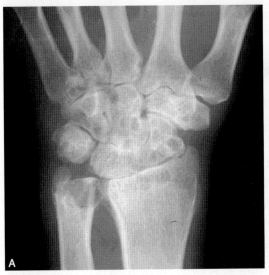
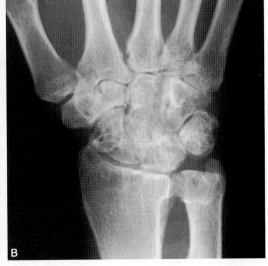

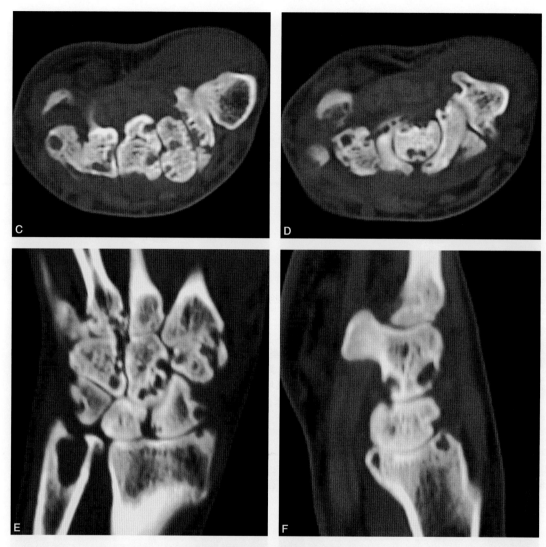

图 13-1-2　类风湿关节炎

男性,47 岁,双腕疼痛、肿胀 4 年,伴晨僵。A、B. X 线双腕正位片显示诸骨骨质疏松,双侧腕骨间隙变窄,多发关节面侵蚀;C ~ F. 右腕 CT 显示腕骨间隙变窄,关节面边缘多发骨侵蚀破坏

【诊断要点】

①类风湿关节炎是多发性、非特异性慢性关节炎症为主要表现的全身性疾病,以对称性侵犯手足小关节为特征,多见于 45 ~ 54 岁女性;②实验室检查:抗环瓜氨酸肽(CCP)抗体阳性、类风湿因子(RF)阳性、血沉加快;③早期,手足小关节对称性梭形软组织肿胀,进而关节间隙变窄,骨侵蚀始于关节软骨边缘,骨质疏松为特点之一,常有软骨下囊性破坏;④晚期,关节结构破坏导致多关节畸形,如手指尺侧偏移、指间关节屈曲和过伸畸形,也可引起关节纤维性强直;⑤MRI 可在早期发现滑膜炎改变,以及充填在侵蚀灶内的血管翳。

【鉴别诊断】

(1) 关节结核:多为单关节发病,关节软骨及骨质破坏发展较快且严重。

（2）牛皮癣性关节炎：多有牛皮癣病病史，多见于手足远侧指（趾）间关节，病变不对称。

（3）痛风性关节炎：男性多见，呈间歇性发作，血尿酸增高，受累的关节周围可有痛风结节为特征。

第二节　强直性脊柱炎

强直性脊柱炎见图 13-2-1 ~ 图 13-2-4。

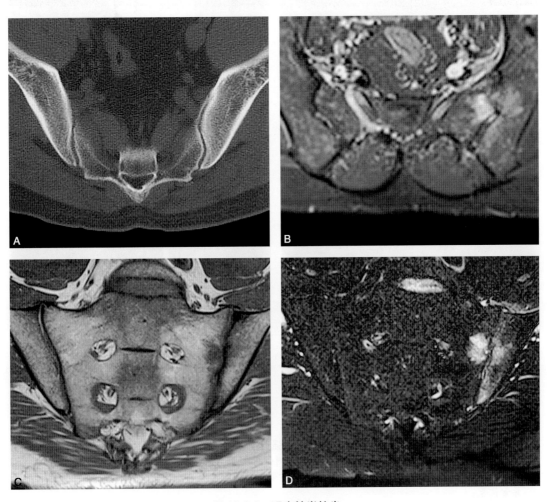

图 13-2-1　强直性脊柱炎

男性，24 岁。A. 双侧骶髂关节 CT 平扫骨质未见明显异常；B ~ D. MRI 横断面 STIR、冠状面 T$_1$WI、冠状面 T$_2$WI-FS 显示左侧骶髂关节面破坏伴有周围骨髓水肿，呈长 T$_1$ 长 T$_2$ 异常信号

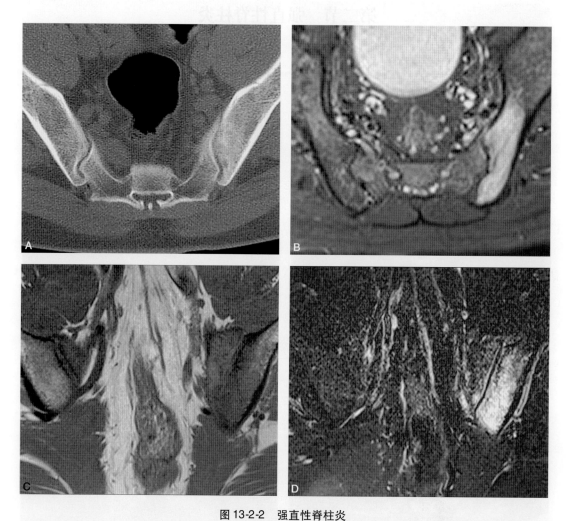

图 13-2-2 强直性脊柱炎

男性,22 岁。A. 双侧骶髂关节 CT 平扫显示左侧髂骨骶髂关节面侵蚀破坏;B ~ D. MRI 横断面 STIR、冠状面 T_1WI、冠状面 T_2WI-FS 显示左侧髂骨骶髂关节面破坏伴有周围骨髓水肿,呈长 T_1 长 T_2 异常信号

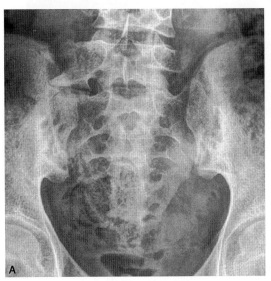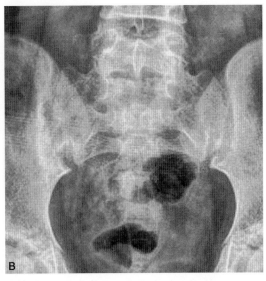

图 13-2-3 强直性脊柱炎

A. 男性,22 岁;B. 男性,18 岁;A、B 均显示双侧髂骨骶髂关节面骨质侵蚀破坏,皮质白线消失,骶髂关节间隙增宽

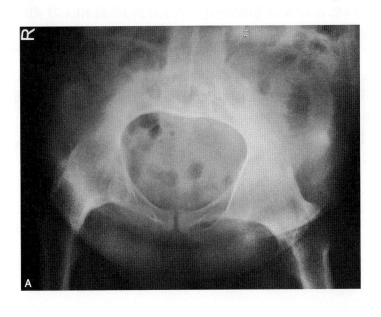

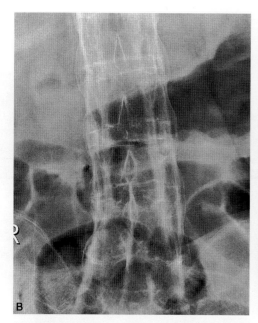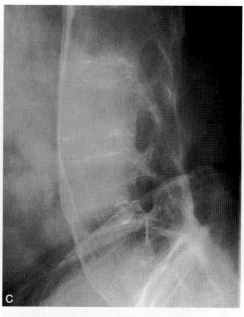

图13-2-4 强直性脊柱炎

男性,56 岁。A. X线骨盆正位片显示双侧骶髂关节及双髋关节间隙消失,关节骨性连接、强直;
B、C. X线腰椎正侧位显示椎体边缘平直形成"方椎",前后纵韧带骨化、椎小关节破坏融合、骨化,
形成竹节样脊柱

【诊断要点】

①强直性脊柱炎是以中轴关节慢性炎症为主的全身疾病,以 20 岁左右的男性多见;
②实验室检查:90%患者 HLA-27 阳性,但正常人也有约 5% 的 HLA-27 阳性;③双侧骶髂关
节对称性破坏为典型表现,以髂侧为主,早期关节面模糊,出现侵蚀破坏,关节间隙假增宽,
随后关节间隙变窄,最终骨性强直;④病变上行侵及脊柱,椎体边缘平直形成"方椎",椎小关
节破坏、融合,进一步韧带骨化,形成竹节状脊柱;⑤髋关节可对称性关节间隙变窄,关节面
侵蚀、囊变;⑥CT 能够较早的发现关节面的侵蚀病灶;⑦MRI 可以更早的显示骶髂关节血管
翳及周围骨质水肿。

【鉴别诊断】

根据临床病史、体征及双侧对称性骶髂关节炎改变能够做出诊断。

第三节　退行性骨关节病

退行性骨关节病见图 13-3-1、图 13-3-2。

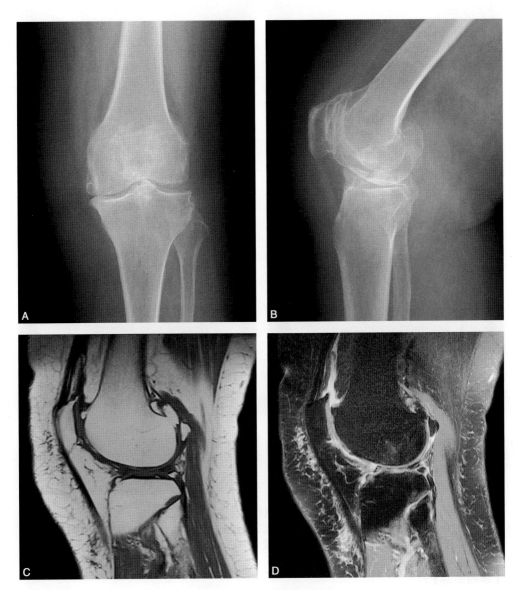

图 13-3-1　退行性骨关节病

女性,78 岁。A、B. 膝关节正侧位片显示膝关节诸骨边缘骨赘形成,关节面骨质硬化,内侧关节间隙变窄;C、D. MRI 矢状面 T_1WI、矢状面 T_2WI-FSE 显示膝关节诸骨骨赘形成,半月板变性、撕裂,关节后方可见游离体

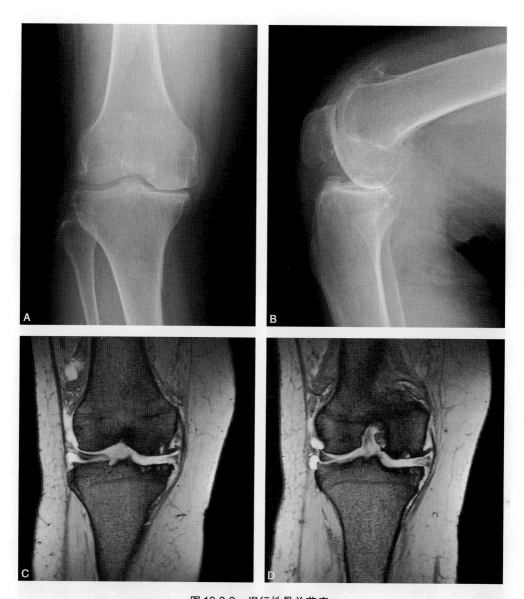

图 13-3-2 退行性骨关节病

女性,53 岁。A、B. 膝关节正侧位显示膝关节内翻,诸骨边缘骨赘形成,关节面骨质硬化,内侧关节间隙变窄;C、D. MRI 冠状面 T$_2$WI 显示膝关节诸骨骨赘形成,关节面下囊变,半月板变性,关节囊积液

【诊断要点】

①退行性骨关节病是以关节软骨退变、关节面及边缘形成新骨为特征的非炎性骨关节病,多见于老年人;②主要表现为关节间隙变窄、关节软骨下骨质硬化、骨赘形成,可有游离体及软骨下囊变;③MRI 能够清晰的显示软骨肿胀、囊变、变薄甚至剥脱。

第四节 髌股关节对合关系异常

髌股关节对合关系异常见图 13-4-1、图 13-4-2。

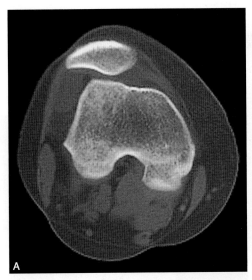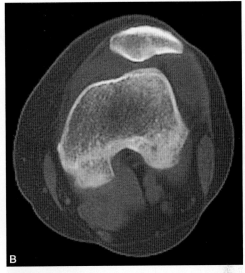

图 13-4-1　髌股关节对合关系异常

A、B. 双侧髌股关节 CT 横断面扫描显示髌股关节对位欠佳,髌骨外移、外旋,外侧髌股角明显开向内侧,关节面下可见囊变

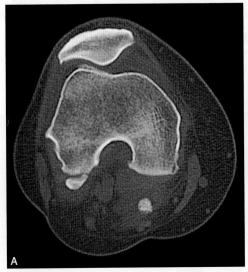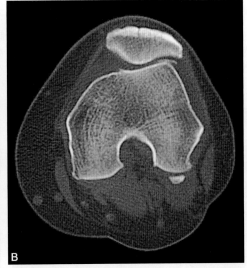

图 13-4-2　髌股关节对合关系异常

A、B. 双侧髌股关节 CT 横断面扫描显示髌股关节对位欠佳,髌骨外旋,外侧髌股角明显开向内侧,关节面骨质硬化,边缘骨赘形成

【诊断要点】

　　①指膝关节屈伸过程中髌骨与股骨髁对位异常引起髌股关节退行性骨关节病;②膝关节屈曲 20°髌股关节轴位股骨内外髁前缘切线与髌骨外侧关节面切线的交角应开向外侧,称为外侧髌股角,开向内侧为异常,软骨及软骨下骨质受侵时表现同退行性骨关节病;③CT 可清晰显示髌股关节对合关系,更明显的显示关节面的硬化及囊变;④MRI 是显示髌股关节软

骨改变的最敏感方法,也可清晰显示髋股关节对合关系。

第五节　滑膜骨软骨瘤病

滑膜骨软骨瘤病见图 13-5-1 ~ 图 13-5-3。

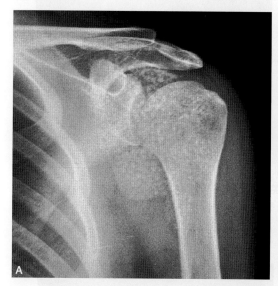
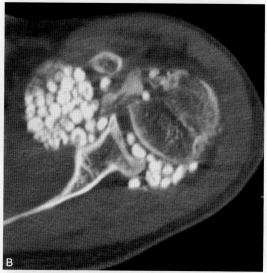

图 13-5-1　滑膜骨软骨瘤病

A. 男性,19 岁。X 线肩关节正位片示肩关节周围散在沙砾样高密度影;B. 男性,30 岁。CT 显示肩关节内可见多个大小不等类圆形高密度影,肩胛骨及肱骨头受压凹陷,局部骨质硬化

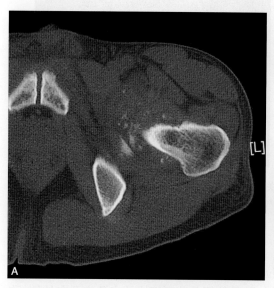
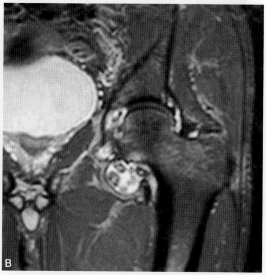

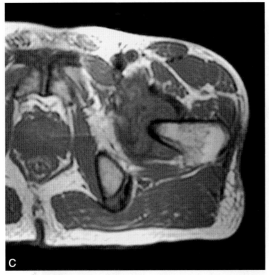
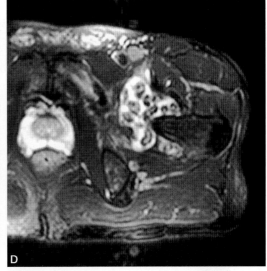

图 13-5-2 滑膜骨软骨瘤病

男性,59 岁。A. CT 显示左髋关节囊肿胀,其内散在点状钙化影;B ~ D. MRI 冠状面 T$_2$WI-FSE 及横断面 T$_1$WI、T$_2$WI-FSE 示肿胀的关节囊内散在多发类圆形石榴籽样 T$_1$WI 及 T$_2$WI 低信号影

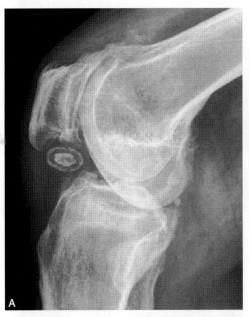
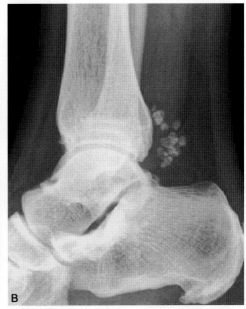

图 13-5-3 滑膜骨软骨瘤病

A. 男性,59 岁。X 线膝关节侧位片显示髌下囊可见椭圆形高密度影,呈同心圆样密度不均影,边缘清晰、光整;B. 女性,60 岁。X 线踝关节侧位片示踝关节后方软组织内多发大小不一的类圆形钙化影,中心密度较淡,而周边部围绕着致密环

【诊断要点】

①滑膜骨软骨瘤病为关节腔内多发软骨结节为特征,多见于青壮年男性;②典型 X 线片表现为关节内外有大小不一的圆形或卵圆形边缘光滑致密的软骨体钙化影,数目从几个到

数百个不等,大的骨化结节周缘密度高,中央密度低;③CT 可清晰显示病变分布情况;④MRI
可以显示未钙化的结节,在 T_1WI 表现为低信号、T_2WI 为高信号。

【鉴别诊断】

骨关节炎合并游离体:游离体往往单发或数量较少,形态有时不规则,关节退变相对较重。

第六节 痛 风

痛风见图 13-6-1、图 13-6-2。

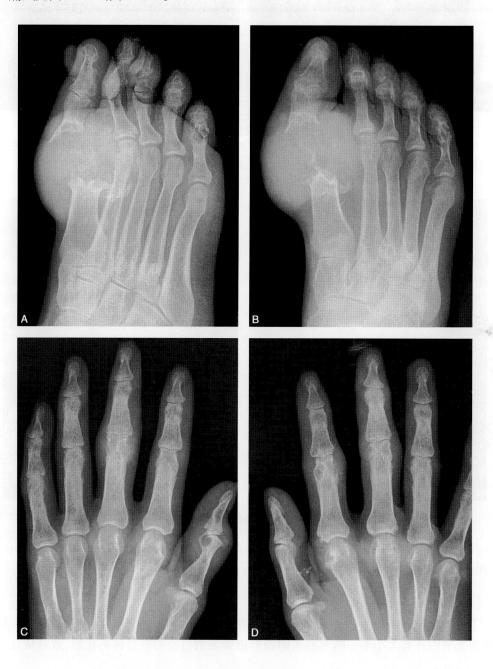

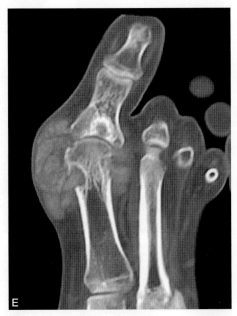
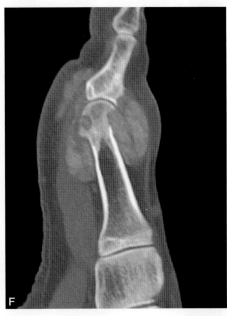

图 13-6-1 痛风

男性,38 岁。A、B. X 线平片右足正斜位显示第 1 跖趾关节骨质破坏,局部呈囊状改变,软组织明显肿胀,小趾趾间关节骨质破坏,软组织肿胀;C、D. X 线平片双手正位显示多发关节边缘圆形骨质破坏,软组织肿胀;E、F. 左足 CT 冠状面、矢状面重建显示第 1 跖趾关节边缘圆形骨质破坏,边缘骨质硬化,局部软组织肿胀

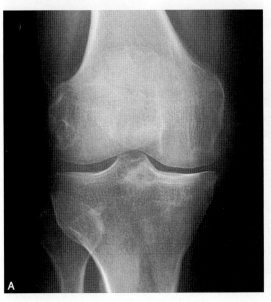
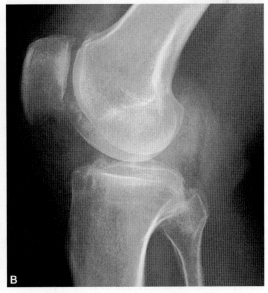

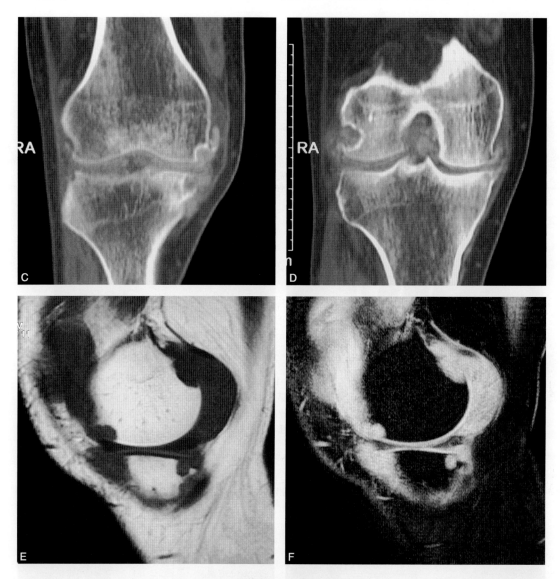

图 13-6-2 痛风

男性,45 岁。A、B. X 线膝关节正侧位片显示股骨外髁及胫骨平台可见不规则骨质破坏,边缘尚清晰,关节囊肿胀;C、D. CT 冠状面重建显示关节边缘多发圆形骨质破坏,边缘硬化,关节可见软组织肿块;E、F. MRI 矢状面 T_1WI、T_2WI-FSE 示病变 T_1WI 为低信号,T_2WI 为高信号,关节囊肿胀

【诊断要点】

①痛风是嘌呤代谢紊乱性疾病,呈间歇性发作,多见于 40 ~ 60 岁男性,多侵犯第 1 跖趾关节,晚期可有痛风结节;②实验室检查:发作高峰期血尿酸增高;③早期仅表现为关节软组织肿胀;④随着病情的进展可见出现骨质改变,表现为关节边缘偏心性半圆形骨质破坏,较小的似虫蚀状,逐渐向中心扩展,形成穿凿样缺损或数个融合成蜂窝状。软组织内可见钙化;⑤MRI 痛风结节信号多种多样,与尿酸钠含量有关,一般 T_1WI 为低信号,T_2WI 呈均匀高信号到等信号。

第七节 肥大性骨关节病

肥大性骨关节病见图 13-7-1。

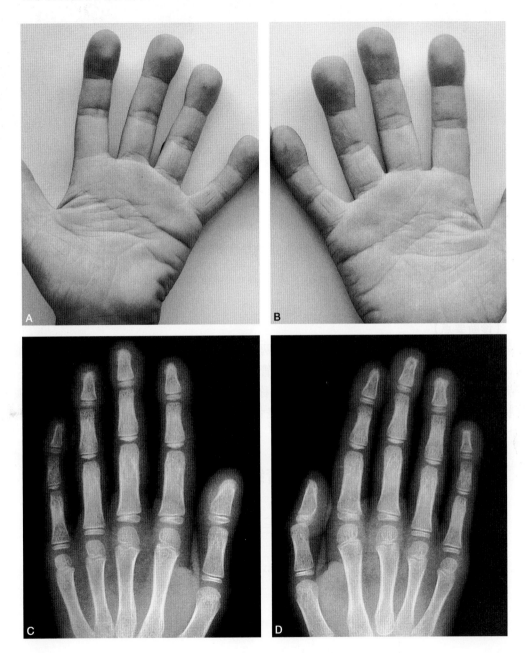

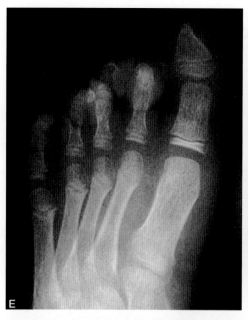
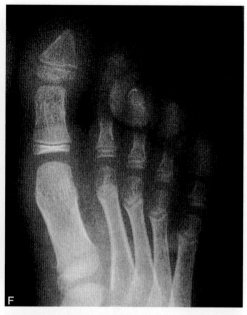

图 13-7-1　肥大性骨关节病

男性,8 岁。A、B. 双手手指远端增粗,呈杵状指;C、D. X 线双手正位片显示双手远端软组织肥厚,末节指骨远端变尖,爪粗隆骨质吸收;E、F. X 线双足正位片显示双足远端软组织肥厚,末节趾骨远端变尖,爪粗隆骨质吸收

【诊断要点】

①肥大性骨关节病分为原发性和继发性两种,原发性多见于青少年男性,有家族聚集倾向,继发性可继发于肝病、先心病、肺癌、支气管扩张、消化道肿瘤、胸腺瘤等,多见于 30 ~ 70 岁男性;②两种类型均以杵状指(趾)、长骨对称性的骨膜增生及关节肿痛为特征;③表现为管状骨对称性骨膜增生,多见于胫腓骨和尺桡骨;④杵状指(趾)为末节软组织肥厚,末节指(趾)骨爪粗隆吸收变尖。

第八节　色素沉着绒毛结节性滑膜炎

色素沉着绒毛结节性滑膜炎见图 13-8-1 ~ 图 13-8-3。

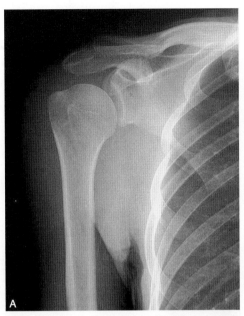
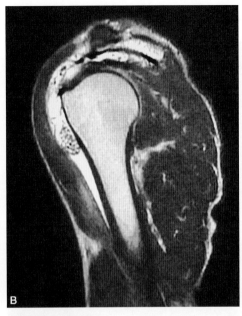

图 13-8-1　色素沉着绒毛结节性滑膜炎

男性,37 岁。A. X 线肩关节正位片显示肩关节骨质未见明显异常,关节囊肿胀;B. MRI 斜矢状面 T₂WI-FSE 示肩关节囊肿胀明显,呈不均匀高信号,其内可见低信号的含铁血黄素沉着

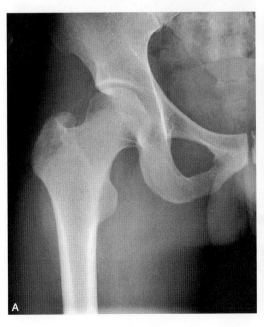
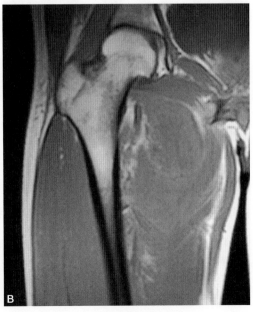

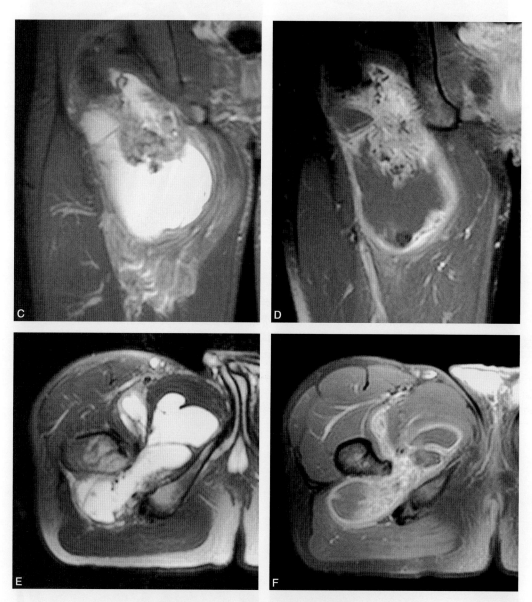

图 13-8-2 色素沉着绒毛结节性滑膜炎

男性,25 岁。A. 髋关节正位片示右髋骨质未见明显异常,内下方软组织明显肿胀;B ~ F. MRI 冠状面 $T_1WI(B)$、$T_2WI(C)$ 示髋关节内下方可见不规则形异常信号,T_1WI 呈等信号、T_2WI 为不均匀高信号,周围软组织受压移位,T_2WI 脂肪抑制(E)显示其内可见点状低信号影,T1WI 冠状面(D)及横断面增强(F)示病变强化不均匀,边缘呈环形强化

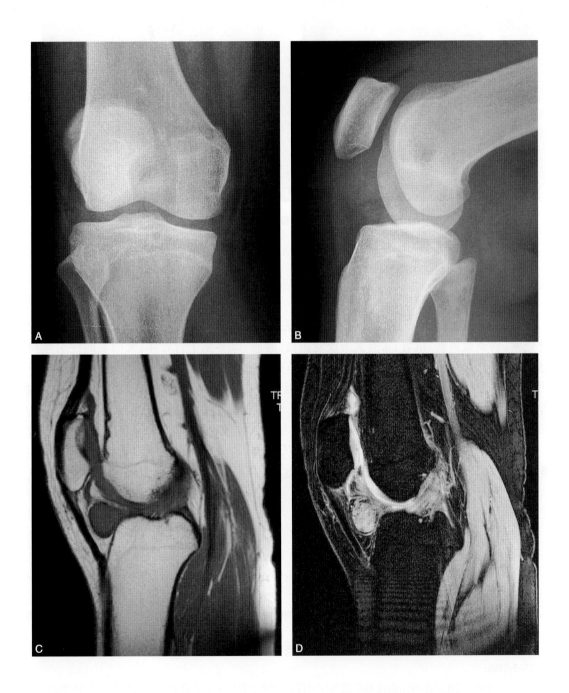

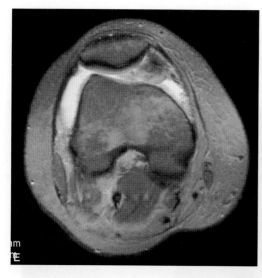
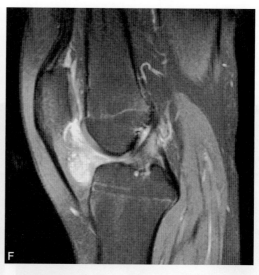

图 13-8-3　色素沉着绒毛结节性滑膜炎

女性,17 岁。A、B. X 线膝关节正侧位片显示髌下囊明显肿胀,骨质未见明显异常(A、B);C、D. MRI 矢状面 T_1WI、T_2WI-FSE 示髌下囊肿胀,其内可见 T_1WI、T_2WI 均为低信号的含铁血黄素沉积;E、F. 横断面及矢状面增强扫描 T_1WI 示病变明显强化

【诊断要点】

①色素沉着绒毛结节性滑膜炎是来源于关节滑膜、黏液滑囊和腱鞘的良性增生性病变,伴色素(含铁血黄素)沉着,常有关节反复出血、肿胀;②多见于青壮年,无明显的性别差异;③表现为关节肿胀或肿块,关节软骨下或关节旁非持重区出现多发性囊性病变,边缘整齐,可有硬化;④MRI 上因含铁血黄素沉积形成低信号为本病的特点,关节滑膜弥漫不均匀增厚,关节积液 T_1WI 呈低信号、T_2WI 呈高信号。增强扫描呈中等或明显强化。

【鉴别诊断】

滑膜肉瘤:病变内可见钙化,MRI 检查呈长 T_1 长 T_2 信号,病变范围广,可侵犯局部软组织,病变内无 T_1WI、T_2WI 均为低信号的含铁血黄素沉积。

（张泽坤　张平　丁建平）

参 考 文 献

1. Marcusa DP, Mandl LA. Challenges in Imaging in Preclinical Rheumatoid Arthritis. Rheumatic Diseases Clinics Of North America, 2014, 40 (4):727-734.

2. Paccou J, Edwards M, Moss C, et al. High-resolution imaging of bone and joint architecture in rheumatoid arthritis. Br Med Bull, 2014, 112 (1):107-118.

3. 林斌, 张进, 郜璐璐, 等. 影像学检查在类风湿关节炎诊断中的应用价值. 中华临床医师杂志, 2015, (14): 2762-2766.

4. 张平, 李小明. 磁化传递对比成像和扩散加权成像在中轴型脊柱关节病患者早期骶髂关节炎中的应用. 放射学实践, 2015, (6):673-678.

5. Zhang P, Yu KH, Guo RM, et al. A novel diagnostic method (spectral computed tomography of sacroiliac joints) for axial spondyloarthritis. J Formos Med Assoc, 2015, Sep 1. pii: S0929-6646.

6. Zhang P, Yu K, Guo R, et al. Ankylosing spondylitis: correlations between clinical and MRI indices of sacroiliitis activity. Clin Radiol, 2015, 70(1):62-66.

7. Roemer FW, Eckstein F, Hayashi D, et al. The role of imaging in osteoarthritis. Best practice and research: Clinical Rheumatology, 2014, 28(1):31-60.

8. 王雁冰, 何旭滕. 关节退行性骨关节病影像学分型与钙化层组织病理改变的关系. 中华实用诊断与治疗杂志, 2015, 29(7):665-666.

9. 孙刚庆. 滑膜骨软骨瘤病的影像表现. 磁共振成像, 2013, (5):344-347.

10. Girish G, Glazebrook KN, Jacobson JA. Advanced imaging in gout. American Journal of Roentgenology, 2013, 201(3):515-525.

11. 胡亚彬, 杨青, 段峰, 等. 痛风性关节炎的 X 线平片、CT 和 MR 的对比研究. 中华内分泌代谢杂志, 2015, (7):587-591.

12. 盛雪霞, 曹志宏, 闵志刚, 等. 双源 CT 诊断痛风性关节炎准确性的 Meta 分析. 实用放射学杂志, 2015, (6):974-977.

13. 刘坚, 赵艳红, 姜德训, 等. 原发性肥大性骨关节病三例并文献复习. 中华临床医师杂志, 2011, 5(9):3738-3741.

14. 吴彩兰. 肺癌伴肥大性骨关节病的临床及影像学表现. 中国肿瘤临床, 2009, 36(19):1107-1109.

15. 郎宁, 袁慧书. 脊柱色素沉着绒毛结节性滑膜炎的影像学表现. 中国医学影像学杂志, 2015, (2):131-134.

16. 刘晓晨, 赵鹏, 沙良宽, 等. 膝关节色素沉着绒毛结节性滑膜炎的 MRI 表现与病理对照研究. 医学影像学杂志, 2014, (10):1859-1861.

第 十四 章

脊 椎 病 变

第一节　脊柱退行性骨关节病

一、椎间盘退行性改变(图14-1-1～图14-1-5)

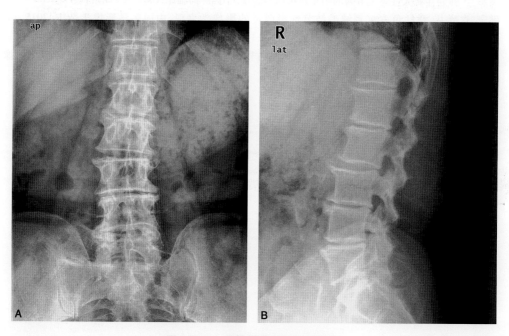

图14-1-1　腰椎椎间盘退行性改变

男性,75岁,左侧腰腿疼痛半月。A、B. X线腰椎正侧位显示腰$_{1～5}$椎体上下缘明显骨质增生,腰$_{3～5}$椎间隙变窄

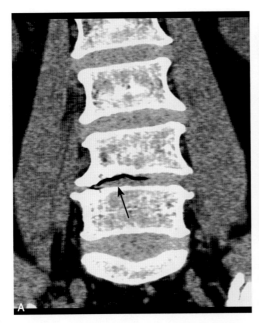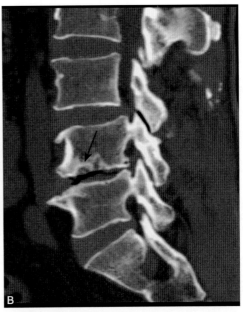

图14-1-2　腰椎椎间盘退行性改变

男性,70岁,反复腰痛20余年,加重伴左下肢疼痛3个月。A、B. CT冠状位及矢状位重组显示腰$_{4,5}$相邻椎体终板边缘不规则伴骨质增生、硬化及虫噬样吸收破坏;腰$_{4,5}$椎间盘内线样气体密度影即"真空征"(A,黑箭),椎间隙狭窄,Schmorl结节形成(B,黑箭)

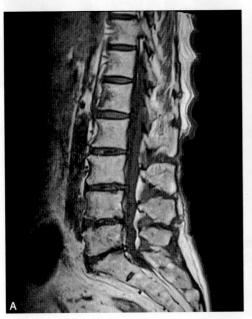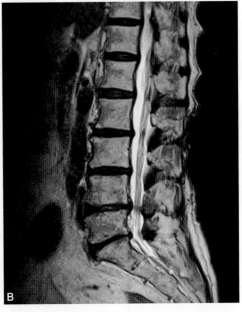

图14-1-3　腰椎椎间盘退行性改变

男性,81岁,腰腿痛2个月。A、B. MR矢状位T$_2$WI和T$_1$WI显示腰椎生理曲度变直,腰$_{4,5}$、腰$_5$~骶$_1$椎间隙狭窄,腰椎诸椎间盘变性伴膨出

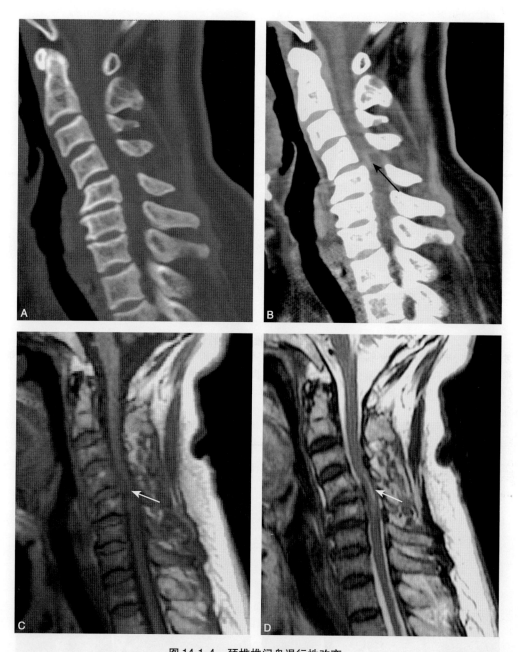

图14-1-4 颈椎椎间盘退行性改变

女性,79岁,颈部疼痛伴四肢无力10天。A~D. CT二维矢状位、MR矢状位T_1WI和T_2WI显示颈椎排列不齐,椎体边缘不规则伴骨质增生、多发椎间隙狭窄;颈$_{4,5}$椎间盘突出(B、C箭),颈髓变性(D箭)

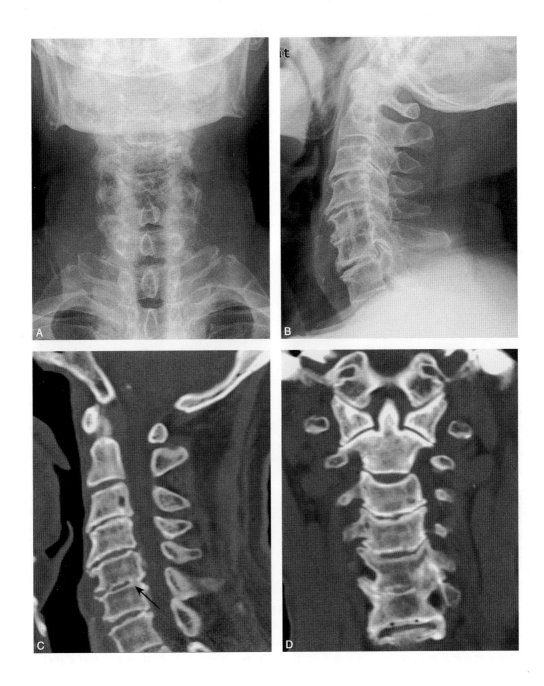

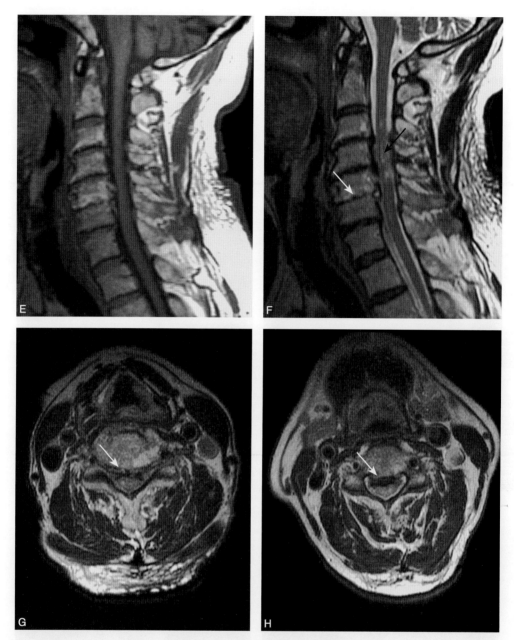

图 14-1-5　颈椎椎间盘退行性变

男性,78 岁,四肢麻木无力伴步态不稳。A、B. X 线颈椎正侧位显示颈椎骨质疏松,颈$_{3-7}$椎间隙狭窄;C~H. CT 矢状位及冠状位重建(C、D)、MR 矢状位 T$_1$WI(E)和 T$_2$WI(F)显示相邻椎体终板边缘不规则伴骨质增生、硬化伴密度信号异常(C,黑箭);颈$_{3-6}$椎间盘突出(G、H,白箭),颈髓变性(F,黑箭)

【诊断要点】

椎间盘退行性改变(intervertebral osteochondrosis)的诊断要点有:①病变好发于中、老年人,以活动度较大的下颈段、下胸段及腰段为著;②髓核和纤维环的退变是主要原因。影像表现为椎间盘的变性、高度降低、"真空"征象、Schmorl 结节形成等;③椎体边缘硬化、椎体骨质增生;④CT 显示椎体终板病变及骨质硬化较优,而 MRI 对椎间盘及骨髓信号变化的观察明显优于 X 线及 CT。

【鉴别诊断】

(1)脊椎结核:起病较早,好发于儿童及青年,发病部位以腰椎为最多、胸椎次之、颈椎较少见,骶尾部很少见。影像学特点:相邻椎体终板骨质破坏,椎间隙狭窄或消失,椎旁寒性脓肿形成。

(2)化脓性脊椎炎:发生快,症状重,可发生在任何年龄,以青壮年男性多见。好发于腰椎,胸椎次之,颈椎及骶椎少见。影像学特点:相邻椎体骨质破坏较轻,椎间隙轻度狭窄或不明显,椎旁脓肿较小;晚期间隙狭窄,骨质增生。

二、钩椎关节退行性改变(图 14-1-6 ~ 图 14-1-8)

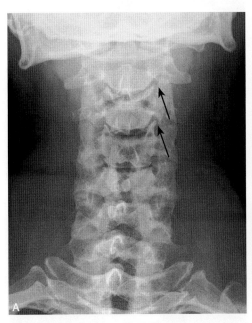
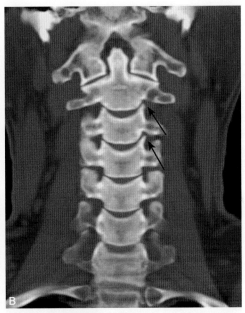

图 14-1-6　颈椎钩椎关节退行性改变

男性,54 岁。A. X 线颈椎正位显示颈椎$_{3,4}$左侧钩突骨质增生、变尖(箭),B. CT 二维冠状位重建显示颈椎钩突病变更清晰(箭)

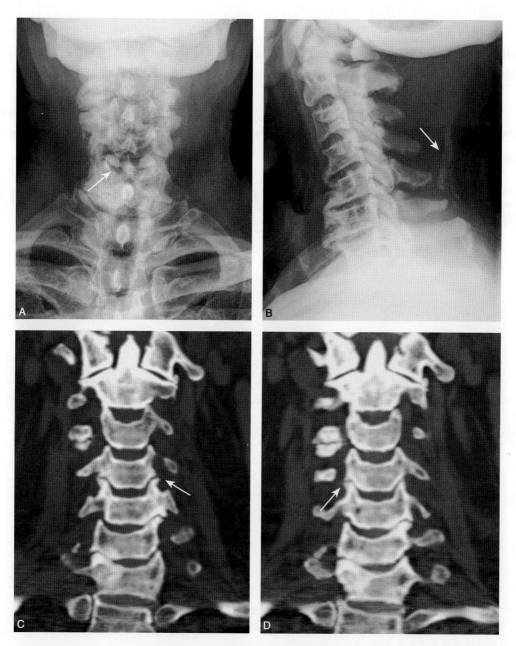

图 14-1-7 颈椎钩椎关节退行性改变

男性,61 岁,颈部疼痛多年,加重半个月。A~D. X 线颈椎正侧位片,CT 二维冠状位重建显示颈椎多发钩突骨质增生、变尖,部分外翻(A、C、D 白箭),侧位显示颈$_{4~7}$椎间隙狭窄,椎体骨质增生,项韧带钙化(B 白箭)

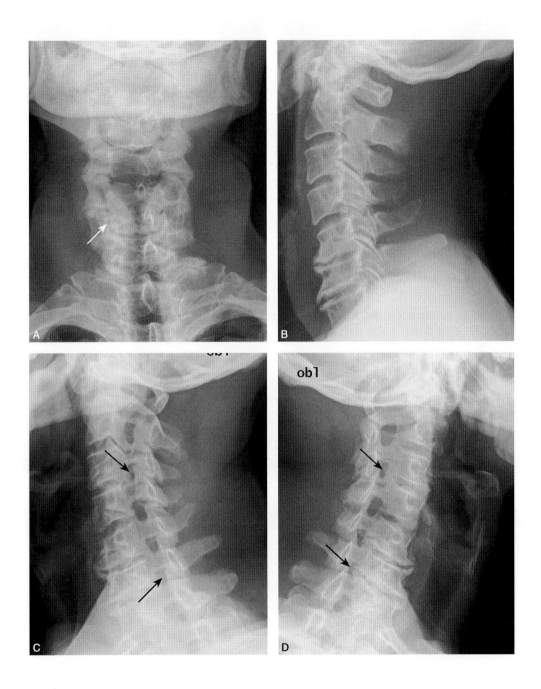

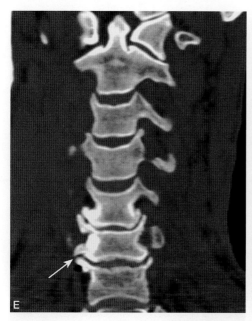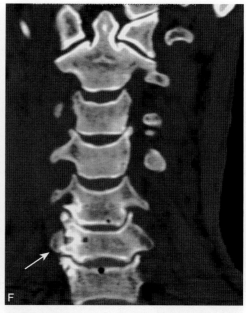

图 14-1-8 颈椎钩椎关节病

男性,86 岁,颈部疼痛伴头昏 1 年余。A ~ F. 颈椎正侧位片(A、B)、左右斜位片(C、D)和 CT 冠状位重组(E、F)显示颈椎多发钩突骨质增生、变尖、外翻(A、E、F 白箭),斜位显示多个椎间孔狭窄(C、D 黑箭)

【诊断要点】

颈椎钩突位于第 3 ~ 7 颈椎体外侧缘,钩椎关节是由钩突与上位椎体的前后唇缘相接而形成的关节,也称 Luschka 关节。钩椎关节退行性改变(uncovertebral joint arthrosis):①好发于中、老年人;②病变主要位于颈椎钩突关节,颈$_{5、6}$钩椎关节常见;③影像表现为颈椎钩突骨质增生、硬化,继发椎间孔狭窄;④X 线及 CT 可较清晰显示钩突和椎间孔受累情况。

【鉴别诊断】

此病影像表现较为特征,诊断一般不难。

三、骨突关节退行性改变（图 14-1-9、图 14-1-10）

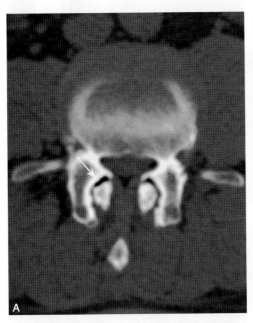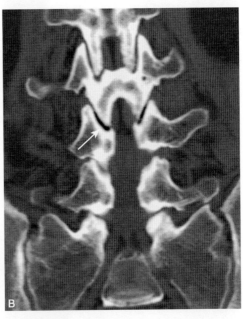

图 14-1-9　腰椎骨突关节退行性改变

男性，70 岁，腰痛伴左下肢麻木 3 个月。A、B. 腰椎 CT 骨窗横断位及冠状位示骨突关节内"真空"征（箭），关节突骨质增生，关节间隙狭窄

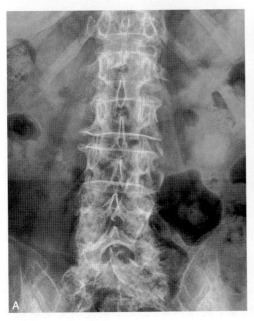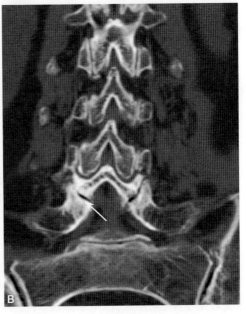

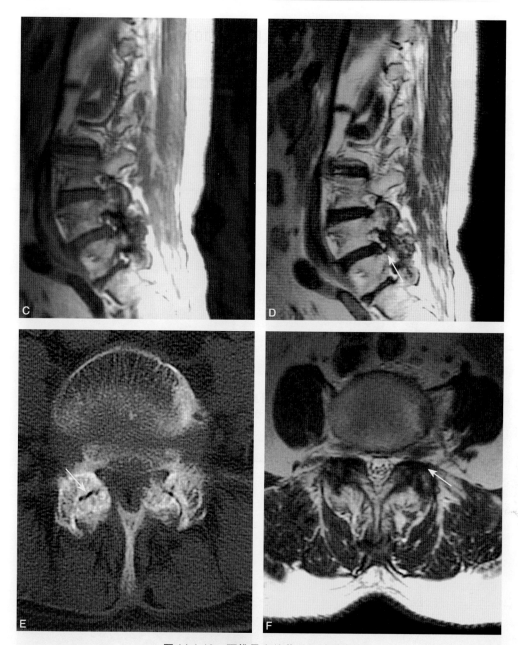

图 14-1-10 腰椎骨突关节退行性改变

女性,64 岁,腰痛伴双下肢麻木 10 年,加重 9 个月。A~F. 腰椎正位片(A),CT 冠状重组(B)及横断位骨窗(E),MRI 矢状位 T_1WI(C)、T_2WI(D)及横断位 T_2WI(F)示骨突关节骨质增生、硬化,关节间隙狭窄(D、F 白箭),CT 见"真空"征(B、E 白箭)改变

【诊断要点】

骨突关节退行性改变(apophyseal joint osteoarthritis)也称关节突关节退行性骨关节病。①病变好发于中、老年人,以中下颈段、中上胸段及下腰段为著;②关节突是病变受累的主要部位。影像表现为关节突骨质增生,关节突关节间隙狭窄,继发椎管、侧隐窝狭窄等;③CT、MRI 横断位显示骨质和软组织退行性改变较佳。

【鉴别诊断】

此病影像表现较为特征,一般不需鉴别。

四、后纵韧带骨化(图 14-1-11、图 14-1-12)

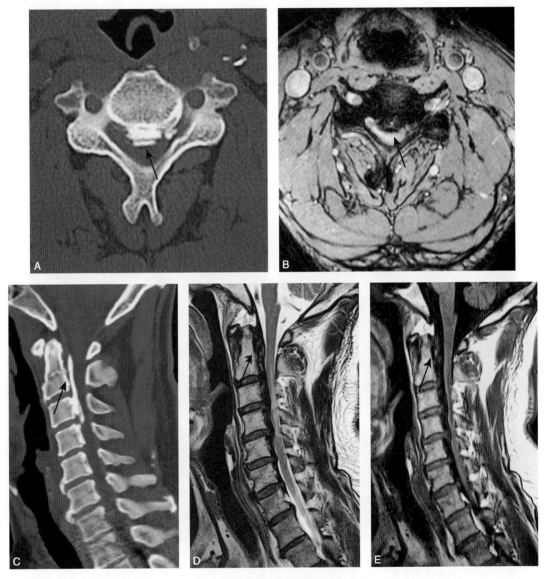

图 14-1-11 颈椎后纵韧带骨化

男性,54 岁,颈部疼痛伴左手麻木 1 年,加重 1 天。A ~ E. CT 横断位(A)和矢状位重组(C)显示颈$_{2,3}$椎体后缘条状高密度影(箭),提示后纵韧带骨化,致椎管狭窄。同病例 MR 横断位、矢状位 T_2WI(B、D)及 T_1WI(E)显示颈$_{2,3}$椎体后缘条状低信号(箭)。另见颈椎生理曲度变直、颈$_{5,6}$椎体前缘骨质明显增生等颈椎退行性改变征象,继发椎管狭窄

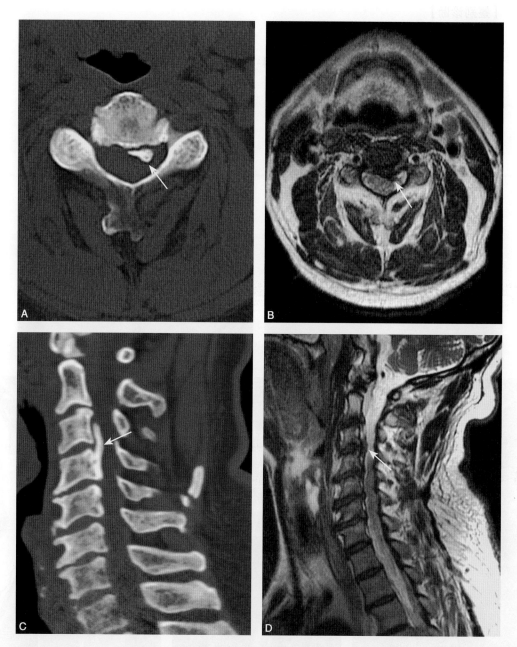

图 14-1-12 颈椎后纵韧带骨化

男性,56 岁,颈部疼痛多年。A~D. CT 横断位(A)和矢状位重组(C)显示颈₃,₄椎体后缘条状高密度影(白箭),椎管狭窄。同病例 MR 横断位 T₂WI(B)、矢状位 T₂WI(D)显示颈₃,₄椎体后缘条状低信号(白箭)。多发椎体骨质增生,椎间隙狭窄,多个椎间盘变性伴突出

【诊断要点】

后纵韧带骨化(ossification of the posterior longitudinal ligament)的特点为:①好发于颈段;②影像表现为椎体后缘中央条状高密度影,常与椎体间存在间隙;③CT 矢状位重组诊断效果最佳,MRI 矢状位观察效果也较好。

【鉴别诊断】

椎体后缘骨质增生：位于椎体上、下缘，增生的骨质与椎体连续。

五、黄韧带钙化、增厚（图 14-1-13 ~ 图 14-1-16）

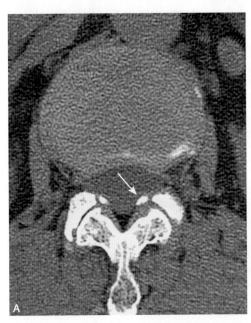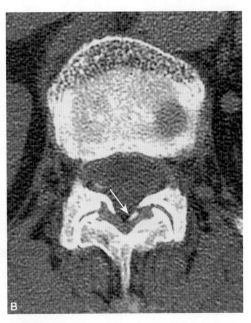

图 14-1-13 黄韧带钙化

男性，56 岁，外伤后腰背部疼痛。A、B. CT 横断位显示椎管内黄韧带条状高密度影（白箭）

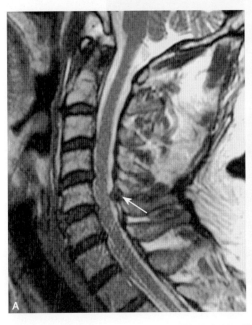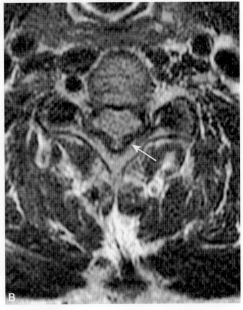

图 14-1-14 颈椎黄韧带增厚

男性，69 岁，颈部疼痛 5 天。A、B. MRI 矢状位、横断位 T_2WI，显示椎管内黄韧带增厚（白箭），矢状位椎管蛛网膜下腔后缘受压

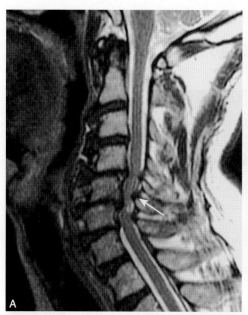
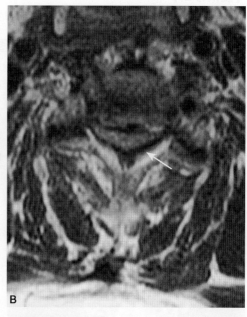

图 14-1-15 颈椎黄韧带增厚

男性,68 岁,左上肢麻木 1 个月余。A、B. MRI 矢状位、横断位 T$_2$WI 显示颈椎排列不整齐,多个椎间盘变性伴突出,椎管内多处黄韧带增厚,矢状位椎管蛛网膜下腔后缘受压,呈"搓板样"改变(白箭),颈椎椎管狭窄,局部颈髓变性

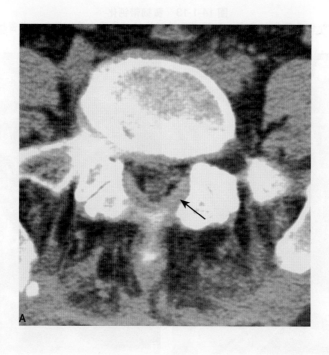

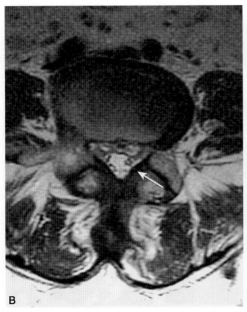
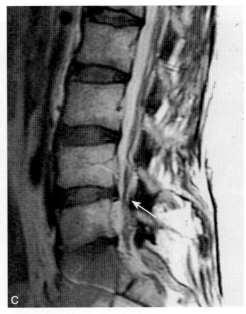

图 14-1-16 腰椎黄韧带增厚

男性,56 岁,腰痛多年,近来加重。A. CT 横断位显示腰$_5$-骶$_1$层面黄韧带增厚(黑箭);B、C. MRI 横断位、矢状位 T$_2$WI,腰$_4$~骶$_1$层面黄韧带增厚,矢状位椎管后缘蛛网膜下腔受压凹陷(白箭)

【诊断要点】

①黄韧带形态为尖端向后的"V"形线条影,增厚时一般厚度超过 5mm;②如累及多个节段矢状面 T$_2$WI 可显示硬膜囊于多个水平狭窄,其后方呈"搓板样"改变。

【鉴别诊断】

黄韧带增厚、骨化影像表现较为特征,一般不需鉴别。

第二节 椎 管 狭 窄

椎管狭窄见图 14-2-1 ~ 图 14-2-5。

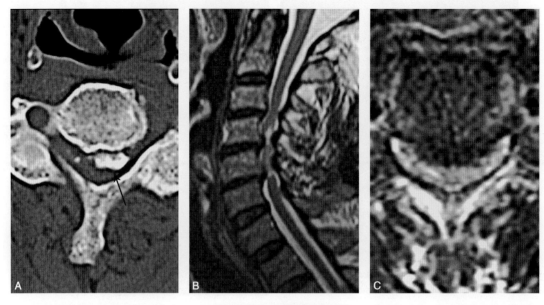

图 14-2-1 颈椎管狭窄

男性,50岁,颈部疼痛3年伴双手麻木2年。A. CT横断位示椎管内后纵韧带增厚钙化致椎管狭窄(箭);B、C. MR矢状位T₂WI示颈₃₋₆椎间盘向后突出伴后纵韧带及黄韧带增厚致椎管狭窄,颈髓受压变细呈藕节样改变,横断位T₂WI示增厚、骨化的后纵韧带压迫颈段脊髓

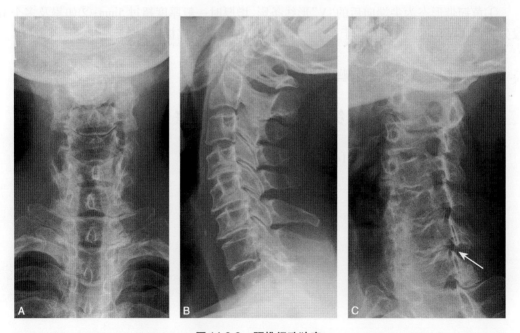

图 14-2-2 颈椎间孔狭窄

男性,67岁,颈部不适伴双手麻木2年,进行性加重。A、B. 颈椎X线正、侧位片显示椎体边缘骨质增生;C. 斜位片示颈₄₋₆椎体后上缘及小关节骨质增生致相应左侧椎间孔明显狭窄(箭)

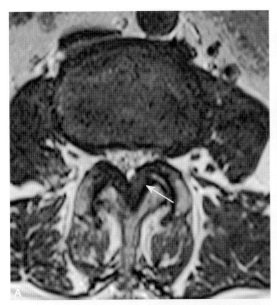
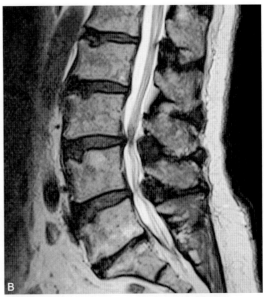

图 14-2-3　腰椎管狭窄

女性,60 岁,腰痛伴双下肢疼痛 2 个月。A. MR 横断位 T_2WI 示腰$_{3,4}$黄韧带明显增厚(白箭),关节突骨质增生,椎管狭窄,硬膜囊受压;B. 矢状位 T_2WI 示腰$_{3,4}$、腰$_{4,5}$黄韧带增厚硬膜囊受压

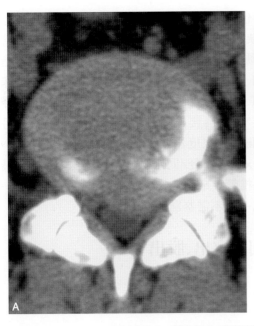
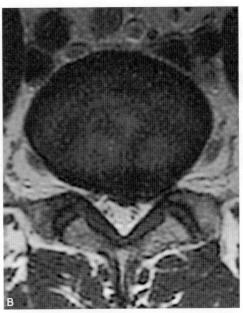

图 14-2-4　椎间盘向后脱出致左侧侧隐窝及椎间孔狭窄

男性,48 岁,腰痛伴左下肢疼痛数月,近日加重。A、B. 横断位 CT 及 MRI 示腰$_5$、骶$_1$椎间盘向左后脱出致左侧隐窝及椎间孔狭窄,左侧神经根受压

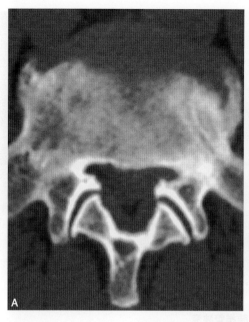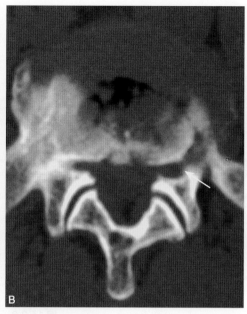

图 14-2-5　腰₅、骶₁两侧侧隐窝骨性狭窄

男性,72 岁,腰痛伴两侧下肢麻木伴疼痛 1 年。A、B. 横断位 CT 示腰₅、骶₁两侧侧隐窝狭窄(白箭)

【诊断要点】

①椎管狭窄是各种原因引起的综合征,包括中央椎管(central spinal canal)、侧隐窝(lateral recesses)和椎间孔(neural foramina)狭窄;②骨组织或软组织异常均可引起椎管狭窄,如先天发育异常、腰椎退行性改变、椎弓峡部不连及滑脱、手术后、外伤和骨病均是椎管狭窄的原因;③按病变范围,椎管狭窄症可分为局部性、节段性及广泛性三种。临床上有腰腿疼、跛行、肢体麻木等症状;④X 线、CT 或 MR 影像上,可直接观察椎管的前后径和横径的大小;⑤颈椎和腰椎多见,常用测量狭窄标准:腰椎管矢状径线小于 15mm,椎弓根间距小于 20mm,侧隐窝矢状径小于 2mm,椎间孔宽度小于 2mm,颈椎管矢状径线小于 10mm。或根据公式判断,椎管最大矢状径线×最大横径/同水平椎体最大矢状径线×最大横径为 1/2 ~ 1/4.5,若比值小于 1/4.5,说明椎管狭窄。

【鉴别诊断】椎管狭窄影像表现较为特征,一般不需鉴别。

第三节　椎间盘突出、脱出

椎间盘突出、脱出见图 14-3-1 ~ 图 14-3-6。

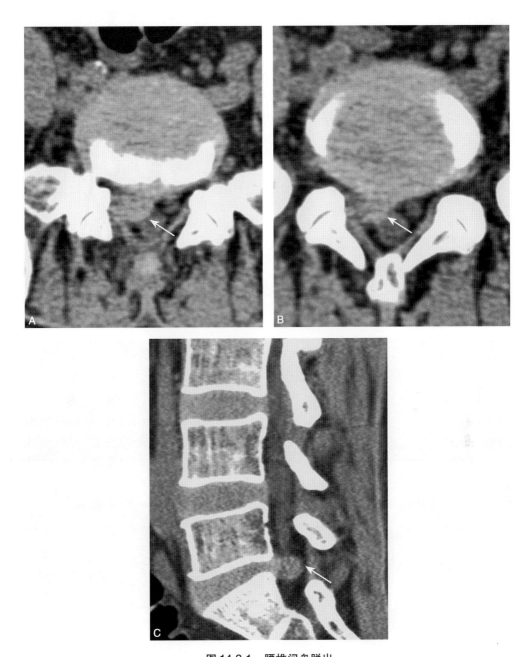

图 14-3-1 腰椎间盘脱出

男性,59 岁,腰痛伴右下肢麻木。A ~ C. CT 横断位,矢状位重建示腰$_5$、骶$_1$椎间盘向右后突出(箭),
硬膜囊及右侧神经根明显受压,椎间关节肥大,侧隐窝狭窄

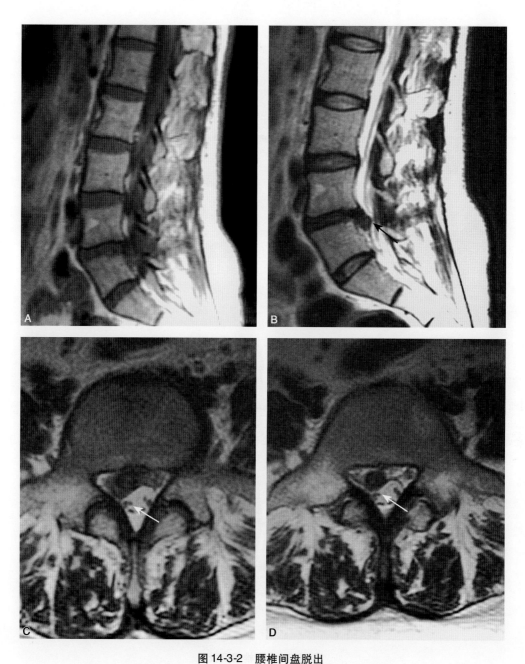

图 14-3-2　腰椎间盘脱出

男性,56 岁,腰痛伴右腿麻木疼痛 1 年余。A ~ D. MR 矢状位 $T_1WI(A)$、$T_2WI(B)$横断位 $T_2WI(C、D)$示腰$_{4,5}$椎间盘向后偏右突出,向下方移位(箭),右侧神经根受压,椎管狭窄

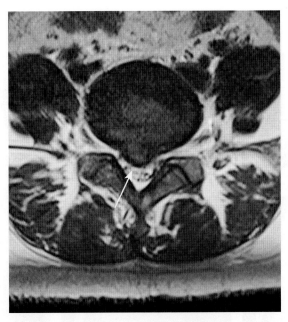

图 14-3-3　腰椎间盘后突

女性,36 岁,腰痛 1 年,加重伴双下肢活动不利 2 周。CT 横断位示腰$_{4,5}$椎间盘向后突出(箭),局部硬膜囊明显受压,椎管狭窄

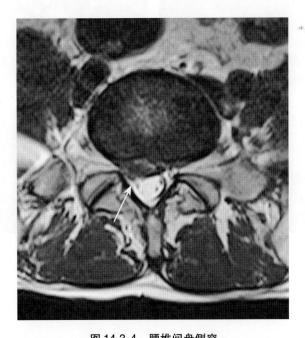

图 14-3-4　腰椎间盘侧突

男性,34 岁,腰痛伴右腿痛 2 个月。MR 横断位 T_2WI 示腰$_5$、骶$_1$椎间盘向后偏右突出(箭),右侧神经根受压,椎管及右侧椎间孔狭窄

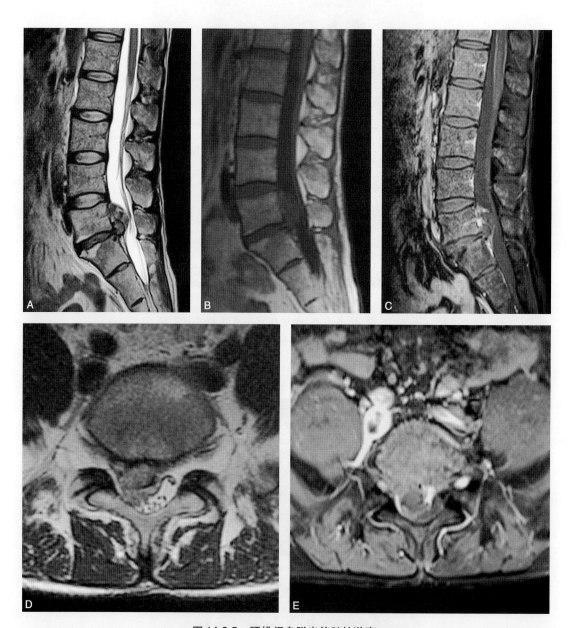

图 14-3-5　腰椎间盘脱出伴髓核游离

男性,41 岁,腰痛 1 年加重 2 天。A、B、D. MRI 矢状位 T₂WI(A)、T₁WI(B)和横状位 T₂WI(D)示椎间盘向右后脱出伴椎管内游离,右侧神经根受压,椎管狭窄;C、E. 增强后矢状位(C)和横断位(E)T₁WI示游离的椎间盘未强化

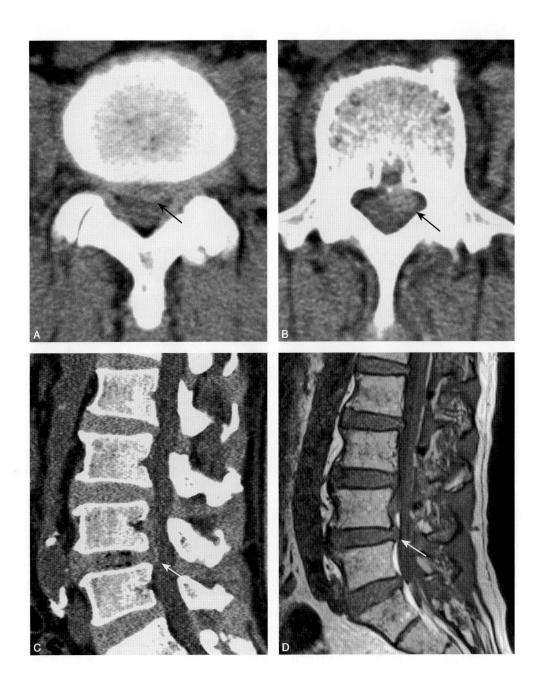

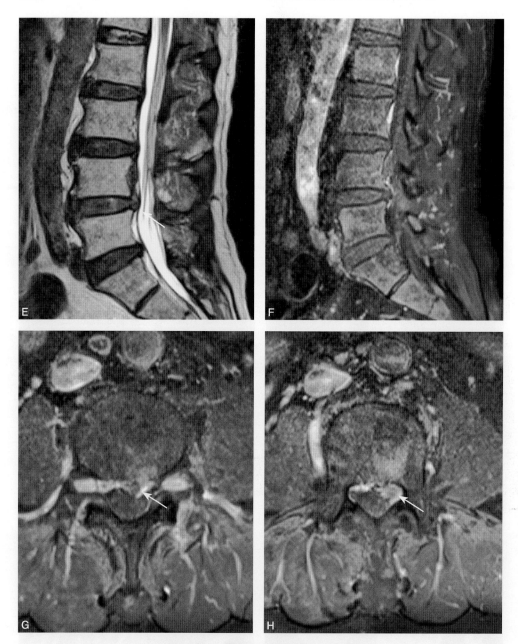

图 14-3-6 腰椎间盘脱出伴髓核游离

男性,74 岁,腰痛。A~C. CT 横断位(A、B),矢状位重建(C)示椎间盘向左后突出(箭),突出椎间盘向上方移位,位于腰$_4$椎体后缘(B、C 箭),硬膜囊明显受压;E~H. MRI 矢状位 T$_1$WI(D)、T$_2$WI(E),增强扫描矢状位(F)、横断位 T$_1$WI(G、H)示椎间盘突出向上移位(D、E 白箭),椎管狭窄;增强后示游离的椎间盘未强化(G、H 白箭)

【诊断要点】

①椎间盘局限性突出，CT、MRI 上呈结节状软组织影，可分为突出、脱出和髓核游离 3 种类型；②椎间盘突出指髓核进入外纤维环，造成局部纤维环突出椎体边缘，但外纤维环和后纵韧带保持完整；③椎间盘脱出指髓核突破外纤维环和后纵韧带进入硬膜外间隙；④髓核游离指脱出的髓核部分与外纤维环分离，游离进入椎管；⑤椎管继发性狭窄，压迫相应硬膜囊或神经根。

【鉴别诊断】

CT 和 MRI 均可清晰显示椎间盘突出，MRI 显示效果更佳，可明确诊断。

第四节　椎体边缘软骨结节

椎体边缘软骨结节见图 14-4-1、图 14-4-2。

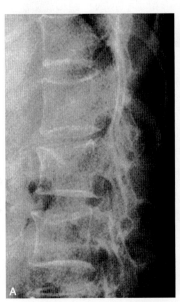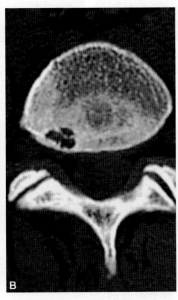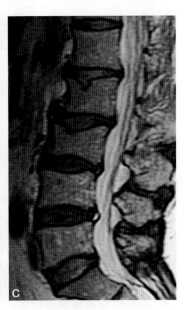

图 14-4-1　椎体边缘软骨结节

A. X 线腰椎侧位片示腰₂椎体上缘局部凹陷，边界清楚；B. CT 所示椎体右后缘局部骨质密度降低，边缘清楚，边缘有硬化，皮质连续性不佳；C. MR 显示腰₂椎体上缘局部凹陷，边界清楚

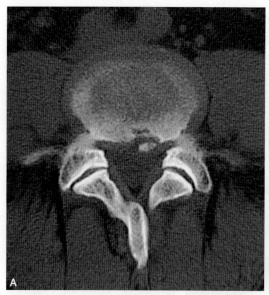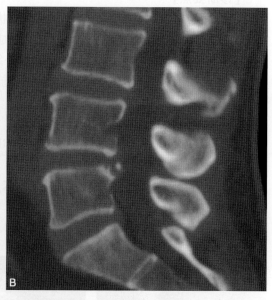

图 14-4-2 椎体边缘软骨结节

男性,55 岁,腰痛 2 年。A、B. CT 所示腰$_5$椎体后上缘局部骨质密度降低,边缘清楚,边缘有硬化,皮质连续性中断,小骨块分离

【诊断要点】

椎体边缘软骨结节可由外伤、永存骨骺及椎间盘突出等引起,后者最常见。影像学表现:①X 线表现显示椎体上或下缘呈弧状或切迹状骨质缺损区,边缘硬化或毛糙不整;②CT 表现病变椎体边缘骨质缺损区,多呈类圆形或分叶状,大小不一,与同层椎间盘密度相等,边缘清楚,常有厚薄不一的硬化带;③MRI 矢状位能清楚显示软骨结节边缘,表现为局部终板浅弧形或楔形凹陷,凹陷内组织信号与椎间盘信号一致,四周有环状低信号骨质硬化。

【鉴别诊断】

此病影像表现较为特征,一般不需鉴别。

第五节 脊 椎 滑 脱

脊椎滑脱见图 14-5-1、图 14-5-2。

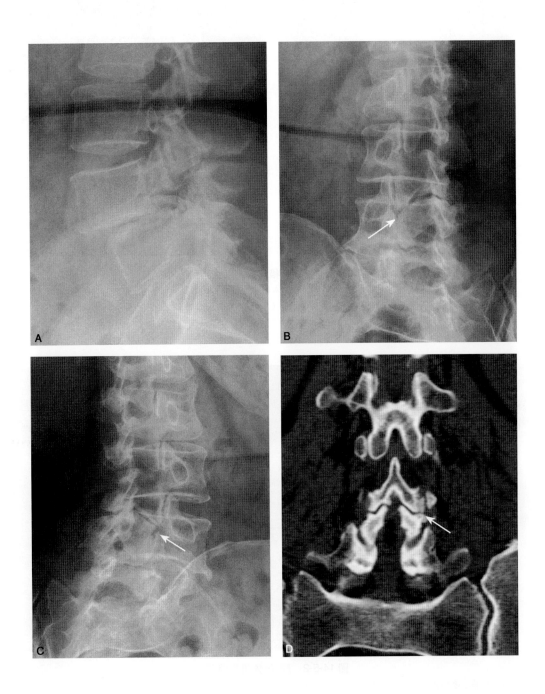

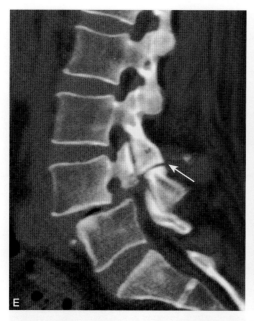

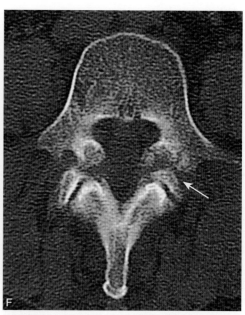

图 14-5-1 腰 4 椎体向前 II 度滑脱

女性,55 岁,腰部疼痛数年。A~C. X 线腰椎侧位(A)、左右斜位(B、C)示腰₄椎弓峡部不连,双斜位呈"狗带项圈征"(白箭),椎体向前滑移;D、E. CT 冠状面(D)、矢状面重组(E)显示椎弓峡部不连(白箭)伴腰₅椎体向前滑移;F. CT 横断位示两侧椎弓峡部不连呈"双关节征"(白箭)

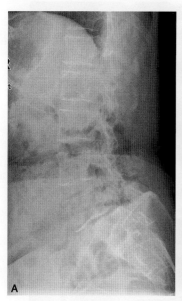

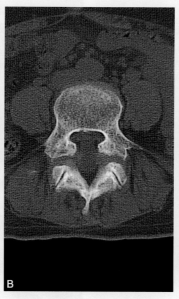

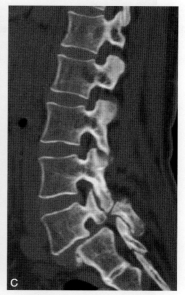

图 14-5-2 腰₅椎体 III 度滑脱

女性,56 岁,腰部疼痛,活动不利 5 年余,加重 3 天。A. 腰椎侧位片示腰₅椎弓峡部不连,椎体向前滑移;B、CT 横断位示两侧椎弓峡部不连呈"双关节征";C、CT 矢状面重组显示椎弓峡部不连伴腰₅椎体向前滑移

【诊断要点】

①按病因可分为先天发育异常、外伤性骨折、退行性病变及其他各种病变所致的椎弓峡部骨质断裂及骨质缺损等;②脊椎椎弓峡部不连是诊断本病的重要表现,一般以斜位显示为佳;③侧位片显示滑脱椎体向前移位,致脊柱椎体前、后缘连续性中断。根据前移椎体后缘与下一椎体上缘的位置,将脊椎滑脱分为四度;④CT 横断面由于椎体前移,使上、下椎体相邻终板在同一层面前后错位呈"双终板征"或"双边征"。峡部不连显示"双关节征"。CT 矢状位多平面重组(MPR)直接显示椎弓峡部的裂隙,对诊断帮助较大。

【鉴别诊断】

此病影像表现较为特征,一般不需鉴别。

(王伟 喻迎星 许茂盛)

参 考 文 献

1. Resnick D,Kransdorf MJ. Bone and Joint Imaging. 3rd ed. Singapore:Elsevier,2007.

2. 梁碧玲.骨与关节疾病影像诊断学.北京:人民卫生出版社,2006.

3. Kwong Y,Rao N,Latief K. MDCT findings in Baastrup disease:disease or normal feature of the aging spine. AJR,2011,196(5):1156-1159.

第十五章

软组织病变

第一节　软组织钙化与骨化性病变

一、局限性骨化性肌炎（图 15-1-1、图 15-1-2）

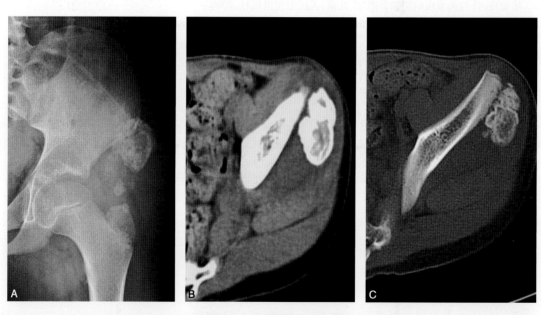

图 15-1-1　左臀部骨化性肌炎

男性，16 岁，左髋部疼痛伴肿块 3 个月余。A. X 线左髋部平片显示左侧臀部大小不等结节状高密度影；B、C. CT 显示左侧臀小肌处不规则高密度影

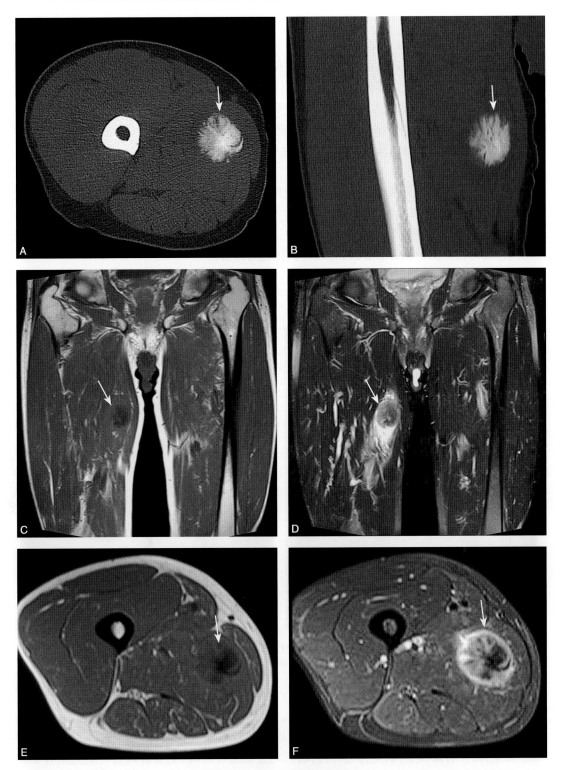

图 15-1-2 股内收肌骨化性肌炎

A、B. CT 横断面和冠状面重建显示右侧内收肌类圆形骨化,密度不均,边缘呈羽毛状(箭);
C、E. MR 冠状面、横轴面 T_1WI 右侧股部内收肌椭圆形异常信号,中心信号减低(箭);D、F. MR 冠状面、横轴面 T_2WI 压脂序列显示病变中心信号减低,周边信号增高(箭);手术证实为骨化性肌炎

【诊断要点】

骨化性肌炎(myositis ossificans):①多有外伤史,一般病程较长,症状少;②可发生于任何易受外伤的部位,由于严重的关节扭伤、脱位和邻近骨折而引起骨膜剥离、骨膜下出血和软组织内出血,血肿形成后逐渐机化、钙化、以致骨化;③钙化形态常呈片状及长条状高密度影,沿肌束和骨皮质走行,且与骨皮质有一透亮间隙;④病变早期仅 MR 显示受累肌肉边界模糊、较大范围的水肿;中后期 X 线及 CT 出现不同密度及形态的钙化;⑤成熟的骨化灶,常可显示清楚的骨小梁结构,这是典型的骨化性肌炎表现。

【鉴别诊断】

(1) 骨旁骨肉瘤:好发于腘窝区,常环绕骨干生长,瘤骨密度较高,无正常骨结构。病变与附着骨间虽有一透亮间隙,但不完全分开。

(2) 骨外软骨肉瘤:罕见,一般无外伤史,肿瘤缓慢增大,有明显临床症状;肿瘤软组织肿块较大,钙化多位于肿瘤中心区,并以环状钙化为特征。

二、进行性骨化性肌炎(图 15-1-3)

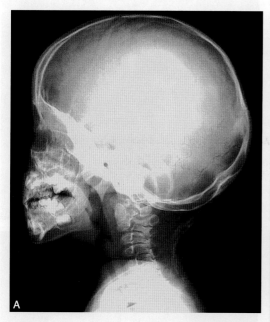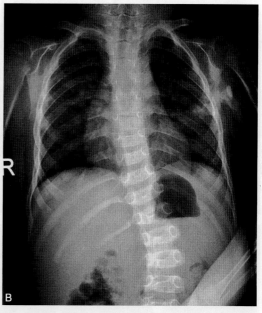

图 15-1-3 进行性骨化性肌炎

男性,3 岁,颈部及后背肿胀、疼痛,并触及质硬肿物半年,呈间断性加重。A、B. X 线平片显示项韧带纵行骨化,双侧肩胛骨周围可见条状骨化

【诊断要点】

①进行性骨化性肌炎是一种少见的慢性进行性致死性疾病,病因不明;②多见于 10 岁以下儿童,10% 有家族史,病变为进行性,缓解与进展交替出现,主要表现为自幼儿期开始出现自上而下的肌肉、肌腱、腱鞘和筋膜等进行性骨化;③影像学急性期多无阳性征象或仅为软组织肿胀,症状消退后出现斑点、条或不规则钙盐沉积,密度逐渐增高,范围扩大,形成条带或大片致密影,沿肌束、肌腱或韧带走行分布。断面上钙化由中央部开始逐渐向外扩展,

最终全部肌肉或肌群呈板层骨结构,与局限性骨化性肌炎的骨化方式不同;④MRI急性期病变呈弥漫性长T_1长T_2信号,钙化和骨化后呈长T_1短T_2信号。

【鉴别诊断】

此病需与局限性骨化性肌炎进行鉴别,后者常有外伤史,预后良好,无进行性发展。

三、肿瘤样钙质沉积症(图15-1-4)

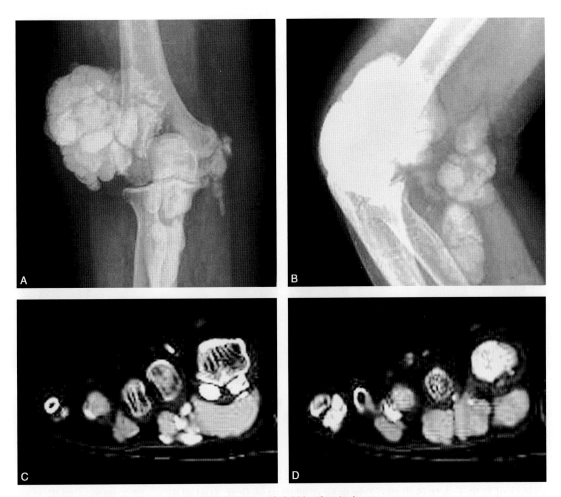

图15-1-4　肿瘤样钙质沉积症

女性,28岁,右足底、右肘周围软组织质硬肿块2年。A、B. X线平片显示右肘关节周围软组织内可见多发团状钙化,其内可见透明带分隔,边缘清晰;C、D. CT显示右足底软组织内可见多发、大小不等、边缘清楚的结节状、团状高密度影,边缘可见斑点样钙化,邻近骨质未见明显异常

【诊断要点】

①肿瘤样钙质沉积症多发生于青壮年,女性多于男性;②常见于髋、肩、肘等大关节附近;③X线表现为大关节旁的软组织中,致密均质的不规则分叶状钙化肿块阴影,呈"卵石样""桑葚状",其间可有透明带间隔即结缔组织,亦可呈"流注状"改变;④CT对病变部位、形态及范围的显示更为全面,尤其是后处理功能,能够清楚的显示病变与邻近关节及骨骼的

关系;⑤MRI 典型表现为 T_1WI 呈不均匀低信号结节,T_2WI 呈混杂高信号,包膜呈长 T_1、长 T_2 信号。

【鉴别诊断】

(1) 慢性肾病、尿毒症及甲状旁腺功能亢进引起的软组织钙化:发病年龄较大,多伴有内脏的多发钙化灶,同时伴有肾营养不良表现,如佝偻病、骨软化、纤维囊性骨炎等。

(2) 维生素 D 中毒:有长期服用维生素 D 病史,关节周围钙化常合并肾脏、四肢动脉壁的广泛性钙化。

四、寄生虫钙化(图 15-1-5)

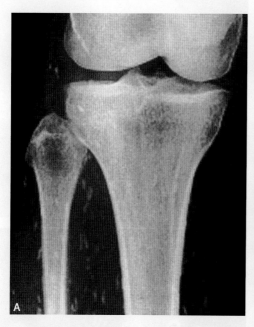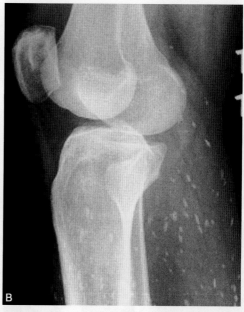

图 15-1-5 寄生虫钙化

A、B. X 线平片显示膝关节周围软组织内多发短条状钙化,钙化沿着肌纤维方向分布,为囊虫病钙化

【诊断要点】

①寄生虫钙化多见于囊虫病和包虫病,包虫病钙化多见于肝脏,四肢软组织少见,囊虫病钙化可发生于人体各组织;②囊虫病在肌肉内钙化常为卵圆形,一端尖细另一端粗大圆钝,其长径与肌纤维方向一致,边缘较粗糙。

【鉴别诊断】

此病影像表现较为特征,且有寄生虫接触史,一般不需鉴别。

五、血管及淋巴管钙化（图 15-1-6、图 15-1-7）

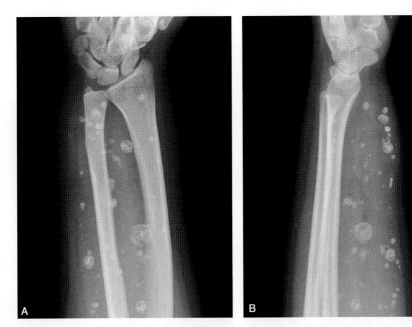

图 15-1-6 血管瘤钙化

女性,17 岁,左前臂肿物 10 年余,逐渐增大。A、B. X 线平片显示尺桡骨掌侧软组织增厚,其内多发环形、斑点样钙化,部分呈按扣样改变

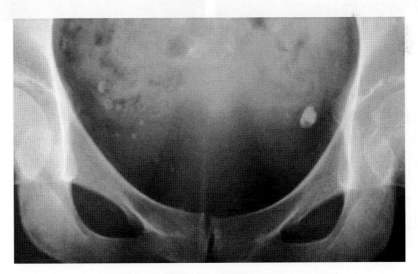

图 15-1-7 静脉石

X 线平片显示骨盆内两侧可见多发大小不等圆形或椭圆形高密度影,边缘清晰光滑

【诊断要点】

①脉管系统钙化多为病理性,有的可根据特殊表现推测病理性质;②动脉壁钙化多见于动脉粥样硬化,表现为沿着动脉壁分布的条形钙化;③软组织血管瘤可呈散在的圆点样钙

化,或呈"按扣"状;④发生于静脉曲张和盆腔小静脉血栓中的钙化,称为静脉石;⑤淋巴结钙化多为结核所致,呈圆形或卵圆形,密度不均匀,常为多发。

【鉴别诊断】

此病影像表现较为特异,一般不需鉴别。

六、转移性钙化(图 15-1-8)

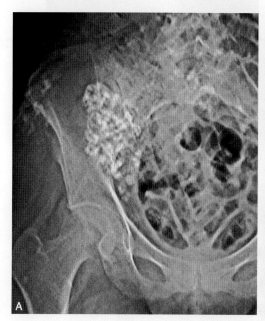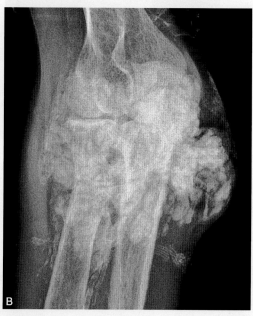

图 15-1-8 转移性钙化

A. 女性,45 岁,肾病综合征血液透析后 8 年。X 线骨盆平片示右侧髂窝部团状钙化;B. 女性,29 岁。X 线平片显示肾性骨病肘关节软组织转移性钙化,右肘关节周围软组织处可见团状钙化,局部可见钙化的血管壁

【诊断要点】

①定义:由于全身性的钙、磷代谢障碍,引起机体血钙或血磷升高,导致钙盐在未受损的组织内沉积,称为转移性钙化;②较少见,多见于甲状旁腺功能亢进、维生素 D 过多症或骨肿瘤造成骨组织严重破坏时,大量骨钙入血,血钙增高,使钙盐可沉积在全身许多未受损伤的组织中;③常见钙盐沉积部位有:肾小管,肺泡,胃黏膜等处。

【鉴别诊断】

此病影像表现结合临床病史可做出诊断。

第二节 软组织炎症

软组织炎症见图 15-2-1、图 15-2-2。

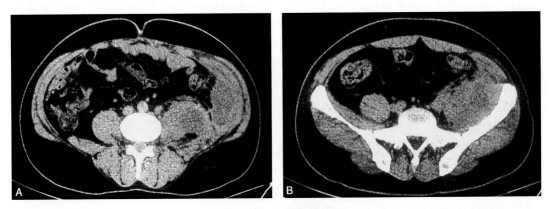

图 15-2-1 髂腰肌脓肿

男性,41 岁,寒战发热 3 周。A、B. CT 平扫横断面显示左侧腰大肌及髂肌明显较对侧增粗,中部密度减低,经病理确认为脓肿

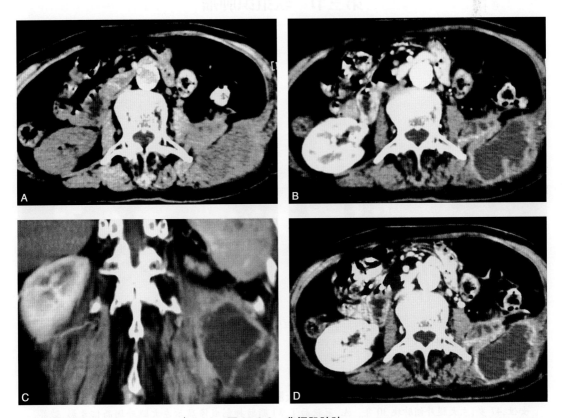

图 15-2-2 背阔肌脓肿

女性,39 岁,发热腰痛 1 个月。A~D. CT 平扫横断面(A)显示左侧背阔肌明显增厚,密度不均匀,中部密度减低,增强扫描动脉期横断面(B)、冠状面(C)及静脉期横断面(D)显示明显增厚的左侧背阔肌边缘环形强化,中部未见强化为脓肿形成

【诊断要点】

①软组织脓肿典型表现在 CT 上中心为低密度的脓腔,周围环状软组织影,脓肿壁由炎性肉芽组织及纤维组织构成,增强扫描脓肿壁因充血而呈环状强化;②软组织内含气影是诊断脓肿的重要 CT 征象;③窦道在 CT 上为细小的含气管道,增强扫描窦道壁强化;④MRI 由于软组织分辨力高和多轴位成像的特点,对于软组织病变的显示明显优于 X 线平片和 CT。MRI 可明确诊断软组织肿胀的范围及脓肿的形成,脓肿在 T_1WI 呈低信号,T_2WI 上呈高信号,增强扫描脓肿壁呈明显环状强化,边缘光滑或不规则。

【鉴别诊断】

(1)血肿:一般有外伤史,CT 扫描急性期可呈高密度,增强扫描不强化,无液化坏死征象,边界清楚。

(2)血管瘤:慢性无痛性肿块;肿块形态不规则或椭圆形,增强扫描呈明显强化;X 线及 CT 发现钙化及静脉石是诊断本病的重要诊断依据。

第三节　软组织肿瘤

一、血管瘤(图 15-3-1 ~ 图 15-3-5)

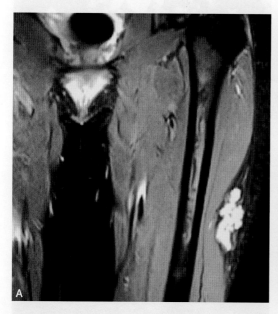
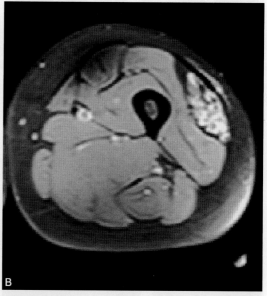

图 15-3-1　左大腿海绵状血管瘤

女性,47 岁,左大腿外侧肿块 30 年。A. 冠状面 T_2WI 脂肪抑制成像显示左大腿外侧高信号影,边界清楚;B. 横断面增强 T_1WI 病灶呈不规则强化

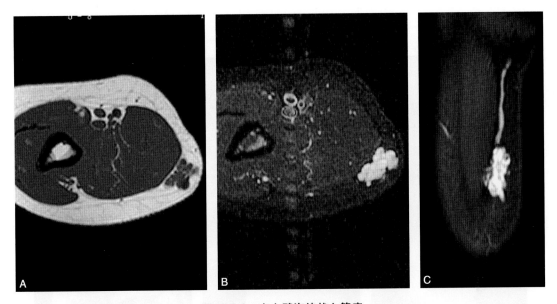

图 15-3-2　左上臂海绵状血管瘤

女性,34 岁,发现左上臂皮下肿块伴疼痛 1 年。A. 横断面 T_1WI 示病灶呈不规则低信号;B、C. STIR 呈明显扭曲状高信号,并显示引流静脉

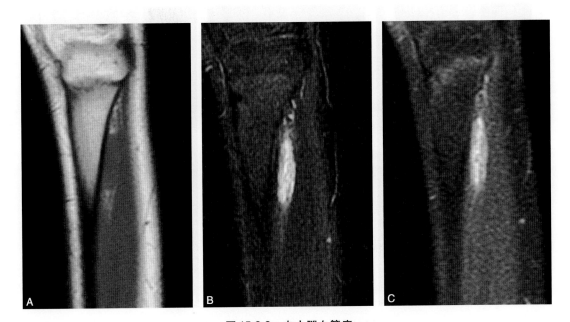

图 15-3-3　左小腿血管瘤

女性,38 岁,发现左小腿疼痛 1 年余。A. MR 矢状位 T_1WI 左侧胫骨外侧条状异常信号影,呈低信号;B. T_2WI 呈高信号;C. 增强 T_1WI 病变呈明显强化

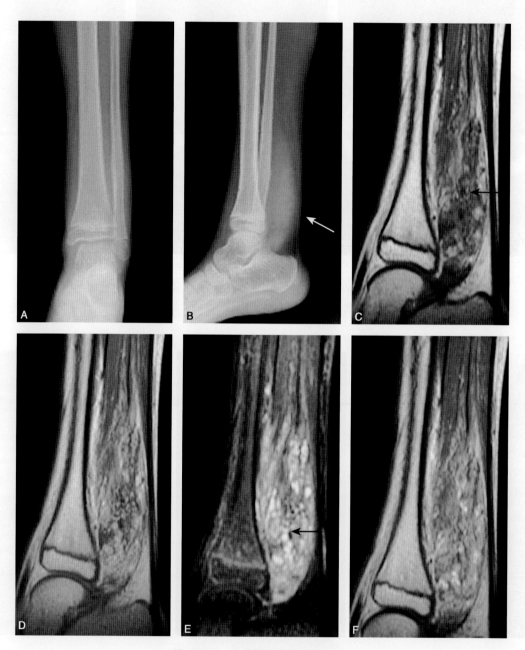

图 15-3-4　左小腿下部蔓状血管瘤

女性,15 岁,左小腿无痛性肿块数年,近期增大明显。A、B. X 线正侧位示左小腿远段后方软组织密度增高;C ~ F. MRI 矢状位 T_1WI、T_2WI、STIR、T_1WI+C 分别显示病变区域呈大片状高低混杂信号,增强扫描呈明显不均匀强化

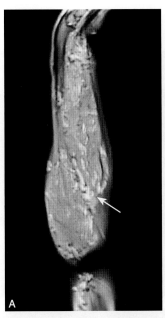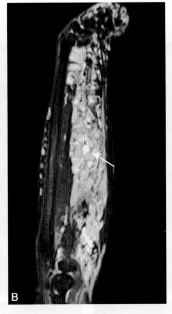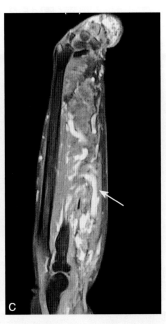

图 15-3-5　右前臂蔓状血管瘤

女性,63 岁,右前臂无痛性肿块数年。A～C. MRI 矢状位 T_1WI、STIR、T_1WI+C 显示沿前臂软组织内大量扭曲扩张血管影,其内结构紊乱,增强扫描呈明显异常强化

【诊断要点】

①血管瘤是软组织中最常见的良性肿瘤,分为三型:毛细血管瘤、海绵状血管瘤和混合型血管瘤;②MR 是检查软组织血管瘤的最好方法;③血管瘤体积或范围较小时,X 线平片难以显示,当伴有钙化及静脉石时,可见环状或圆形高密度钙化影;④CT 显示软组织肿块形态不规则、边界不清。海绵状血管瘤常伴有脂肪组织增生,多位于肌间或肌内,呈不均匀低密度区。钙化及静脉石常见,为本病的重要诊断依据,增强扫描有明显强化;⑤MRI 示病灶多呈不均匀长 T_1 长 T_2 信号,如伴脂肪组织呈散在点状短 T_1 中长 T_2 信号;静脉石及钙化则均呈低信号;亚急性及慢性反复出血分别表现为不规则斑点、片状短 T_1 长 T_2 信号,含铁血黄素沉着呈短 T_2 信号环。

【鉴别诊断】

(1) 脂肪瘤:形态规则,边界清晰,包膜完整,T_1WI、T_2WI 均呈高信号,无强化,脂肪抑制序列与皮下脂肪同步信号降低。

(2) 神经鞘瘤:形态呈圆形或卵圆形,包膜完整,肿瘤常有坏死及囊变,增强后明显强化;瘤体沿神经干生长为特征性。

二、神经鞘瘤(图 15-3-6 ~ 图 15-3-8)

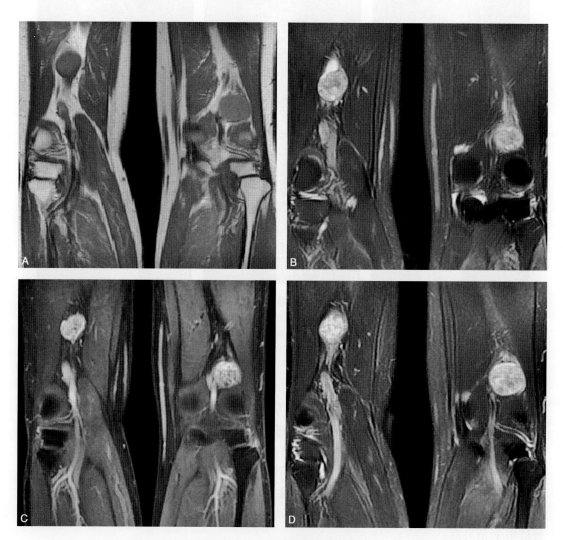

图 15-3-6 双侧腘窝神经鞘瘤

男性,50 岁,行走时双膝关节疼痛 4 年。A. MRI 冠状面 T_1WI 显示双膝腘窝区沿神经干分布各一结节状略低信号影;B. T_1WI 脂肪抑制呈高信号,中央呈混杂信号;C、D. 增强扫描病灶明显强化,边界清晰

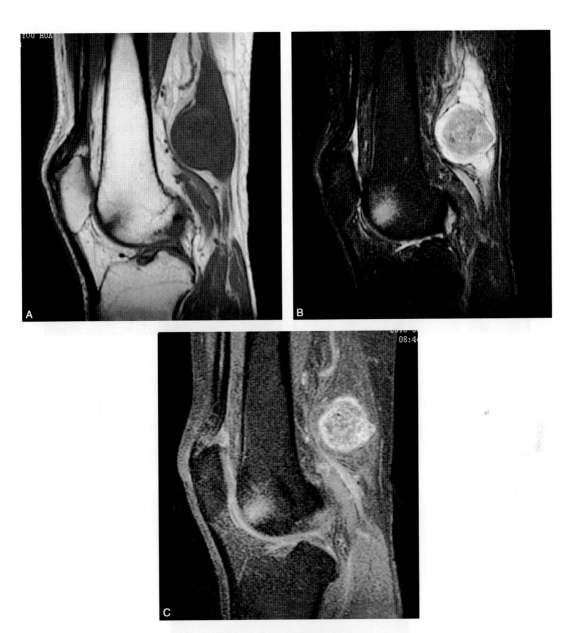

图 15-3-7　腘窝神经鞘瘤

男性,60 岁,左大腿后肿块 2 年伴疼痛 5 个月。A. 矢状面显示膝关节腘窝区一较大类圆形病灶,T_1WI 呈低信号;B. 矢状面 STIR 病变呈高伴中央局部低混杂信号;C. 增强扫描 T_1WI 病灶呈明显不均匀强化,边界清楚

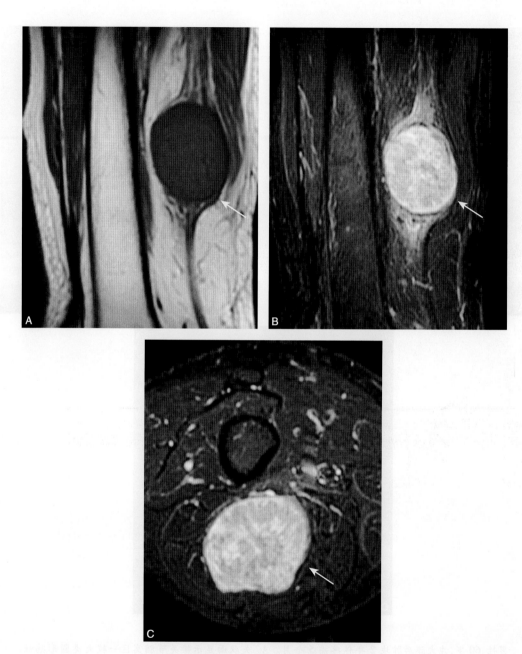

图 15-3-8 右大腿神经鞘瘤

女性,73 岁,右大腿后侧肿块 3 年伴足底麻痛 1 年。A. 矢状面示右大腿后侧较大类圆形病灶,T_1WI 呈低信号(箭);B. 矢状面 STIR 示病变呈不均匀高信号(箭);C. 横断面 STIR 示病灶呈不均匀高信号(箭),边界清楚

【诊断要点】

①神经鞘瘤在四肢软组织的神经源性肿瘤中最常见,起源于神经鞘的 Schwann 细胞,好发于 40~60 岁男性;②多见于神经干(四肢屈侧的大神经干较多),沿神经干生长;③呈圆形或卵圆形,包膜完整,境界清晰;④MRI 上,T_1WI 其信号与肌肉信号相近;T_2WI 表现不一,通常呈高信号,如有坏死、囊变则可呈更高信号影;增强后强化明显。

【鉴别诊断】

根据肿瘤和神经干的密切关系,诊断一般不困难,但有时需与其他良性肿瘤如血管瘤、脂肪瘤等疾病相鉴别,见上述。

三、脂肪瘤(图 15-3-9、图 15-3-10)

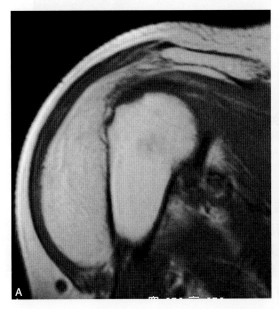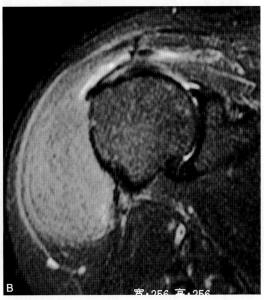

图 15-3-9 右肩脂肪瘤

男性,35 岁,右肩部皮下肿块 10 年,按之有压痛。A. 右肩部冠状位 T_1WI 呈梭形高信号影,边界清楚;B. T_2WI 脂肪抑制序列梭形异常信号影被抑制

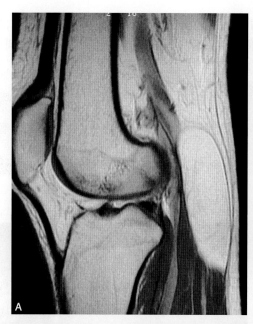
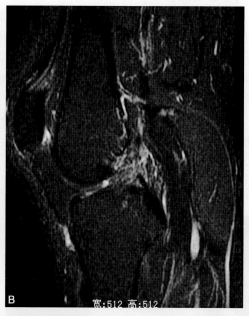

图 15-3-10　右膝关节腘窝区脂肪瘤

女性,30 岁,发现右膝关节腘窝区皮下无痛性肿块 5 年。A. 右膝关节腘窝区椭圆形异常信号,T_1WI 呈高信号,边界清楚;B. 脂肪抑制序列 T_2WI 高信号影被抑制

【诊断要点】

①是最常见的间叶来源软组织肿瘤,好发于 50 ~ 60 岁,按部位分为浅表型和深部型;②CT 平扫肿瘤单发或多发圆形或分叶状低密度影,CT 值为 –120 ~ –80Hu,密度均匀,有包膜,内部可有分隔,增强扫描无强化,周围组织受压;③典型脂肪瘤 MR 表现为边界清楚的肿块,在 MR 所有序列上病灶与皮下脂肪信号一致,脂肪抑制序列信号被抑制,增强扫描不强化。如瘤内伴有条索状低信号影,为脂肪内有与横纹肌并存,故肌内脂肪瘤又称侵袭性脂肪瘤。

【鉴别诊断】

典型脂肪瘤影像学表现有其特殊性,一般无须与其他病变鉴别。

四、腱鞘巨细胞瘤(图 15-3-11)

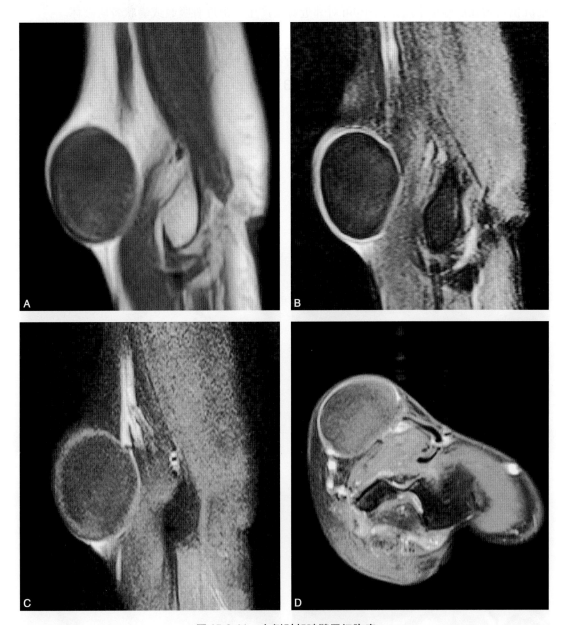

图 15-3-11 左侧肘部腱鞘巨细胞瘤

男性,35 岁,左肘部肿块进行性增大 1 年,无明显疼痛。A～D. MR 平扫 $T_1WI(A)$、脂肪抑制 $T_2WI(B)$ 显示 T_1WI 呈等低信号,脂肪抑制 T_2WI 呈低信号,T_1WI 增强(C、D)未见强化,病灶边缘光滑

【诊断要点】

①肿瘤来源于滑膜组织,多呈多结节、分叶状肿块;②好发年龄 20～40 岁;部位:常见于指(趾)端及指(趾)间关节处膝关节、足踝、手腕及髋关节也可发生;多数为无痛性、生长缓慢的结节;③局限型腱鞘巨细胞瘤:起自指(趾)部腱鞘或指(趾)间关节滑膜的良性肿瘤;

④弥漫型腱鞘巨细胞瘤：起自关节、腱鞘或滑囊的滑膜组织呈局部浸润性生长的纤维组织细胞性肿瘤；⑤MR 显示 T_1WI 呈等信号，在 T_2WI 上信号偏低-特征性改变（为病灶内含铁血黄素沉积），增强后轻至中度强化；⑥可对邻近骨质产生压迫性骨吸收或囊状骨质破坏。

【鉴别诊断】

根据腱鞘巨细胞瘤的特定位置及 MR 信号特点，诊断并不困难。

五、纤维肉瘤（图 15-3-12、图 15-3-13）

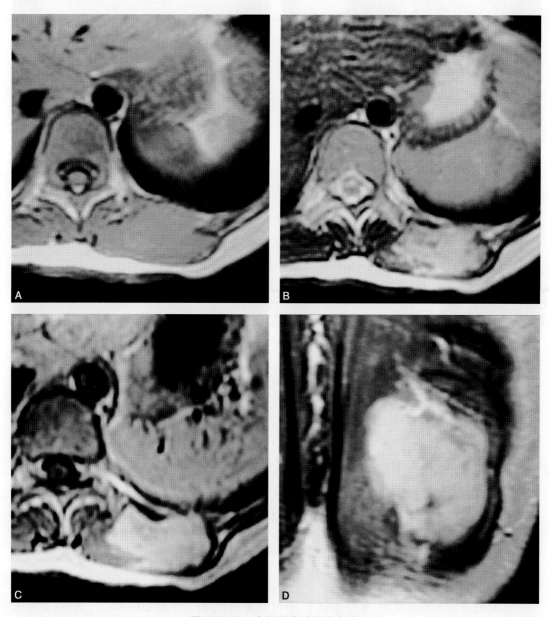

图 15-3-12 左侧后胸壁纤维肉瘤

男性，55 岁，发现左侧后胸壁肿块伴疼痛数月，近来增大迅速。A、B. MR 横断面 T_1WI 呈等信号、T_2WI 呈不均匀高信号；C、D. T_1WI 增强横断面及冠状面肿瘤呈明显强化，病灶边缘不规则

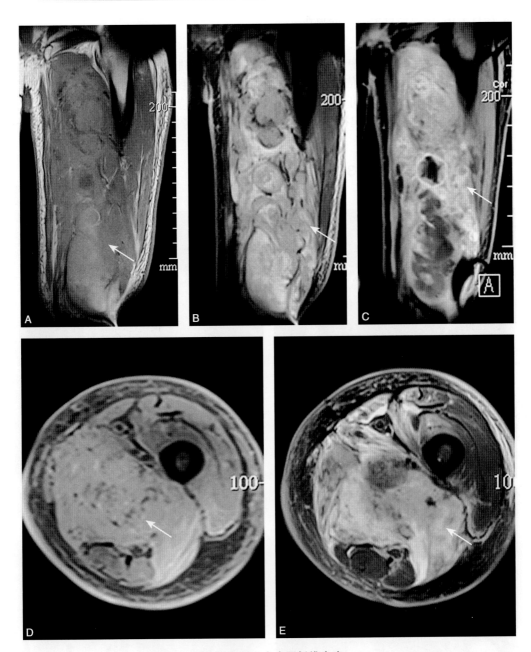

图 15-3-13　左大腿纤维肉瘤

男性,74 岁,发现左大腿巨大肿块数月,近来呈进行性迅速增大。A、B、D. MR 平扫冠状面 T₁WI(A)、横断面 T₁WI(D)呈大范围团块状肿块(箭),结构紊乱,病灶呈不均匀等信号,STIR(B)呈不均匀高信号(箭),其内伴有分隔状改变;C、E. T₁WI、冠状面(C)、横断面(E)增强扫描肿瘤呈明显不均匀强化(箭),病灶边缘不规则

【诊断要点】

①较常见的恶性软组织肿瘤,容易侵犯周围骨骼;②好发年龄 30 ~ 50 岁,中年男性多见;③发生部位广泛,以四肢的大腿及膝部最为常见;④病变生长迅速,术后易复发及转移;⑤CT 和 MR 表现:肿瘤呈分界不清之分叶状肿块,直径 5 ~ 10cm,肿瘤因出血、坏死及囊变而

密度、信号不均,增强后呈不同程度强化。

【鉴别诊断】

（1）平滑肌肉瘤:好发于中老年,好发部位为腹膜后、四肢深部等;MRI 表现:T_1WI 信号与肌肉相近,T_2WI 呈不均匀高信号,增强扫描有强化,有时鉴别困难。

（2）恶性神经鞘瘤:临床可出现剧痛;MR 表现无明显特征性征象可供鉴别,如肿瘤与神经干关系密切、肿瘤浸润引起神经干信号增高、增粗则需考虑本病;X 线或 CT 检查部分肿瘤可有钙化。

六、平滑肌肉瘤（图 15-3-14）

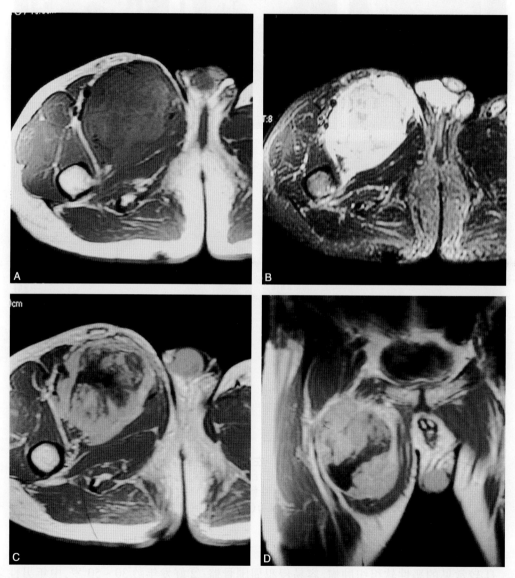

图 15-3-14　右大腿平滑肌肉瘤

男性,52 岁,右大腿肿块进行性增大 3 个月伴疼痛。A. MRI 示右侧大腿根部一类圆形肿块,T_1WI 呈等伴稍低信号;B. T_2WI 压脂序列呈高信号,伴少量等信号;C、D. 增强横断面 T_1WI 及冠状位示病灶呈明显不均匀强化

【诊断要点】

①平滑肌肉瘤较少见,好发于中老年,容易转移;②多发生于子宫和胃肠道平滑肌组织,但发生于软组织并非少见,并以后腹膜、四肢深部为主;③肿瘤可伴有出血、坏死、囊变,很少有钙化;④MRI 上,T_1WI 信号与肌肉相近,T_2WI 信号明显增高,但不均匀。

【鉴别诊断】

(1) 脂肪肉瘤:分化良好型脂肪肉瘤在 CT 扫描为负值,在 MR 扫描能显示典型脂肪信号,其内密度、信号不均,边界欠清。低分化脂肪肉瘤,在影像学上较难与其他软组织肉瘤鉴别。

(2) 纤维肉瘤:无明显的形态、密度、位置的差异,鉴别困难。

七、脂肪肉瘤(图 15-3-15)

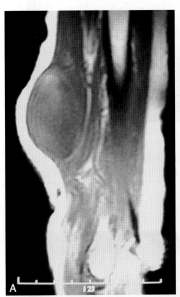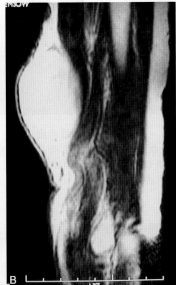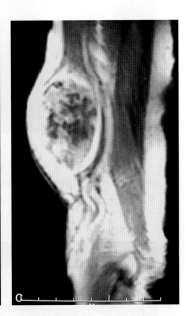

图 15-3-15 脂肪肉瘤

男性,63 岁,左大腿肿块增大伴疼痛 4 个月。A. MR 左大腿矢状位 T_1WI 示病灶呈等信号,伴少量高信号;B. T_2WI 呈高信号;C. 增强扫描 T_1WI 呈不均匀强化

【诊断要点】

①占成人软组织肉瘤的第二位,中老年男性多见,分布于躯干、下肢较多;②来自胚胎的间叶组织,不是脂肪组织衍变;③分型:分化良好型、黏液样型、圆形细胞型、多形性型、逆分化型;④特点:肿瘤体积较大、瘤组织变异复杂;⑤MRI 上,信号取决于肿瘤内部成分和结构,分化良好者 T_1WI、T_2WI 信号同良性脂肪瘤,但呈分叶状,内可见不规则粗大纤维分隔;分化差者 T_1WI 内信号不均匀。

【鉴别诊断】

需与其他软组织肉瘤鉴别,详见上述。

八、滑膜肉瘤(图 16-3-16、图 16-3-17)

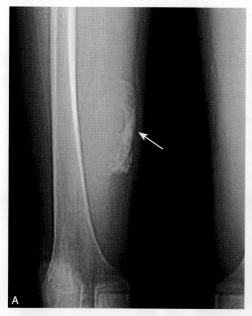
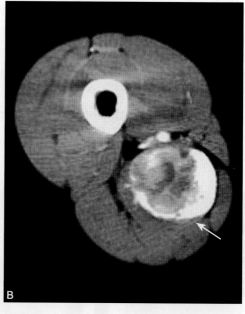

图 15-3-16　滑膜肉瘤

男性,45 岁,发现右侧大腿内侧肿块数月,质硬伴轻度疼痛。A. X 线显示右侧大腿内侧近膝关节区域不均匀环状钙化灶;B. CT 增强-横断面示软组织肿块伴瘤体环状不均匀钙化,边界清楚,瘤体组织不均匀强化前方股动、静脉血管明显受压推移

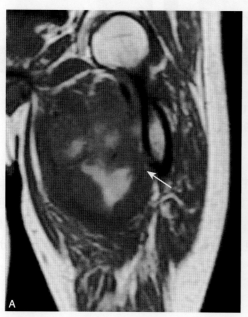
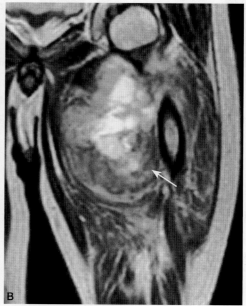

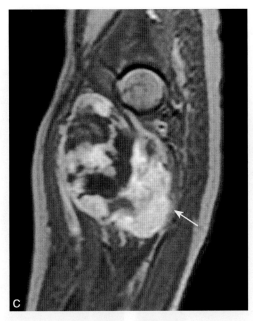

图 15-3-17 滑膜肉瘤

男性,36 岁,发现左侧大腿内侧根部(髋关节旁)肿块数月,质硬。A. MRI 冠状面 T_1WI 显示呈稍低伴高混杂信号(箭);B. T_2WI 呈高伴等混杂信号(箭);C. 矢状面 T_1WI 增强呈明显不均匀强化(箭),边界较清楚。肿块内 T_1WI、T_2WI 局部呈片状高信号,增强扫描不强化,提示肿瘤内伴有出血

【诊断要点】

①起源于具有滑膜组织分化潜能的间叶组织,是一种少见恶性软组织肿瘤;②病变部分好发于邻近关节深部软组织,以髋关节邻近常见,其次是膝关节周围;③好发任何年龄,以 30~50 岁多见,男性多于女性;④X 线表现:软组织肿块,约 15%~20% 肿块伴有钙化或骨化;邻近骨质增生或破坏;⑤CT 显示软组织肿块更明显,观察骨质破坏、钙化及骨化具有优势;⑥MR 显示肿瘤信号不均伴有间隔,瘤内呈"卵石"样结节,增强呈不同程度强化。

九、孤立性纤维瘤（图 15-3-18）

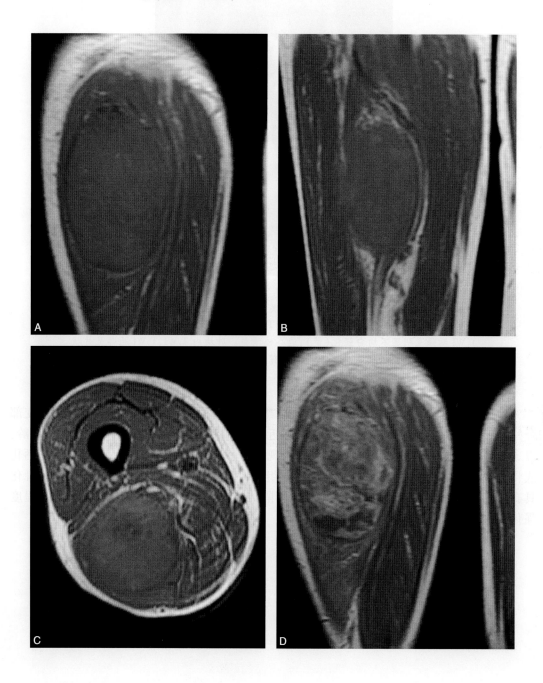

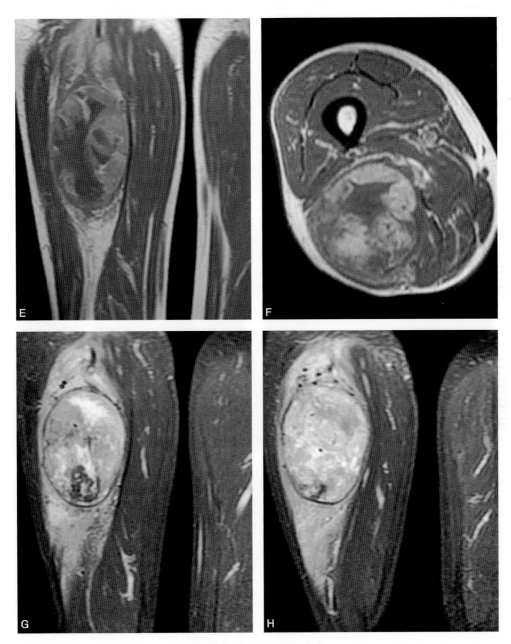

图15-3-18　孤立性纤维瘤

男性,63岁,发现右大腿后侧肿块伴胀痛麻木8个月余。A~F. MRI 冠状位、横断位 T_1WI 平扫(A~C),冠状位 $T_2WI(G~H)$ 示右股骨后方软组织肿块影,T_1WI 呈等低信号,T_2WI 呈不均匀高信号。增强后(D~F)实质部分不均匀强化

【诊断要点】

①一种罕见的梭形细胞肿瘤。可发生在全身各系统及部位,胸、腹膜腔及头颈部、四肢均可见;②若肿块形态不规则,与周围结构界限不清,内部囊变明显或肿块增大迅速均提示肿瘤呈恶性或恶变可能;③肿瘤 MR 信号多不均匀,多呈 T_1WI 等低信号;T_2WI 信号混杂,可含有高、稍高和低信号,且动态增强时延迟强化。

(王伟 喻迎星 许茂盛 张泽坤)

参 考 文 献

1. 梁碧玲.骨与关节疾病影像诊断学,北京:人民卫生出版社,2006.
2. Kransdorf MJ, Murphey MD. Imaging of soft tissue tumors, 2nd ed. Philadelphia, Pa: Lippincott Williams & Wilkins,2006,38-79.